PSICOLOGIA MÉDICA
na prática clínica

PSICOLOGIA MÉDICA
na prática clínica

EDITORES

Leonardo Machado

Médico Psiquiatra. Professor Adjunto de Psiquiatria e Psicologia Médica da Universidade Federal de Pernambuco – UFPE. Mestrado e Doutorado em Neuropsiquiatria pela UFPE. Preceptor da Residência Médica de Psiquiatria do Hospital das Clínicas (HC) da UFPE. Coordenador do Programa de Pesquisa e Extensão Galdino Loreto – PROGad/UFPE. Título de Especialista em Psiquiatria pela AMB/ABP. Professor Colaborador do Programa de Pós-Graduação em Neuropsiquiatria e Ciências do Comportamento da UFPE. Terapeuta Cognitivo-Processual Certificado. Membro da Comissão Executiva da WPA Positive Psychiatry Section. Residência Médica em Psiquiatria pelo Hospital Ulysses Pernambucano/Secretaria Estadual de Saúde de Pernambuco – HUP-SES/PE. Graduação em Medicina pela Universidade de Pernambuco – UPE.

Antonio Peregrino

Médico Psiquiatra. Professor Adjunto de Psiquiatria e Psicologia Médica da Faculdade de Ciências Médicas (FCM) da UPE. Mestrado em Neuropsiquiatria pela UFPE. Doutorado em Medicina Tropical (Área de Concentração em Imunologia – em Psiquiatria) pela UFPE. Preceptor da Residência Médica de Psiquiatria do HUP-SES/PE. Médico da SES/PE. Coordenador do Grupo de Assistência, Pesquisa e Ensino em Psiquiatria da UPE. Título de Especialista em Psiquiatria pela AMB/ABP. Residência Médica em Psiquiatria pela UFPE. Graduação em Medicina pela UFPE.

Amaury Cantilino

Médico Psiquiatra. Professor Adjunto de Psiquiatria e Psicologia Médica da UFPE. Mestrado e Doutorado em Neuropsiquiatria pela UFPE. Preceptor da Residência Médica de Psiquiatria do HC-UFPE. Professor Permanente do Programa de Pós-Graduação em Neuropsiquiatria e Ciências do Comportamento da UFPE. Coordenador do Grupo de Pesquisas em Psiquiatria, Psicologia Médica e Saúde Mental da Mulher. Título de Especialista em Psiquiatria pela Associação Médica Brasileira/Associação Brasileira de Psiquiatria – AMB/ABP. Residência Médica em Psiquiatria pela UFPE. Graduação em Medicina pela UFPE.

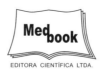

EDITORA CIENTÍFICA LTDA.

Psicologia Médica – Na Prática Clínica
Direitos exclusivos para a língua portuguesa
Copyright © 2019 by MEDBOOK – Editora Científica Ltda.

Nota da editora: Os autores desta obra verificaram cuidadosamente os nomes genéricos e comerciais dos medicamentos mencionados, assim como conferiram os dados referentes à posologia, objetivando fornecer informações acuradas e de acordo com os padrões atualmente aceitos. Entretanto, em virtude do dinamismo da área da saúde, os leitores devem prestar atenção às informações fornecidas pelos fabricantes para que possam se certificar de que as doses preconizadas ou as contraindicações não sofreram modificações, principalmente em relação a substâncias novas ou prescritas com pouca frequência.

Os autores e a editora não podem ser responsabilizados pelo uso impróprio nem pela aplicação incorreta de produto apresentado nesta obra. Apesar de terem envidado esforço máximo para localizar os detentores dos direitos autorais de qualquer material utilizado, os autores e a editora estão dispostos a acertos posteriores caso, inadvertidamente, a identificação de algum deles tenha sido omitida.

Editoração Eletrônica e capa: ASA Editoração e Produção Gráfica

Reservados todos os direitos. É proibida a duplicação ou reprodução deste volume, no todo ou em parte, sob quaisquer formas ou por quaisquer meios (eletrônico, mecânico, gravação, fotocópia, distribuição na Web ou outros), sem permissão expressa da Editora.

CIP-BRASIL. CATALOGAÇÃO NA PUBLICAÇÃO
SINDICATO NACIONAL DOS EDITORES DE LIVROS, RJ

P969

Psicologia Médica – Na Prática Clínica /organização Leonardo Machado, Antônio Peregrino, Amaury Cantilino. - 1. ed. - Rio de Janeiro : MedBook, 2019.

308p. : il.; 24 cm.
ISBN: 978-85-8369-044-3

1. Saúde mental. 2. Psicologia clínica. 3. Dimensão teórico-básica. 4. Dimensão reflexiva. 5. Dimensão prática. 6. Dimensão humanística. 6. Dimensão ciclo da vida. I. Machado, Leonardo. II. Peregrino, Antônio. III. Cantilino, Amaury.

17-42859   CDD: 616.89
                 CDU: 616.89

26/09/2018   02/10/2018

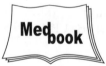

EDITORA CIENTÍFICA LTDA.
Avenida Treze de Maio 41/salas 803 e 804 – Cep 20.031-007 – Rio de Janeiro – RJ
Telefones: (21) 2502-4438 e 2569-2524 – **www.medbookeditora.com.br**
contato@medbookeditora.com.br – vendasrj@medbookeditora.com.br

Colaboradores

Alice Lins Mauricio Batista
Médica. Graduação em Medicina pela UFPE.

Camila Farias de Araújo
Médica. Graduação em Medicina pela UFPE.

Camila Twany Nunes de Souza
Graduanda de Medicina da UFPE.

Carla Fonseca Zambaldi
Médica Psiquiatra. Mestrado e Doutorado em Neuropsiquiatria pela UFPE. Residência Médica em Psiquiatria pelo HC da Universidade Federal de Minas Gerais – UFMG. Residência Médica em Pediatria pelo HC-UFMG. Médica Psiquiatra da UFPE. Graduação em Medicina pela Faculdade de Ciências Médicas de Minas Gerais – FCMMG.

Catarina Moraes
Médica. Residente de Psiquiatria da UFPE. Graduação em Medicina pela UFPE.

Cleberson Galdino
Médico. Residente de Psiquiatria pela UFPE. Formação em Terapia Cognitivo-Comportamental pela Universidade de São Paulo – USP. Graduação em Medicina pela Universidade Federal de Alagoas – UFAL.

Daniel Marques
Médico Psiquiatra e Psicoterapeuta. Psiquiatra Perito do Tribunal de Justiça de Pernambuco – TJPE. Mestrado em Psiquiatria pela UFPE. Residência Médica em Psiquiatria pelo HUP-SES/PE. Graduação em Medicina pela UPE.

Dennysson Teles
Médico Psiquiatra da Infância e Adolescência. Preceptor da Residência Médica de Psiquiatria da Escola de Saúde Pública do Ceará. Residência Médica em Psiquiatria pela UFPE. Residência Médica em Psiquiatria da Infância e Adolescência pelo Hospital de Messejana/CE. Graduação em Medicina pela UFPB.

Elaine Souza
Médica Psiquiatra. Residência Médica em Psiquiatria pelo HC-UFPE. Especialista em Medicina de Família e Comunidade pelo UNASUS-UFPE. Graduação em Medicina pela UFPE.

Felipe de Assunção Cordeiro
Médico. Graduação em Medicina pela UFPE. Ex-Coordenador de Ensino da Liga de Psiquiatria de Pernambuco.

João Alves da Silva Neto

Médico. Especialista em Saúde das Famílias e das Comunidades pelo UNASUS-UFPE. Terapeuta Comunitário Integrativo (Espaço Família). Palhaçoterapeuta. Graduação em Medicina pela UPE.

John Anthony Lima

Médico. Graduação em Medicina pela UFPE.

Larissa Paes Barreto Vieira

Médica Psiquiatra. Mestrado em Neuropsiquiatria pela UFPE. Residência Médica em Psiquiatria pela Prefeitura da Cidade do Recife (PCR). Graduação em Medicina pela UFPE.

Liliane Machado

Médica Psiquiatra da Infância e Adolescência. Residência Médica em Psiquiatria pela UFPE. Residência Médica em Psiquiatria da Infância e Adolescência pelo Hospital de Messejana/CE. Médica Psiquiatra Plantonista do Serviço de Emergência Psiquiátrica (SEP) do HUP. Médica Psiquiatra da Infância e Adolescência da PCR. Graduação em Medicina pela UPE.

Luciana Valença Garcia

Médica Psiquiatra. Residência Médica em Psiquiatria pelo HUP-SES/PE. Médica Plantonista do SEP-HUP. Graduação em Medicina pela UFPE.

Luiz Evandro de Lima Filho

Médico Psiquiatra. Mestre e Doutorando em Ciências da Saúde pela UPE. Professor do Curso de Psicologia da Universidade Católica de Pernambuco (UNICAP). Residência Médica em Psiquiatria pela PCR. Graduação em Medicina pela UPE.

Marcela Fernanda Couto Beilfuss

Médica. Residente de Psiquiatria pelo HUP-SES/PE. Especialização em Saúde da Família pela UFPE. Graduação em Medicina pela Universidade Federal da Paraíba – UFPB.

Rodrigo Cavalcanti Machado da Silva

Médico Psiquiatra. Mestrando em Neuropsiquiatria pela UFPE. Preceptor da Residência Médica de Psiquiatria do HC-UFPE. Aperfeiçoamento em Psiquiatria Geriátrica pelo IPq/HC/FMUSP. Residência Médica em Psiquiatria pelo HC-UFPE. Residência em Clínica Médica pelo HC-UFPE. Médico Psiquiatra da EBSERH-HC. Coordenador do Ambulatório de Psiquiatria Geriátrica do HC. Médico Psiquiatra da UFPE. Graduação em Medicina pela UFPE.

Rodrigo Coelho Marques

Médico Psiquiatra. Mestrando em Neuropsiquiatria pela UFPE. Professor Substituto de Psiquiatria e Psicologia Médica da UFPE. Preceptor da Residência Médica de Psiquiatria do HC-UFPE. Médico Psiquiatra Plantonista do SEP-HUP. Residência Médica em Psiquiatria pelo HC-UFPE. Graduação em Medicina pela Faculdade Pernambucana de Saúde – FPS.

Saulo Vandevelde

Médico Psiquiatra. Residência Médica em Psiquiatria pelo HUP-SES/PE. Graduação em Medicina pela UPE.

Tiago Durães

Médico Psiquiatra e Psicanalista em Formação. Preceptor da Residência Médica de Psiquiatria do HC-UFPE. Médico Psiquiatra da EBSERH-HC. Médico Psiquiatra da UFPE. Residência Médica em Psiquiatria pela UFPE. Psicanalista em Formação pela Sociedade Psicanalítica do Recife (SPR). Graduação em Medicina pela UFPE.

Tiago Queiroz

Médico Psiquiatra. Mestre e Doutorando em Neuropsiquiatria pela UFPE. Especialização em Dependência Química pela Universidade Federal de São Paulo (UNIFESP-UNIAD). Preceptor da Residência Médica de Psiquiatria do HC-UFPE. Preceptor da Residência Médica em Psiquiatria do HUP-SES/PE. Residência Médica em Psiquiatria pelo HUP-SES/PE. Graduação em Medicina pela UPE.

Apresentação

A psicologia médica fornece ao clínico o arcabouço de humanismo para formação e prática médicas consideradas de excelência. Seus temas caminham mais do que simplesmente "ao lado" dos tradicionais tratados de clínica, cirurgia ou terapêutica porque estão intrinsecamente inseridos em cada um deles e viabilizam um grande diferencial positivo na eficácia da prática médica cotidiana.

No Brasil ainda são escassas as opções de títulos sobre a psicologia médica, sobretudo quando a busca se dirige para o aprendizado de questões práticas: aquelas com as quais nos defrontamos, estudantes de medicina e médicos, continuamente (dos bancos das escolas médicas ou no seguimento da nossa prática já como profissionais, para sempre).

Intuímos, com alto grau de certeza, que precisamos mais e mais de estudos que se dirijam para além das bases teóricas do que seja a psicologia médica. Buscamos avidamente por respostas para aspectos pragmáticos ocorridos em nosso relacionamento médico-paciente; de preferência, buscamos estudar aquelas questões sobre as quais temos pouco material publicado.

Como síntese dessa ideia central, citamos a seguir alguns exemplos/tópicos extraídos de alguns de nossos capítulos.

Como lidamos com pessoas que nos falam em pensamentos suicidas? Com aquelas que nos informam que já fizeram tentativa prévia e pensam em repetir a experiência? Como atuamos com alguém salvo em emergência após tentativa de suicídio e que agora se encontra diante de nós, em convalescença, ouvindo nossas palavras? Quando visitamos a literatura, observamos que o suicídio já foi visto na Antiguidade como "ato de liberdade ou algo até honroso". Hoje vemos que praticamente em todos os casos há um transtorno mental de base. Como atuar? Como auxiliar o especialista, psiquiatra, ampliando a eficiência em uma verdadeira atuação suicidolítica?

Pensamos em aspectos de nosso relacionamento com os familiares do paciente, independentemente da doença da qual é acometido. Como recebemos informações sobre o doente a partir de seus entes próximos, como temos falado e o que podemos falar sobre ele e sua enfermidade?

Também lembramos como lidar com nossos próprios parentes quando adoecidos e que nos procuram pedindo ajuda? É ético ou não ajudar por serem próximos?

Ainda, como anda a saúde do estudante de medicina em sua sobrecarga para formação em curso que tanto exige de todos nós, talvez mais ainda em época de sobrepeso de informações multimídia? E o que fazer para ajudar?

Como é a relação do médico com sua instituição de trabalho, pública ou particular? Estudos apontam para o fato de que a instituição pode ser fator de credibilidade ou não para o médico – a partir do olhar do paciente – e de satisfação ou não pela própria crença individual do facultativo.

Outro tópico importante: em um mundo em que a liberdade de ser e se expressar é cada dia mais valorizada, o médico se vê, não raro, diante de polos opostos, entre o que acha que deve ser feito (princípio da beneficência) e aquilo que o doente quer ou prefere que seja feito consigo (princípio da autonomia). Como resolver essa equação que se torna dramática em tantas situações?

Estamos em fase de comunicação virtual deveras avançada. As mídias sociais conseguem trocas e contatos de texto, imagem (estáticas ou videoformatadas) até pouco tempo domiciliadas apenas nas mentes fantasiosas dos que gostam de ficção científica. Como o médico pode lidar com esse tipo de comunicação sem que incorra em erros técnicos ou éticos? Como podemos ajudar nossos pacientes inseridos (nós e eles) em mundo tão tecnológico?

Como comunicamos notícias dolorosas? Tantas vezes temos visto em obras cinematográficas, especialmente de origem anglo-saxônica, comunicações incisivas ao doente e sua família sobre eventos graves e crônicos, não raro fatais, com o pressuposto de que isso permitirá arranjos legais e preparo emocional para os eventos a se desenrolarem. Seria essa forma clara e direta a melhor maneira de fazê-lo com validade universal?

E quanto ao tema de adesão ao tratamento, o que saber, o que fazer, e como nos sentimos e reagimos quando percebemos que é do humano um certo grau (às vezes muito alto) de descumprimento das orientações que são estipuladas aos pacientes por nós, médicos?

Pois bem, foi a partir desses e de outros assuntos de tamanha relevância para o acadêmico de medicina, para o médico em suas diversas especialidades e para o paciente, que deverá se beneficiar de estudos sobre si para além do aspecto "físico", que os editores conceberam este livro.

Com o convite a um grupo de médicos psiquiatras com experiência prática e estudos acadêmicos recém-concluídos ou em andamento (residências, mestrados, doutorados), mas também a estudantes de medicina (que vivenciam "na pele" as necessidades dos temas), os autores editaram este livro com o intuito de levar ao leitor ferramentas que, não temos dúvidas, farão diferença em sua forma de atuação.

Esperamos que todos possam ter uma leitura técnica, mas também leve e agradável, e que fique claro que cada "pequenino ponto para melhor" acrescentado em sua prática clínica terá sido uma resposta colossal aos nossos objetivos.

Boa leitura.

Os editores

Sumário

Prefácio, xv
Neury J. Botega

SEÇÃO I   DIMENSÃO TEÓRICO-BÁSICA, 1

1. **Sobre a Psicossomática Psicanalítica, 3**
   Tiago Durães Araújo

2. **Psiconeuroimunologia, 19**
   Marcela Fernanda Couto Beilfuss
   Antonio Peregrino

3. **Sobre a Morte e o Morrer, 31**
   Leonardo Machado

SEÇÃO II   DIMENSÃO REFLEXIVA, 41

4. **Empatia – O Olhar além do Espelho, 43**
   Elaine Souza
   Leonardo Machado

5. **Autonomia na Relação Equipe de Saúde-Paciente-Família, 57**
   Larissa Paes Barreto Vieira

6. **Medicina e Transculturalidade, 67**
   Luciana Valença Garcia

7. **Fronteira da Comunicação Virtual com a Medicina, 85**
   Camila Farias de Araújo
   Alice Lins Mauricio Batista

8. **A Relação entre Profissionais e Pacientes no Ambiente Institucional, 97**
   Luiz Evandro de Lima Filho
   Leonardo Machado

9. **Quando Estudar também Adoece – O Estudante de Medicina como Paciente, 113**
   Felipe de Assunção Cordeiro
   Leonardo Machado

SEÇÃO III   DIMENSÃO PRÁTICA, 123

10. **A Comunicação de Notícias Difíceis, 125**
    Catarina Moraes Braga
    John Anthony Lima

11. **Adesão ao Tratamento, 135**
    Saulo Vandevelde
    Antonio Peregrino

12. **Erro Médico – Conceitos Essenciais e Aspectos Psicológicos, 149**
    Rodrigo Coelho Marques

13. **O Médico e a Relação com os Familiares, 159**
    Antonio Peregrino
    Daniel Marques

14. **Psicoterapias na Prática Médica, 169**
    Amaury Cantilino

15. **Espiritualidade na Prática Médica, 177**
    Tiago Queiroz
    Leonardo Machado

16. **Suicídio e Comportamento Suicida – Para além do Efeito Werther, 187**
    Leonardo Machado

SEÇÃO IV   DIMENSÃO HUMANÍSTICA, 199

17. Atividades de Extensão como Elo entre a Formação Médica e o Incremento da Humanização, 201
Camila Twany Nunes de Souza
João Alves da Silva Neto

18. Resiliência – Para o Paciente, para o Médico e para a Vida, 213
Cleberson Galdino
Leonardo Machado

SEÇÃO V   DIMENSÃO CICLO DA VIDA, 237

19. Personalidade – Uma Visão Psicobiológica, 239
Leonardo Machado

20. Psiquiatria e Psicologia da Infância e da Adolescência, 247
Liliane Machado
Dennysson Teles
Leonardo Machado

21. Psicologia da Mulher Grávida e no Pós-Parto, 261
Carla Fonseca Zambaldi

22. Psicologia do Envelhecimento, 267
Rodrigo Cavalcanti Machado da Silva

Índice Remissivo, 287

Prefácio

Como ciência, a psicologia médica não pode ser considerada nova, nem autônoma ou independente. Consiste na modalidade da psicologia aplicada à medicina e se nutre de diversas fontes. Pode ser concebida mais como atitude, um recurso para ampliar e aprofundar a capacidade de compreensão do médico.

Cerca de quatro séculos antes do nascimento de Cristo, Hipócrates escreveu a primeira página da história da psicologia médica no Ocidente, a qual permaneceu por muitos anos sem a adição de uma linha. Ao *therapeuin* grego cabia auxiliar o "poder curativo da natureza", permanecer ao lado do enfermo, assistindo-o e dele cuidando.

Hipócrates e seus discípulos registraram o saber médico acumulado até então em um conjunto de livros denominado *Corpus Hippocraticum,* que embasou o ensino médico durante a Antiguidade e a Idade Média. Aí se encontra o famoso Juramento, proferido até os dias de hoje nas cerimônias de formatura, além de várias frases elegantemente cunhadas, como "A vida é curta, a arte é longa, a oportunidade é fugaz, a experiência, enganosa, o julgamento, difícil".

Ernst Kretschmer, psiquiatra alemão considerado o pai da psicologia médica, defendeu-a em 1922 como disciplina especial e independente. Essa psicologia, nascida da prática clínica, deveria preencher a lacuna existente na formação médica ao ligar o conhecimento naturalista do organismo humano ao domínio das ciências morais.

Sem dúvida, o grande inspirador da psicologia médica foi Michael Balint, psicanalista húngaro radicado na Inglaterra. Na década de 1950 ele nos mostrou a maneira de aprender e ensinar nesse campo. À época em que os generalistas britânicos tinham muitos pacientes com queixas psicossomáticas, Balint passou a coordenar reuniões semanais de discussão a respeito dos problemas psicológicos da prática médica em uma estratégia que ficou conhecida como *grupos Balint.*

> A maneira de falar do médico a respeito de seu paciente, com todas as falhas e inexatidões de seu relato, as omissões, os pensamentos secundários, as adições tardias e as correções etc. [...] Todas essas coisas contam uma história familiar e facilmente inteligível para nós, analistas. Esta história é aquela, evidentemente, da implicação afetiva do médico, de sua contratransferência.

Balint lembra, por exemplo, que o remédio mais consumido pelo paciente é o médico. Tal remédio deve ser conhecido em suas indicações, efeitos colaterais e toxicidade.

xv

Outro conceito famoso de Balint é o de *cumplicidade no anonimato:* em certas instituições assistenciais ninguém assume a responsabilidade final pelo que acontece ou deixa de acontecer com o paciente.

As ideias de Balint impressionam, acima de tudo, por sua abrangência e profundidade. É um prazer ler e reler Balint, dissecção fina da alma do médico escrita com estilo. Suas principais contribuições à psicologia médica encontram-se em *O Médico, seu Paciente e a Doença*, publicado em 1957, e em *Técnicas Psicoterapêuticas em Medicina*, de 1961.

A psicologia médica não é o estudo da relação médico-paciente; é o estudo do médico *em interação* com seu paciente, com a sociedade e, fundamentalmente, consigo próprio. Não se trata de uma psicologia demasiadamente conceitual e abstrata, mas de um modelo de interação concreta, próximo do que ocorre no dia a dia da prática clínica: "É preciso apreender o sujeito em sua vida dramática."

A tarefa central e prática de uma disciplina de psicologia médica é propiciar ao estudante um espaço de reflexão e troca de experiências. Um espaço para entrar em contato com seus sentimentos e reações diante dos seres humanos que está começando a atender. Sob diferentes estratégias, é também o médico (ou o estudante de medicina) que precisa ser apreendido em sua "vida dramática". Trata-se de utilizar a vivência como instrumento de aprendizado e de semiologia.

O presente livro, *Psicologia Médica na Prática Clínica*, é coordenado e escrito por médicos que estão no *front* da assistência clínica e que se empenharam em refletir e organizar seu conhecimento sobre a dimensão psicológica da medicina. Ao lê-lo, certamente nossos sensores ficarão mais sensíveis e com isso estaremos mais preparados para a profunda interação humana envolvida na prática médica.

Neury J. Botega
Professor Titular do Departamento de Psicologia Médica e
Psiquiatria da Faculdade de Ciências Médicas da
Universidade Estadual de Campinas

SEÇÃO I

Dimensão Teórico-Básica

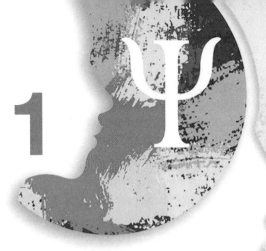

Sobre a Psicossomática Psicanalítica

Tiago Durães Araújo

*Uma parte de mim
é só vertigem;
outra parte,
linguagem.*

*Traduzir-se uma parte
na outra parte
– que é uma questão
de vida ou morte –
será arte?*

**(Trecho do poema *Traduzir-se* –
Ferreira Gullar)**

INTRODUÇÃO

A título explanatório, o presente capítulo constará de um corpo de texto sobre os conceitos fundamentais que vêm sendo desenvolvidos, ao longo da história, na chamada psicossomática psicanalítica – uma área de conhecimento emergida do pensar da psicanálise sobre o fenômeno do distúrbio somático. Na sequência, encontra-se anexa uma breve discussão acerca dos aspectos da clínica psiquiátrica relacionados com o âmbito do somático como expressão da perspectiva médica em psicossomática.

A PSICOSSOMÁTICA PSICANALÍTICA

A psicossomática constitui um corpo de saber abrangente e heterogêneo para o qual perspectivas teóricas diversas dirigem suas práticas e pesquisas respectivas. Encontram-se, assim, teorias psicossomáticas cognitivistas, comportamentais, yoga, relaxamento e hipnose psicossomática, entre outras[1]. De maneira geral, desde sua origem em meados do século XIX, o objetivo da psicossomática vem a ser o de introduzir fatores de natureza psicológica na etiologia de certas doenças orgânicas[2]. As abordagens médicas mais tradicionais, centradas em modelos objetivos de causalidade, se valeram dos experimentos psicossomáticos como forma de descobrir e enumerar as possíveis causas psicológicas de certas doenças, diversificando seus conhecimentos sobre as determinantes dos processos patológicos e sobre as estratégias terapêuticas preconizadas. A psicanálise, no entanto, com o desenvolvimento das ideias de Sigmund Freud diferenciou-se das tradicionais abordagens médicas e de muitas outras perspectivas em psicossomática ao deslocar o foco de interesse da doença física para o indivíduo doente e seu funcionamento psíquico. A psicossomática psicanalítica preocupa-se em examinar e entender as circunstâncias de vida – e principalmente os mecanismos mentais utilizados pelo sujeito para lidar com elas – nas quais uma doença somática pode vir a se desenvolver[2]. Ela almeja, com seu conjunto de construções, elucidar os processos situados no obscuro espaço que separa a mente e o fenômeno somático, diminuindo, portanto, a distância entre eles.

BREVE HISTÓRICO

Em seu texto *Sobre os critérios para destacar da neurastenia uma síndrome particular intitulada de neurose de angústia*, de 1895, Freud estabeleceu uma importante distinção, segundo alguns mecanismos de funcionamento mental, a qual fundamentou a estruturação de ideias posteriores ao longo da evolução da psicossomática psicanalítica. De um lado, ele definiu o grupo das *neuroses de transferência*, em oposição ao conjunto das, por ele denominadas, *neuroses atuais*. O entendimento de Freud sobre estas últimas serviu de base para as primeiras teorias acerca do adoecimento físico. A *histeria de conversão* (na nosografia atual, o transtorno mental conversivo), protótipo das neuroses de transferência, caracteriza-se, por exemplo, pela produção de sintomas, no corpo, derivados simbolicamente de conflitos psíquicos inconscientes, conflitos estes de ordem invariavelmente ligada à sexualidade[3]. Isso equivale a dizer que o sintoma físico, nesses casos, se trata de um representante simbólico de algum outro fenômeno da mente, cuja integração à consciência se encontra impedida pela ação de mecanismos psíquicos defensivos. Em contraste, o grupo das neuroses atuais, composto pelas antigas *neurastenia* e *neurose de angústia* (nomes antigos para transtornos mais bem reconhecidos como síndrome da fadiga crônica, por exemplo, e transtorno do pânico, respectivamente), manifesta-se com sintomas físicos desprovidos de qualquer caráter simbólico, sem nítida evidência de conflito psicológico, como uma *descarga direta*, no organismo, das pulsões orgânicas não trabalhadas pelo aparelho mental[3]. Haveria, portanto, uma superconcentração dessas pulsões em determinado órgão ou tecido, conferindo ao corpo uma função econômica e um lugar na distribuição das excitações endógenas.

A partir de Freud, outros autores passaram a discutir a questão da psicossomática psicanalítica, expondo divergências sobre se de fato os sintomas das doenças somáticas guardariam ou não um significado simbólico. Georg Groddeck, por exemplo, transferiu todo o cabedal teórico elaborado por Freud em relação às neuroses de transferência diretamente para a compreensão do fenômeno somático[4]. Franz Alexander, um dos ícones da medicina psicossomática americana, acreditava que o sintoma somático não se equiparava ao sintoma conversivo histérico e que, portanto, não corresponderia à expressão simbólica de um conflito. Alexander, provavelmente concordando mais com Freud, concebia o distúrbio somático como o resultado de uma descarga, no corpo, das emoções do indivíduo que não se faziam descarregar através de manifestações do aparelho mental. Represadas essas emoções, elas poderiam, após um tempo significativo, escoar, via sistema nervoso autônomo, para órgãos diversos do corpo, provocando-lhe lesões[2,4].

A medicina psicossomática de Alexander dedicou-se, então, a estudar quais conflitos não representados psiquicamente, porém passíveis de suspeição por meio dos efeitos produzidos no ambiente pela enfermidade, estariam relacionados, de maneira específica, com cada uma das ditas doenças psicossomáticas[4]. Ficaram famosas como as *clássicas doenças psicossomáticas* as patologias estudadas pela escola de Chicago, liderada por Alexander, como asma brônquica, úlcera gástrica, artrite reumatoide, retocolite ulcerativa, dermatoses, tireotoxicoses e hipertensão essencial[4]. No entanto, essa escola de psicossomática ainda se mostrava excessivamente centrada na doença e reproduzia uma perspectiva mecanicista e determinista, na qual a cada distúrbio físico deveria ser associado um conflito respectivo não elaborado mentalmente.

A escola de psicossomática de Paris apresenta-se como uma das mais importantes fontes de conhecimento em psicossomática psicanalítica, sendo relevante inclusive nos dias atuais. Pierre Marty, influenciado pelas ideias de Alexander[4], pesquisou a fundo as associações entre doença e conflito psíquico, criando, entretanto, um campo de ideias próprias que se revelaram bastante frutíferas. Com os conceitos de *mentalização*, *pensamento operatório* e *depressão essencial*, Marty corroborou a impressão de Freud e Alexander sobre a ausência de significado simbólico dos distúrbios somáticos[1], porém conseguiu retirar ainda mais o acento das doenças ao compreendê-las como uma expressão de defesa do indivíduo único, inserido ele em seu contexto de vida particular e levando-se em conta o estágio de seu funcionamento mental característico[4]. Alguns autores mais recentes, como Christophe Dejours e Joyce McDougall, têm questionado e complementado algumas ideias da escola de Paris, mas, como estas se prestam ainda hoje como o cerne dos debates em psicossomática psicanalítica, serão elas o foco e o objetivo de exposição deste texto.

FUNDAMENTOS DA PSICOSSOMÁTICA PSICANALÍTICA

Economia psicossomática e mentalização

A escola de Paris trouxe para o primeiro plano um dos conceitos mais importantes da metapsicologia freudiana: a dimensão da *economia psíquica*[1]. A questão econômica do aparelho mental diz respeito à distribuição quantitativa das pulsões corporais. Como se sabe, Freud, ao final de sua obra, reconheceu duas pulsões básicas, de cuja interação derivariam todos os aspectos da vida humana, incluindo os de ordem mental. Em geral, comenta-se a dificuldade de definição, sem ambiguidades, da ideia de pulsão. Entretanto, é possível arriscar afirmar que seriam elas uma espécie de *força* ou de *energia* proveniente do próprio organismo, a qual tenderia a pressionar o corpo a se mobilizar por diferentes direções. Contrastando as duas pulsões básicas, inerentes a todos os seres vivos, Freud descreveu uma tendência, de um lado, de os seres se desenvolverem e ganharem complexidade ao longo de suas vidas e de sua evolução filogenética; de outro, ele postulou a ocorrência de uma tendência oposta, a de os organismos perderem complexidade e involuírem a estados de funcionamento mais primitivos[5]. À primeira tendência ele deu o nome de *pulsão de vida*, englobando nesse conceito as pulsões sexuais (libido) e de autopreservação, já antes presentes em seus trabalhos; já a segunda, ele designou com a expressão *pulsão de morte*, marcando nela o propósito atribuído a todo o organismo de retornar a um estado inorgânico de existência[5].

Como já se viu, a escola de Paris enuncia não haver, nos sintomas da doença somática, a expressão de um significado simbólico, como acontece na histeria, um transtorno mental. Seus seguidores pensam que, quando as pulsões corporais não podem ser trabalhadas por meio do aparelho psíquico, elas acabam por se manifestar no corpo, seja por meio de atos ou comportamentos, seja mediante sintomas de disfunção fisiológica ou doenças orgânicas[1,2,4,6]. Esse modelo em psicossomática psicanalítica associa à dinâmica de interação entre as pulsões de vida e de morte a possibilidade ou não de sua expressão e elaboração mental[2]. Baseando-se em Freud, afirma-se que, em graus variados, as pulsões podem estar *fusionadas* ou *desfusionadas*[7]. Na primeira situação, a pulsão de vida pode submeter a pulsão de morte, promovendo maior capacidade de lidar com as excitações físicas por meio de mecanismos mais evoluídos e complexos, como o aparelho mental[4]. Por outro lado, se houver um grau significativo de desfusão das pulsões, é possível esperar o contrário: a utilização de procedimentos mais primitivos, como a descarga das pulsões diretamente no somático, provocando-lhe alterações funcionais e distúrbios diversos[4].

Em consonância com as ideias relatadas, a escola de Paris defende a construção da hipótese de uma linha evolutiva, contendo os diferentes estágios de desenvolvimento do indivíduo quanto ao manejo das pulsões. Em um polo estariam os mecanismos mais primitivos ligados à via somática, indo desde as doenças físicas, passando pelas estratégias comportamentais e de atuação (como nos comportamentos de adicção e nos atos autodestrutivos de pacientes *borderline*, por exemplo), até um outro polo, mais evoluído, no qual a elaboração de conflitos pela via do psíquico se expressa com mecanismos psicóticos e neuróticos, o que determina aumento crescente de capacidade simbólica[1,4].

Cabe ressaltar que o padecimento do corpo, em doenças físicas, pode se dar por dois processos distintos[2]. O primeiro constitui a manifestação de uma doença ou de uma disfunção somática aguda, transitória e completamente reversível, calcada em um movimento de *regressão* do funcionamento mental. Ele, o processo, pode ocorrer em pessoas com capacidade significativa de simbolização, representando, tão somente, uma flutuação dessa propriedade em resposta a circunstâncias de vida mais estressantes[2]. Imaginando a linha evolutiva referida previamente, percebe-se a regressão indo do polo mais amadurecido do psiquismo em direção às formas primitivas de descarga pulsional no corpo, formas típicas de etapas muito precoces do desenvolvimento. Ao passo que a enfermidade física provoca um desligamento inicial do indivíduo de seu mundo habitual de relações, é a regressão também que permite a ele a oportunidade de (re)construir novos significados e ligações com a realidade externa – seja por conta de sua necessidade premente de cuidados em saúde ou mesmo pela procura de significados na interação com outra pessoa – em um contexto de vida no qual a elaboração mental se havia mostrado, de princípio, insuficiente[6].

O segundo processo constitui-se, quando falha o primeiro, em restabelecer as novas conexões com o mundo real[4]. Isso pode tornar crônicas as disfunções orgânicas e resultar em sérias e graves lesões para o corpo. Doenças como o câncer, por exemplo, têm como hipótese compreensiva esse mecanismo, segundo a psicossomática de Paris. A falha da regressão em reconstituir as ligações do indivíduo com o mundo gera um estado permanente de desfusão das pulsões e o sujeito, então, passa a experimentar o que se chamou de *desorganização progressiva*[2,4]. Nela, os efeitos da pulsão de morte ficam pouco contrabalançados pela pulsão de vida e o organismo passa a correr o risco de desintegrar-se até morrer. A desorganização progressiva, conforme descrita, é mais fácil de ocorrer em pessoas cuja relação com seu objeto original – a mãe ou seus representantes – se fez repleta de distúrbios significativos em sua dinâmica de interação e comunicação recíprocas[6].

Os momentos mais precoces da vida de um bebê se caracterizam pela necessidade de um *outro* disponível para fornecer a ele significados para as experiências corporais vividas[6]. As sensações somáticas, insiste-se aqui, carecem de significação simbólica e normalmente a mãe (ou seu representante), no início, assume papel central na oferta desses significados para o bebê[6]. Portanto, a escola de Paris destaca a relevância da qualidade da relação mãe-bebê, em seus aspectos interativos e de comunicação, para o desenvolvimento de mecanismos mais evoluídos e complexos no manejo das quantidades das pulsões físicas. Mães com dificuldades em suportar e compreender as demandas corporais de seus filhos podem propiciar o surgimento de déficits na formação de seus aparelhos mentais[6]. Parte significativa do corpo e seu funcionamento podem ficar de fora do domínio do psiquismo, acarretando uma correspondente dissociação corpo-mente. O indivíduo, nesse contexto, passa a não conseguir tolerar a percepção de suas sensações físicas, haja vista elas repetirem a situação traumática relativa às falhas da interação primária com a mãe[6]. Refletir sobre o corpo se torna, portanto, uma tarefa difícil e, em consequência, a possibilidade de (re)construir significados e conexões novos com a realidade externa se mostra prejudicada. Assinale-se que, em certa medida, todas as pessoas passam, em sua vida primitiva, por esse momento de demanda de significados e a ele podem, depois, regredir, conforme exposto antes. No entanto, são os sujeitos com história de amplos distúrbios na ligação primária com suas mães os que estarão mais predispostos a responder a contextos de estresse com a desorganização progressiva.

Toda a questão da gestão e distribuição quantitativa das pulsões corporais constitui o conceito de *economia psicossomática*. Se as pulsões se fazem elaborar por meio de representantes mentais simbólicos ou se, bloqueada a via do trabalho psíquico, elas se descarregam diretamente no corpo, tem-se aí o cerne do problema econômico da psicossomática psicanalítica. À disponibilidade dos recursos mentais, de a mente estar livre para construir e se utilizar de significados simbólicos para as exigências pulsionais, deu-se o nome de *mentalização*[1,2,4]. Aqui se faz importante enfatizar um aspecto crucial. Mesmo as disfunções e distúrbios físicos consistem em uma estratégia que o organismo estrutura para tentar restaurar o equilíbrio que fora perdido quando os modos de defesa mais amadurecidos, os modos relativos ao psíquico, sucumbiram diante de um contexto de estresse e angústia significativos. As defesas mentais são as primeiras a serem convocadas nesses contextos, mas, caso se revelem insuficientes, a regressão progride até o

8 Seção I Dimensão Teórico-Básica

corpo[4], inicialmente através dos transtornos da atuação e de comportamento, até, enfim, chegar ao somático, em que a possibilidade de buscar e configurar novos significados à experiência vivida pode favorecer novamente as ações psíquicas.

A escola de psicossomática de Paris, na figura de Pierre Marty, descreveu correlatos de manifestação psíquica ao quadro da desorganização progressiva: a denominada *depressão essencial* e o *pensamento operatório*. Parte-se, agora, para esses correlatos.

Sobre o pensamento operatório e a depressão essencial

Primeiro, faz-se essencial esclarecer o que se quer dizer com a ideia de correlatos mentais. Seja nos períodos de regressão ao corpo, seja no processo de desorganização progressiva descritos, subentende-se a deficiência no mecanismo de mentalização e, portanto, sabe-se que os fenômenos expressivos do psiquismo carecem de significação simbólica. Não possuem eles relação representativa com as demandas das pulsões. A ação da pulsão de morte, não contrabalançada por efeito equivalente da pulsão de vida – característica das estruturas de funcionamento mais primitivas –, leva o indivíduo a um estado de desligamento importante de seus investimentos afetivos para com a realidade como um todo, e a impressão de quem observa, de fora, converge inevitavelmente para uma sensação de empobrecimento psíquico. Os correlatos mentais são, então, os sinais indicativos desse empobrecimento.

A essa modalidade do pensamento, escassa em recursos simbólicos identificada nesses indivíduos, deu-se o nome de *pensamento operatório*. Ela se distingue do pensamento neurótico por estar fortemente ligada a questões factuais[2], àquilo percebido de maneira direta; por estar firmemente aderida a *coisas concretas*. Essa adesão não se configura de modo a atribuir significado às experiências subjetivas, conforme se vê nas relações simbólicas estabelecidas, nas neuroses, entre a vida pulsional e o mundo externo. Ao contrário, o pensamento operatório se define por sua *automaticidade*[1], seu afastamento de qualquer processo de subjetivação, e se traduz, de maneira estereotipada, naquelas falas que, a despeito do uso de diversos termos descritivos, muito pouco comunicam de fato. Trata-se de discursos impessoais[4] cujo efeito típico consiste em produzir tédio e enfado em seus ouvintes.

Vinheta clínica (ficcional)

R.M.S., 52 anos, em sua última sessão de análise discorreu sobre a pane do motor de seu carro. Seu relato minucioso de como se deu a pane e o detalhamento extenso acerca do funcionamento de cada peça do automóvel preencheram todo o tempo da sessão. Falou, por 15 minutos, por exemplo, das conexões do sistema de refrigeração do veículo. O relato dava conta dos fatos ocorridos no dia anterior. Mostrava-se intensamente ligado aos dados concretos e ao seu conhecimento concreto sobre motores em geral. Nenhuma expressão sua sinalizava em direção a uma subjetivação da experiência. A sessão seguiu de tal modo que o analista construía a impressão de uma completa ausência de comunicação emocional, o que lhe provocava sentimentos de vazio, solidão e tédio.

Alguns anos depois de conceituar o pensamento operatório, Marty descreveu a então por ele denominada *depressão essencial*[4], uma espécie de correspondente, na esfera afetiva, para o primeiro, qualificada como um rebaixamento global do tônus afetivo. A depressão essencial seria como uma *falta*, um *apagamento* em toda a escala do funcionamento mental[4]. Diferentemente do luto e das outras formas clássicas de depressão, próprias da clínica, a depressão essencial se caracterizaria pela *ausência de sintomas*[2] e por não denotar qualquer procedimento de elaboração psíquica. Em complemento: a depressão essencial sinalizaria a manifestação de um desinvestimento profundo do indivíduo pela vida, tanto pela vida de interação com a realidade exterior como pela subjetividade interna, o que acaba por denunciar a ação deletéria, autodestrutiva, indomada, da pulsão de morte[2]. Alguns autores trazem a ideia de o pensamento operatório constituir uma tentativa de colmatar, muito fragilmente, os efeitos da depressão essencial por meio de atividades utilitárias, práticas e ligadas aos fatos externos concretos, visando garantir as operações mínimas necessárias à sobrevivência do indivíduo[1]. Vale lembrar que os períodos de funcionamento psíquico, demarcados por esses dois processos, podem ter duração variável, a depender de se tratar de um mecanismo regressivo, passível de resolução, ou de se instalar uma desorganização progressiva.

Todos já devem ter ouvido falar em dois conceitos-chave da teoria psicanalítica desenvolvidos a partir de Freud: *transferência* e *contratransferência*. O indivíduo em tratamento estabelece com seu terapeuta o mesmo padrão de relacionamento que já de costume estabelece com as pessoas de seu mundo, o qual, por sua vez, tem íntima conexão com as experiências vivenciadas nas relações primitivas com os pais ou seus representantes. Transferência é justamente a revivência desse modelo estereotipado de relacionamento que, quando experimentado na relação com o terapeuta, provoca neste o despertar de uma série de fenômenos psíquicos, como sentimentos, pensamentos e imagens, os quais compõem, a seu instante, a contratransferência. Enquanto a transferência aponta do paciente para o terapeuta, a contratransferência tem sentido inverso, como resposta à transferência. Pois bem, apliquem-se agora os dois conceitos à questão do paciente com doenças somáticas. Recorde-se que a qualidade da interação mãe-bebê, em especial nos indivíduos com desorganização progressiva, se configura insuficiente, com déficits relevantes na habilidade de a mãe suportar e fornecer significado às experiências corporais de seu filho. Ao perceber o terapeuta como a mãe, o paciente tenderá a proteger-se da ligação frustradora e traumática, desligando-se afetivamente dela, assim conforme procedeu com sua realidade exterior. O desligamento é o que pode ser percebido, de maneira objetiva, nas manifestações do pensamento operatório e da depressão essencial e, de maneira subjetiva, no sentimento contratransferencial de vazio e exclusão, determinado pelo paciente, no terapeuta. A recusa da ligação traumática também acaba implicando prejuízos na possibilidade de perceber e refletir sobre o corpo e, por conseguinte, amplia o distanciamento provocado entre a mente e o corpo. Todos esses aspectos serão importantes para a atitude técnica do terapeuta em sua tentativa de modificar a repetição desses padrões.

Sobre o tratamento em psicossomática psicanalítica

A psicossomática psicanalítica guarda em seu bojo um conjunto de conhecimentos e hipóteses que se chocam com as perspectivas ainda dominantes do modelo médico na atualidade. A já falada dissociação corpo-mente constitui premissa fundamental dessas perspectivas e tem sua explicação no fato de as pessoas com mentalização frágil demonstrarem dificuldades em perceber e pensar o próprio corpo[6], dificuldades que, como se viu, estariam compreendidas segundo as falhas na interação mãe-bebê em suas vidas primitivas. Uma consequência evidente da dissociação corpo-mente se revela na crença de muitos indivíduos enfermos, por vezes seguida pelos modelos médicos vigentes, de que seu adoecimento nada tem a ver com possíveis conflitos e angústias psicológicas, acabando por produzir nessa divisão artificial entre as doenças de etiologia mental, de um lado, e as doenças de causa orgânica, de outro. Muitas são as vozes, hoje, a questionarem a excessiva tendência de esquartejamento do corpo e a subsequente subespecialização da prática médica, intimamente intricada essa divisão artificial. A psicossomática psicanalítica, ao empreender estudos sobre as relações entre o psíquico e as doenças somáticas, ao enaltecer a importância da mentalização para a saúde e a qualidade de vida, vem ocupar uma posição de destaque nessa discussão.

Dito isto, fica esclarecida a necessidade de os profissionais implicados em tratamentos de saúde em geral estarem afinados com aspectos psicológicos de seus pacientes. Talvez seja essa a principal contribuição da psicossomática psicanalítica à medicina geral. A pessoa que padece de uma doença física não padece apenas do corpo concretamente. A experiência do adoecimento reflete condição fundamental da existência humana, e o médico clínico ou o profissional de saúde pode e deve estar ao lado do enfermo para acompanhá-lo e auxiliá-lo na oportunidade de vivenciar essa experiência e pensar sobre ela. A reflexão, como possibilidade de elaboração e simbolização dos distúrbios corporais, consiste na dita capacidade de mentalizar. Ela é quem tem o potencial de produzir melhorias na qualidade de vida dos pacientes. Estar atento a esses aspectos do funcionamento mental não pressupõe necessariamente uma formação psicológica ou psiquiátrica, mas, antes, significa uma maior condição pessoal de disponibilidade e interesse no lidar com as questões psíquicas, as próprias e as dos outros. Isso já é de grande valia, e melhor ainda se profissionais de saúde ou médicos gerais se prontificam a aprender e a fazer uso de técnicas psicoterapêuticas, ou se conseguem reconhecer a necessidade de encaminhamento para psicoterapeutas especializados em casos mais complexos. Os estudos que mostram modificações positivas no curso evolutivo de doentes com câncer, quando submetidos a psicoterapias as mais diversas, por exemplo, podem estar embasados na melhora da capacidade, nos pacientes, de elaborar psiquicamente suas experiências pessoais.

Especificamente dentro da psicanálise, há muitas querelas a respeito de algumas mudanças técnicas orientadas pelos psicossomatistas da escola de Paris. Assim, em vez do uso do divã nas múltiplas sessões semanais da técnica clássica, eles sugerem o encontro face a face[2,4] com o paciente sentado à frente de seu analista uma vez por semana[4]. O argumento, fundamentado nas amplas deficiências das primeiras interações mãe-bebê, é o de que esses pacientes apresentam problemas em tolerar o contato mais intenso e, ainda mais, com interlocutores fora de seu campo visual. Esses psicossomatistas defendem também uma postura mais ativa por parte do analista naquela considerada a tarefa essencial da prática terapêutica: o fornecimento de representações que favoreçam o mecanismo de mentalização. A alexitimia – uma característica frequente em pacientes com tendências pronunciadas ao adoecimento somático – é entendida como uma dificuldade em reconhecer e dar nomes a estados afetivos[6], e o analista deve ajudar as pessoas a abandonarem sua atitude de recusa da percepção desses estados, promovendo nelas a oportunidade de (re)construir relações entre seus aspectos emocionais, os sintomas físicos e os contextos nos quais ambos se condicionam reciprocamente. Nesse sentido, vai-se reduzindo o distanciamento defensivo, próprio desses indivíduos, entre corpo e mente, assim garantindo uma nova aproximação com experiências de subjetivação.

As modificações técnicas propostas pela escola de Paris não congregam consenso em psicanálise. Alguns autores, como Joyce McDougall e Christophe Dejours, por exemplo, advogam sim haver um sentido para os sintomas somáticos: o da busca de um *outro* que possa conferir significado às experiências corporais do sujeito (um outro cuja resposta também influencia, de volta, esses sintomas físicos)[4]. É justamente essa busca pela restauração das lacunas psíquicas, abertas na relação primitiva materna, que permite a estruturação de um tratamento psicanalítico e suas chances de êxito.

Para que o êxito aconteça faz-se necessário que o analista, responsável pela condução do tratamento, procure reconhecer as implicações produzidas pela dinâmica transferência-contratransferência. A busca do paciente, no enlace transferencial, pelo *outro* e seus significados se conjuga, como se viu, de maneira ambígua com um movimento de desligamento constante de potenciais relacionamentos que possam reatualizar os traumas vividos na relação original com a mãe. O fator do desligamento, ou seja, a porção definida pela rejeição da relação terapêutica e da reflexão sobre o corpo, constitui efeito da pulsão de morte desfusionada da pulsão de vida. A chance de tratamento reside na possibilidade de o profissional perceber, em sua contratransferência, o vazio representacional e o vazio da ligação reproduzida junto a ele – manifestados, de maneira objetiva, pelo pensamento operatório e pela depressão essencial, respectivamente – evitando identificar-se com o vazio. Somente assim ele será capaz de se manter presente na relação e transmitir ao enfermo o que percebe do mundo interior deste, auxiliando-o na construção dos significados ausentes. A partir daí, pode o vínculo terapêutico desenrolar-se e o paciente vai podendo, gradativamente, estabelecer laços de ligação com a vida. É quando se pode dizer que a pulsão de vida passa a submeter a pulsão de morte e é quando se estruturam os mecanismos mais elaborados no lidar com as pressões internas, do corpo, e do mundo exterior – a mentalização.

O DISTÚRBIO SOMÁTICO E A PSIQUIATRIA

Aqui, abre-se espaço para uma discussão resumida a respeito de como a psiquiatria enxerga a correlação entre expressões psicológicas e psicopatológicas e o fenômeno somático. Diferentemente da psicanálise, cujos constructos derivam, em especial, da experiência prática analítica, específica em si própria, a perspectiva da psiquiatria, enquanto especialidade médica, segue o modelo do método científico tradicional e seus achados clínicos se descrevem por meio de dados mais objetivos e empíricos. A psiquiatria (e a medicina) reconhece as interações recíprocas entre corpo e mente, e as mais recentes descobertas científicas (em neurociências, por exemplo) têm aproximado cada vez mais esses dois polos a partir do entendimento crescente do substrato neurobiológico que fundamenta o fenômeno mental. Entretanto, a práxis do dia a dia, em psiquiatria clínica, ainda, com frequência, é marcada pela separação entre, de um lado, a fisiopatologia dos processos somáticos e, de outro, a identificação dos aspectos psíquicos referidos e observados, juntamente com a avaliação de como ambos os lados exercem sua influência mútua. Nesse sentido, diverge, de novo, da psicanálise que, conforme o relato das ideias da escola de

Paris, constrói um conjunto teórico, em psicossomática, pautado na pessoa total, na qual o adoecimento somático se encontra ligado aos modos de funcionamento mental do indivíduo e sua relação com o mundo[2]. Os parágrafos a seguir tratarão da visão psiquiátrica a respeito da correlação de alterações psicológicas e distúrbios somáticos, seguindo o DSM-5, o manual de classificação norte-americana de transtornos mentais.

Para começar, como ilustração das inter-relações entre mente e corpo, há muito a medicina já relata o efeito direto, fisiopatológico portanto, de algumas condições físicas sobre as funções psíquicas. Essas condições provocam os chamados *transtornos mentais decorrentes de outra condição médica*. Sob o diagnóstico são classificadas as diversas manifestações psicopatológicas que podem ser decorrentes de uma dada enfermidade física. Há relação de causalidade entre essas e os sintomas mentais. Para estabelecer tal espécie de relação é necessária a verificação de que as alterações psicopatológicas se sucedem, no tempo, às alterações fisiopatológicas da doença, bem como deve haver já o conhecimento prévio, definido pela ciência, de que a doença realmente produz a disfunção psíquica demonstrada. Muitos são os exemplos de enfermidades com espectro sintomático que incluem alterações mentais, e daí podem ser determinados o *transtorno psicótico* devido ao *lúpus eritematoso sistêmico* e o *transtorno de humor* devido ao *hipotireoidismo*, dentre inúmeros outros. O tratamento direcionado à condição física de base, em geral, é considerado passível de promover a resolução dos sintomas psicopatológicos.

No caminho inverso, até pouco tempo atrás, mecanismos psicológicos eram valorados na psiquiatria como etiologia unívoca de alguns sintomas físicos. A utilização do termo *psicogênico* por profissionais de saúde, mesmo nos dias atuais, reflete bem essa noção, para não citar outros termos de uso corrente na prática clínica que parecem denunciar certa desqualificação por ditos sintomas *psicológicos*, como se fossem expressão de engano ou mentira. O *transtorno conversivo*, já referido neste capítulo, e o grupo dos demais transtornos relacionados com sintomas somáticos contemplam os sintomas aos quais se remete aqui. Em adendo, hoje, a respeito do transtorno conversivo, os mais recentes manuais de classificação em psiquiatria deixaram de referir-se à relação de causalidade direta, outrora atribuída aos fatores psicológicos. Contudo, o DSM-5 enfatiza a associação frequente desse transtorno à presença de estressores psíquicos e ainda requer, como seu critério diagnóstico definidor, que os sintomas de ordem sensorial e motores característicos se mostrem incompatíveis com as condições médicas e neurológicas sugeridas pelos sintomas[8]. Isso revela a presença insistente dessa tendência antiga de se julgarem as manifestações do transtorno conversivo como *fabricadas* pela mente. A clínica psiquiátrica (e a psicanalítica) de fato consegue evidenciar a dimensão compreensível dos sintomas conversivos, segundo o contexto psicológico do qual emergem, dos conflitos vivenciados e da história de vida do paciente, o que desvela sua função de símbolo. Entretanto, as descobertas recentes das neurociências acerca do substrato neurobiológico existente também nesse transtorno contribuíram para dissipar a ideia de causalidade unívoca por fatores psíquicos, provendo, assim, maior entendimento acerca dos processos interativos entre corpo e mente. O Quadro 1.1 apresenta os critérios diagnósticos para o transtorno conversivo segundo o DSM-5.

Quadro 1.1 Critérios diagnósticos para o transtorno conversivo – DSM-5

Transtorno conversivo (transtorno de sintomas neurológicos funcionais)

Critérios diagnósticos
A. Um ou mais sintomas de função motora ou sensorial alterada
B. Achados físicos evidenciam incompatibilidade entre o sintoma e as condições médicas ou neurológicas encontradas
C. O sintoma ou déficit não é mais bem explicado por outro transtorno mental ou médico
D. O sintoma ou déficit causa sofrimento clinicamente significativo ou prejuízo no funcionamento social, profissional ou em outras áreas importantes da vida do indivíduo ou requer avaliação médica
Nota para codificação: o código da CID-9-MC para transtorno conversivo é 300.11, o qual é atribuído independentemente do tipo de sintoma. O código da CID-10-MC depende do tipo de sintoma (veja a seguir)

Especificar o tipo de sintoma
(F44.4) Com fraqueza ou paralisia
(F44.4) Com movimento anormal (p. ex., tremor, movimento distônico, mioclonia, distúrbio da marcha)
(F44.4) Com sintomas de deglutição
(F44.4) Com sintoma de fala (p. ex., disfonia, fala arrastada)
(F44.5) Com ataques ou convulsões
(F44.6) Com anestesia ou perda sensorial
(F44.6) Com sintoma sensorial especial (p. ex., perturbação visual, olfatória ou auditiva)
(F44.7) Com sintomas mistos

Especificar se:
Episódio agudo: sintomas presentes há menos de 6 meses
Persistente: sintomas ocorrendo há 6 meses ou mais

Especificar se:
Com estressor psicológico (*especificar estressor*)
Sem estressor psicológico

Dentre os demais transtornos relacionados com sintomas somáticos, o chamado *transtorno de sintomas somáticos* representou profunda mudança[9] em comparação com as edições passadas do DSM, e aqui não se destaca apenas o abandono do confuso nome anterior, *somatoforme*. A modificação mais determinante consiste na ausência do critério, na última edição, que condicionava a feitura desse tipo de diagnóstico à exigência de que os sintomas relatados fossem *medicamente inexplicáveis*. Dimsdale e cols. confirmam os muitos problemas envolvidos na questão dos *sintomas medicamente inexplicáveis*. Em primeiro lugar, a ideia de que, se um clínico não consegue encontrar uma explicação médica para os sintomas, não significa sua inexistência e que, ainda por isso, se defina um transtorno psiquiátrico[9]. Em segundo lugar, a noção de um diagnóstico construído de acordo com a lógica da ausência de explicação médica reforça a dissociação mente-corpo[9]. Em terceiro lugar, vários pacientes apreciados com esse critério demonstravam uma tendência de se sentirem desvalorizados, como se seus sintomas, muitas vezes incapacitantes, ao falharem em sinalizar uma alteração fisiopatológica perceptível, fossem *apenas psicológicos* e não merecessem a atenção devida[9].

Em correção aos problemas mencionados, o DSM-5 propõe, em substituição ao critério de ausência de explicação médica, a presença positiva de alterações psicológicas para distinguir o transtorno de sintomas somáticos[8]. As alterações psicológicas incluem a identificação de: pensamentos desproporcionais e persistentes acerca da gravidade dos sintomas; um nível de ansiedade persistentemente elevado acerca da saúde e dos sintomas; tempo e energia excessivos dedicados a esses sintomas ou a preocupações a respeito da saúde[8].

14 Seção I Dimensão Teórico-Básica

Agora os sintomas podem ou não corresponder a uma condição médica conhecida, pois, preenchido o critério das alterações psicológicas, se tem fechado o diagnóstico. Vale acrescentar que, sendo assim, não se atribui relação de causa aos sintomas físicos por mecanismos psíquicos, devendo as manifestações psicológicas serem entendidas como uma resposta própria do indivíduo ao distúrbio somático. De maneira diversa ao transtorno conversivo, por exemplo, no transtorno de sintomas somáticos não é possível perceber, com a mesma nitidez, as relações compreensíveis permeando o aparecimento dos sintomas e o contexto psicológico e de vida dos pacientes; ao contrário, nota-se sim, em muitos deles, a dificuldade de encontrar e produzir essas relações, faltando, então, sentido simbólico a esses sintomas. O Quadro 1.2 mostra os critérios diagnósticos para transtornos de sintomas somáticos segundo o DSM-5.

As modificações promovidas com o transtorno de sintomas somáticos permitiram, em acréscimo, uma distinção mais acurada com relação ao antes denominado transtorno hipocondríaco, agora o *transtorno de ansiedade de doença*[9]. No último, as preocupações e sintomas ansiosos relacionados com a saúde cursam sem a presença de sintomas físicos ou eles são valorados como mínimos, se comparados com a intensidade da ansiedade, o que evita a sobreposição desses diagnósticos[8]. Os critérios diagnósticos para o transtorno de ansiedade de doença, segundo o DSM-5, encontram-se listados no Quadro 1.3.

Também a psiquiatria clínica compreende, em seu escopo, quadros descritivos que preveem as interações recíprocas entre aspectos psicológicos e doenças físicas sem que haja nexo causal direto entre ambos. No conjunto dos *fatores psicológicos que afetam outras condições médicas*, mecanismos psíquicos, como padrões de relacionamento interpessoal, estilos de enfrentamento a frustrações e comportamentos de saúde mal-adaptativos (negação de

Quadro 1.2 Critérios diagnósticos para transtornos de sintomas somáticos – DSM-5

Transtorno de sintomas somáticos
Critérios diagnósticos 300.82 (F45.1)
A. Um ou mais sintomas somáticos que causam aflição ou resultam em perturbação significativa da vida diária
B. Pensamentos, sentimentos ou comportamentos excessivos relacionados aos sintomas somáticos ou associados a preocupações com a saúde manifestados por pelo menos um dos seguintes:
1. Pensamentos desproporcionais e persistentes acerca da gravidade dos próprios sintomas
2. Nível de ansiedade persistentemente elevado acerca da saúde e dos sintomas
3. Tempo e energia excessivos dedicados a esses sintomas ou a preocupações a respeito da saúde
C. Embora algum dos sintomas somáticos possa não estar continuamente presente, a condição de estar sintomático é persistente (em geral, mais de 6 meses)
Especificar se:
Com dor predominante (anteriormente transtorno doloroso): este especificador é para indivíduos cujos sintomas somáticos envolvem predominantemente dor
Especificar se:
Persistente: um curso persistente é caracterizado por sintomas graves, prejuízo marcante e longa duração (mais de 6 meses)
Especificar a gravidade atual:
Leve: apenas um dos sintomas especificados no Critério B é satisfeito
Moderada: dois ou mais sintomas especificados no Critério B são satisfeitos
Grave: dois ou mais sintomas especificados no Critério B são satisfeitos, além da presença de múltiplas queixas somáticas (ou um sintoma somático muito grave)

Quadro 1.3 Critérios diagnósticos para o transtorno de ansiedade de doença – DSM-5

Transtorno de ansiedade de doença
Critérios diagnósticos 300.7 (F45.21)
A. Preocupação com ter ou contrair uma doença grave
B. Sintomas somáticos não estão presentes ou, se estiverem, são de intensidade apenas leve. Se uma outra condição médica está presente ou há risco elevado de desenvolver uma condição médica (p. ex., presença de forte história familiar), a preocupação é claramente excessiva ou desproporcional
C. Há alto nível de ansiedade com relação à saúde, e o indivíduo é facilmente alarmado a respeito do estado de saúde pessoal
D. O indivíduo tem comportamentos excessivos relacionados com a saúde (p. ex., verificações repetidas do corpo, procurando sinais de doença) ou exibe evitação mal-adaptativa (p. ex., evita consultas médicas e hospitais)
E. Preocupação relacionada com doença presente há pelo menos 6 meses, mas a doença específica que é temida pode mudar nesse período
F. A preocupação relacionada com doença não é mais bem explicada por outro transtorno mental, como transtorno de sintomas somáticos, transtorno de pânico, transtorno de ansiedade generalizada, transtorno dismórfico corporal, transtorno obsessivo-compulsivo ou transtorno delirante, tipo somático
***Determinar* o subtipo:**
Tipo busca de cuidado: o cuidado médico, incluindo consultas ao médico ou a realização de exames e procedimentos, é utilizado com frequência
Tipo evitação de cuidado: o cuidado médico raramente é utilizado

sintomas ou má adesão terapêutica), podem exacerbar uma doença física preexistente ou mesmo complicar seu tratamento[9], apesar de não constituírem causa da condição prévia. Seria o caso, ilustrando, de uma esposa que por ocasião de conflitos com o marido interrompe o tratamento de sua hipertensão como forma de barganhar benefícios junto ao companheiro ou mesmo de puni-lo. Na outra ponta, a eclosão de doenças somáticas pode precipitar o surgimento de distúrbios psíquicos. Sintomas ansiosos ou depressivos, por vezes, sobrevêm à descoberta de uma enfermidade e assim têm lugar, na nosografia psiquiátrica, no grupo dos *transtornos de adaptação*[9]. Importante dizer que, se as alterações psicológicas lograrem preencher os critérios diagnósticos de algum transtorno mental, este deve ser diagnosticado em comorbidade com a doença somática. O Quadro 1.4 apresenta os critérios diagnósticos para fatores psicológicos que afetam outras condições médicas segundo o DSM-5.

Finalizando a lista dos transtornos mentais classificados e relacionados com sintomas físicos, algumas palavras sobre o *transtorno factício*. Nele os sintomas somáticos são produzidos de maneira consciente e intencional pelo próprio indivíduo. Trata-se, portanto, de sintomas falsificados. Os pacientes com esse transtorno costumam se apresentar aos outros como doentes, incapacitados ou lesionados[8], embora desconheçam as razões que os levam a tanto. Como quase sempre se faz difícil a constatação da intenção consciente na produção sintomática, os critérios diagnósticos exigem comprovar com evidência o comportamento fraudulento[8]. O transtorno factício difere do transtorno conversivo na medida em que neste último, a despeito de se verificarem as relações compreensíveis e os claros benefícios psicológicos inerentes às suas manifestações em determinados contextos, os sintomas são produzidos inintencionalmente e tampouco sabe o paciente os motivos de seu aparecimento. Difere da simulação propriamente dita porque nesta o indivíduo conhece as razões pelas quais precisa se colocar no papel de doente. Os critérios diagnósticos para transtorno factício, segundo o DSM-5, estão arrolados no Quadro 1.5.

16 Seção I Dimensão Teórico-Básica

Quadro 1.4 Critérios diagnósticos para fatores psicológicos que afetam outras condições médicas – DSM-5

Fatores psicológicos que afetam outras condições médicas

Critérios diagnósticos 316 (F54)

A. Um sintoma ou condição médica (outro que não um transtorno mental) está presente

B. Fatores psicológicos ou comportamentais afetam de maneira adversa a condição médica em uma das seguintes maneiras:

    1. Os fatores influenciaram o curso da condição médica conforme demonstrado por uma associação temporal próxima entre os fatores psicológicos e o desenvolvimento, a exacerbação ou a demora na recuperação da condição médica

    2. Os fatores interferem no tratamento da condição médica (p. ex., má adesão)

    3. Os fatores constituem riscos de saúde adicionais claros ao indivíduo

    4. Os fatores influenciam a fisiopatologia subjacente, precipitando ou exacerbando sintomas e demandando atenção médica

C. Os fatores psicológicos e comportamentais do Critério B não são mais bem explicados por um transtorno mental (p. ex., transtorno de pânico, transtorno depressivo maior, transtorno de estresse póstraumático)

Especificar **a gravidade atual:**

Leve: aumenta o risco médico (p. ex., adesão inconsistente ao tratamento anti-hipertensivo)

Moderada: agrava a condição médica subjacente (p. ex., ansiedade agravando a asma)

Grave: resulta em hospitalização ou consulta em emergência

Extrema: resulta em risco grave potencialmente fatal (p. ex., ignora sintomas de infarto agudo do miocárdio)

Quadro 1.5 Critérios diagnósticos para transtorno factício – DSM-5

Transtorno factício

Critérios diagnósticos 300.19 (F68.10)

Transtorno factício autoimposto

A. Falsificação de sinais ou sintomas físicos ou psicológicos, ou indução de lesão ou doença, associada a fraude identificada

B. O indivíduo se apresenta a outros como doente, incapacitado ou lesionado

C. O comportamento fraudulento é evidente mesmo na ausência de recompensas externas óbvias

D. O comportamento não é mais bem explicado por outro transtorno mental, como transtorno delirante ou outra condição psicótica

Especificar:

Episódio único

Episódios recorrentes (dois ou mais eventos de falsificação de doença e/ou indução de lesão)

Transtorno factício imposto a outro (antes transtorno factício por procuração)

A. Falsificação de sinais ou sintomas físicos ou psicológicos, ou indução de lesão ou doença em outro, associada a fraude identificada

B. O indivíduo apresenta outro (vítima) a terceiros como doente, incapacitado ou lesionado

C. O comportamento fraudulento é evidente até mesmo na ausência de recompensas externas óbvias

D. O comportamento não é mais bem explicado por outro transtorno mental, como transtorno delirante ou outro transtorno psicótico

Nota: o agente, não a vítima, recebe esse diagnóstico

Especificar:

Episódio único

Episódios recorrentes (dois ou mais eventos de falsificação de doença e/ou indução de lesão)

CONSIDERAÇÕES FINAIS

Decerto, muito resta a discutir sobre o âmbito do somático em suas relações com as alterações psicológicas que, se pode dizer, invariavelmente se associam a ele. Aqui se introduziu uma discussão bem sintética, conduzida a partir de como a psiquiatria pensa e classifica, em sua nosografia, essas alterações quando elas aparecem associadas a distúrbios físicos. Muito se pode ganhar em informações através de consultas a livros-texto em psiquiatria clínica, como sugestão. Embora a psicanálise e a psiquiatria encerrem métodos e volume de conhecimentos bastante distintos, ambas têm procurado encontrar caminhos de entendimento sobre as interações mente-corpo, o que tem proporcionado a construção de teorias mais integradoras. Na psicanálise, isso nasce da prática psicanalítica contínua e das reflexões por ela suscitadas. Na psiquiatria, o avanço das neurociências tem fornecido evidências sólidas de como se configuram essas integrações no nível neurobiológico.

Referências

1. Volich RM, Paulo S, Base U de. Fundamentos psicanalíticos da clínica psicossomática. 2007;1998.
2. Smadja C. Psychoanalytic psychosomatics. Int J Psychoanal 2011; 92(1):221-30.
3. Freud S. Sobre os fundamentos para destacar da neurastenia uma síndrome específica denominada "neurose de angústia." In: Edição standard brasileira das obras psicológicas completas de Sigmund Freud – Volume III. Rio de Janeiro; Imago, 2006:91-115.
4. Casetto SJ. Sobre a importância de adoecer: uma visão em perspectiva da psicossomática psicanalítica no século XX. Psyche (São Paulo). 2006;10(17):121-42.
5. Freud S. Além do princípio de prazer. In: Edição standard brasileira das obras psicológicas completas de Sigmund Freud – Volume XVIII. Rio de Janeiro; Imago, 2006. 13-154.
6. Fischbein JE. Psychosomatics: a current overview. Int J Psychoanal 2011; 92(1):197-219.
7. Freud S. O ego e o id. In: Edição standard brasileira das obras psicológicas completas de Sigmund Freud – Volume XIX. Rio de Janeiro; Imago, 2006:15-85.
8. Association A Psychiatric. Manual diagnóstico e estatístico de transtornos mentais: DSM-5. 5. ed. Porto Alegre: Artmed, 2014.
9. Dimsdale JE, Creed F, Escobar J et al. Somatic symptom disorder: an important change in DSM. J Psychosom Res 2013; 75(3):223-8.

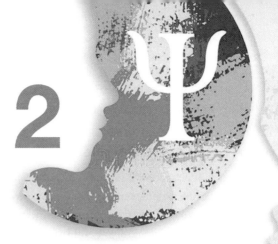

Psiconeuroimunologia

Marcela Fernanda Couto Beilfuss
Antonio Peregrino

> *(...) ou você é como a pintura de uma tristeza,*
> *um rosto sem coração?*
>
> **(William Shakespeare – Hamlet,**
> **ato IV, cena VIII)**

INTRODUÇÃO

A ideia de que sentimentos, pensamentos, memórias, estilos de vida, atividades prazerosas e eventos traumáticos influenciam a saúde física e psíquica é muito antiga e bastante difundida na população em geral. O filósofo grego Aristóteles (385-322 a.C.) afirmava que "psique e corpo reagem complementarmente um com outro: uma mudança no estado da psique produz uma mudança na estrutura do corpo e, por outro lado, uma mudança na estrutura do corpo produz uma mudança na estrutura da psique"[1].

Trabalhos científicos revelam a relação entre fatores estressantes, apoio social, fé e música, entre outros, e eventos indesejados, como câncer, AIDS, doenças autoimunes, infecciosas e cardiovasculares, e consumo excessivo de drogas e álcool. Vários artigos demonstram que estados afetivos positivos e de bem-estar produzem efeitos específicos sobre a respiração e as atividades dos sistemas imunológico e nervoso e diminuem o cortisol, o hormônio liberado durante o estresse, influenciando, assim, o estado de saúde do indivíduo[2,3].

Apesar de observada e relatada há milhares de anos, essa relação foi com frequência encarada como "crença popular". Há apenas poucas décadas têm sido estudados e descobertos os mecanismos que explicam a relação entre os fatores estressantes e o adoecimento físico e mental. Atualmente, após grandes avanços nas áreas de microbiologia, genética e neurociências, é possível compreender de que modo esses fatores afe-

ASPECTOS HISTÓRICOS

tam o organismo. Os estudos dessas ligações entre cérebro, comportamento e sistema imunológico são o resultado do desenvolvimento de uma recente área de conhecimento, a psiconeuroimunologia.

ASPECTOS HISTÓRICOS

Desde a Antiguidade, com Hipócrates e Galeno, já se estabeleciam associações entre estados afetivos e a evolução de doenças. Hipócrates (460-377 a.C.), pai da medicina, postulou a existência de quatro fluidos ou humores principais (bile amarela, bile negra, fleuma e sangue) e relacionou a saúde com o equilíbrio desses elementos. Ele entendia a doença como uma desorganização dos humores e, a partir desses conceitos, afirmava que os asmáticos deveriam se resguardar da raiva[2,4]. Foi Hipócrates quem retirou do coração e do fígado a sede de nossas emoções e sentimentos, responsabilizando o cérebro pelas nossas dores e alegrias. Galeno (129-199 d.C.), médico e filósofo romano de origem grega, ressaltou a importância dos quatro temperamentos no estado de saúde, observando que a causa das doenças seria a expressão da constituição física ou de hábitos de vida que levassem ao desequilíbrio[5].

Durante a Idade Média, as doenças eram atribuídas ao pecado, com justificativas religiosas, e a cura era alcançada por meio de sacrifícios e arrependimentos. A partir do século XVII, Descartes (França, 1596-1650) postulou a separação entre corpo e mente por considerá-los substâncias de naturezas diferentes. Tem início, nesse período, o distanciamento das pesquisas científicas e da medicina do histórico e forte poder da Igreja. O estudo da mente fica designado à filosofia e à religião, e o estudo do corpo, visto como uma máquina, torna-se objeto de estudo da medicina. Descartes conquistou, assim, liberdade para a pesquisa científica, até então aprisionada pelos dogmas religiosos que impediam a violação do corpo, com objetivo de estudo e conhecimento[6].

A partir dos séculos XVIII e XIX, essa visão dualista foi fortalecida a partir das descobertas de Pasteur (França, 1822-1895) e Virchow (Polônia/Alemanha, 1821-1902). Seus estudos nos campos da química, microbiologia e anatomia patológica possibilitaram a identificação da etiologia e da fisiopatologia de diversas enfermidades, tornando possível a prevenção de doenças, a conservação adequada de alimentos e a criação de vacinas. Diante dessas grandes descobertas, houve uma supervalorização dos aspectos biológicos e uma tendência reducionista na visão do processo saúde-doença[6]. A importância do aspecto biológico/anatômico fica clara na frase de Bichat (1771-1802), anatomista e fisiologista francês: "abram alguns cadáveres: logo verão desaparecer a obscuridade que apenas a observação não pudera dissipar"[7].

Já no século XX, pesquisas correlacionando funções mentais, cognitivas ou emocionais a alterações fisiológicas foram se desenvolvendo progressivamente. Essas pesquisas foram estimuladas por diversos trabalhos, entre os quais se encontra a vasta obra de Freud (1856-1939), a partir do desenvolvimento da teoria psicanalítica, que resgata a importância dos aspectos psíquicos do ser humano. Os pesquisadores também foram influenciados pelas obras de Walter Cannon (EUA, 1871-1945), em 1929, que incluiu a esfera psicossocial na definição de *homeostase*, afirmando que qualquer estímulo que perturba o indivíduo o perturba em sua totalidade[5].

Na década de 1930, os trabalhos de Hans Selye (Áustria-Hungria/Canadá, 1907-1982) começaram a mostrar o impacto do estresse no sistema imune. Até então, acreditava-se que o sistema imunológico era autônomo, uma vez que era possível verificar células imunológicas funcionarem normalmente em placas de vidro sem a influência do cérebro ou da mente. Selye evidenciou que animais submetidos a estímulos estressantes produziam uma resposta adaptativa caracterizada por alterações endócrinas e imunológicas, dentre outras, na tentativa de recuperar a homeostase do organismo[2,8]. Pesquisas de David Felten, no início dos anos 1980, evidenciaram a existência de conexões entre terminações nervosas e vasos sanguíneos e também com grupamentos de células imunes, macrófagos e mastócitos no timo, mostrando as primeiras evidências de como ocorrem as interações neuroimunes. Nasce, então, o conceito de imunorregulação pelo sistema nervoso autônomo[9,10].

Vinheta histórica

Hans Selye ganhou o reconhecimento mundial por ter sido o primeiro pesquisador a buscar definir o estresse em seus aspectos biológicos e suas consequências para a saúde física e psíquica, descrevendo o que chamou de síndrome de adaptação geral. Nascido em 1907 na Áustria, formou-se em medicina em Praga, mesmo local onde concluiu seu doutorado em química orgânica. Em 1931 foi para os EUA, onde trabalhou na Universidade Johns Hopkins. Mais tarde partiu para Montreal, Canadá, onde trabalhou na Universidade McGill e depois na Universidade de Montreal. No Canadá, recebeu a mais alta condecoração estatal por seus trabalhos na área médica, sendo nomeado Companheiro da Ordem do Canadá.

Selye não apenas descreveu a resposta fisiológica ao estresse, apontando para o papel crucial do eixo hipófise-adrenal, como também classificou e nomeou os esteroides de acordo com suas fontes e estruturas químicas e ainda descobriu as ações anti-inflamatórias dos glicocorticoides. Por seus trabalhos inovadores e criativos nas áreas de endocrinologia, bioquímica, cirurgia experimental e patologia, além do estudo aprofundado da resposta ao estresse, recebeu inúmeros prêmios, sendo indicado ao Prêmio Nobel cerca de 10 vezes. Escreveu mais de 1.500 artigos e 32 livros.

Sua influência na comunidade científica é indiscutível e seus trabalhos possibilitaram uma melhor compreensão científica e popular sobre as doenças e suas causas, dialogando com a sociologia e a fisiologia. Faleceu em 1982 em Montreal. Selye enfatizava a importância da originalidade nas pesquisas científicas, e na entrada de seu instituto na Universidade de Montreal lê-se seu lema[11,12]:

> "Nem o prestígio dos seus temas e
> O poder de seus instrumentos
> Nem a extensão do seu planejamento
> Podem substituir
> A originalidade da sua abordagem e
> A perspicácia da sua observação"
>
> *(Hans Selye – tradução livre)*

Em 1964, Solomon e Moos cunharam o termo *psicoimunologia* em seu trabalho *Emotions, immunity and disease: a speculative theoretical integration*[13]. Já em 1975, Robert Ader e Nicholas Cohen demonstraram a possibilidade de condicionamento clássico da função imune, provocando alterações imunológicas em animais submetidos a estímulos comportamentais específicos. Esses pesquisadores evidenciaram que ratos que recebiam água adoçada com sacarina simultaneamente a uma injeção de ciclofosfamida (um imunossupressor que causa náusea) desenvolviam, como esperado, aversão à água doce. Quando esses ratos eram expostos novamente à água adoçada com sacarina, porém sem receber a ciclofosfamida, eles se tornavam imunossuprimidos e morriam de infecções, sem que tenham sidos expostos a nenhuma droga capaz de deprimir a resposta imune. Além disso, verificaram que a taxa de mortalidade estava diretamente relacionada com a quantidade de água ingerida. Os autores não esperavam por esses resultados e, a partir dessas constatações, propuseram uma teoria segundo a qual o gosto da sacarina, por si só, era suficiente para provocar sinais neurais no cérebro que suprimiram os sistemas imunológicos dos ratos, como se tivessem recebido uma *overdose* de ciclofosfamida. Em virtude de seu sistema imunológico enfraquecido, os ratos contraíram infecções bacterianas e virais que foram incapazes de combater. Essa constatação levou à conclusão de que existem conexões entre o cérebro e o sistema imune, contradizendo a crença anterior de que o sistema imunológico seria autônomo[8].

A partir da década de 1980 multiplicaram-se os estudos em animais e humanos, aumentando, assim, o interesse científico pela chamada psiconeuroimunologia. Em 1981, Ader e Cohen publicaram o livro *Psiconeuroimunologia*, no qual compilaram uma grande quantidade de dados que evidenciavam a relação entre os sistemas nervoso, endócrino e imune[14].

Nas últimas décadas, em razão dos avanços significativos em biologia celular e molecular, genética, neurociências e em estudos de imagem cerebral, tem sido possível revelar as diversas conexões entre esses sistemas e, desse modo, explicar a associação entre as emoções e as doenças, algo observado e debatido desde a época de Hipócrates[15].

CONCEITOS FUNDAMENTAIS

A psicoimunologia ou psiconeuroimunologia, como é mais conhecida atualmente, representa um novo campo do conhecimento que tem por objetivo estudar as interações anatômicas e funcionais entre sistema nervoso, sistema imunológico e comportamento, além das implicações que essas ligações têm para a saúde e o adoecimento físicos e mentais. A psiconeuroimunologia busca validar as associações entre estressores (físicos e psicológicos), função imunológica e saúde[2,8,15]. De acordo com Robert Ader, considerado o pai da psicoimunologia, esta é uma subespecialidade híbrida que estuda a interação entre psicologia, imunologia e neurociências[8].

Considerando que a vida é interação, já que todo ser vivo interage com seu meio para sua sobrevivência, o ser humano interage com o ambiente mediante os mais variados comportamentos. Estes têm como substrato biológico o sistema nervoso, especialmente o cérebro. O indivíduo recebe informações do ambiente externo e de seu meio interno. Essas informações são processadas pelo sistema nervoso, o que leva a um comportamento. O comportamento, ou seja, o conjunto de sensações, percepções, ações motoras, ideias, estratégias para resolução de um problema, memória, linguagem, emoções, entre outras funções, constitui a atividade mental. Esta, por sua vez, é resultante do cérebro em funcionamento[2].

Os seres vivos não são compostos por sistemas ou processos desconectados, sendo incoerente a tentativa de compreender e explicar cada sistema isoladamente. Assim, os estudos em psiconeuroimunologia investigam as interações bidirecionais entre os sistemas nervoso, endócrino e imunológico e as implicações dessas interações para a dinâmica saúde/doença. Compreender que o que alguém sente e como pensa pode influenciar

A RESPOSTA FISIOLÓGICA AO ESTRESSE

Cada pessoa percebe um evento ou experiência, estressante ou não, de uma maneira particular. As experiências são únicas, individuais e intransferíveis. Podemos considerar como estresse um processo por meio do qual os eventos ambientais são interpretados pelo indivíduo que, de acordo com seu próprios valores e recursos, responderá de modo psicológico, comportamental e biológico ao evento[16].

Os estímulos, tanto os externos como os internos, são percebidos por receptores sensoriais localizados nos diversos órgãos dos sentidos e traduzidos em mudanças eletroquímicas chamadas impulsos nervosos. Os impulsos nervosos, através de vias sensoriais, chegam até o sistema nervoso central (SNC), ativando áreas específicas relacionadas com o processamento cognitivo e emocional da informação. A atividade desses circuitos neurais desencadeia as sensações, percepções e representações mentais da experiência, além de evocar memórias e atribuir valor emocional à experiência vivida, caracterizando-a como positiva ou negativa[2]. Blakemore e Frith (2009) acrescentam que é necessária uma variedade de estímulos ambientais para o desenvolvimento das áreas cerebrais sensoriais e também para as demais funções da mente, não sendo apenas a programação genética a responsável pelo desenvolvimento normal do cérebro[17].

As áreas do SNC que participam desse processamento das informações sensoriais são o córtex cerebral dos lobos occipital, temporal e parietal e estruturas como núcleo amigdaloide (ou amígdala), córtex pré-frontal, giro do cíngulo, área septal, hipocampo e hipotálamo, que integram o sistema límbico, envolvido na regulação das emoções.

De acordo com o estímulo e a organização cerebral individual, a atividade dessas estruturas poderá desencadear diversas sensações (prazer, raiva, medo) e produzir um comportamento de acordo com as áreas cerebrais ativadas, como linguagem, memória, funções motoras somáticas e viscerais. Esse comportamento poderá ser expresso através da fala, dos gestos, dos movimentos faciais ou corporais e ainda por manifestações viscerais, ou seja, por alterações da frequência respiratória, cardíaca, pela mudança no funcionamento do trato digestório, pela sudorese, pela alteração da produção de hormônios e da resposta imunológica, entre outras mudanças fisiológicas. Isso explica por que cada indivíduo, diante de situações específicas, apresenta reações diferentes, como ansiedade, excitação, medo, sudorese intensa em determinadas partes do corpo, rubor facial, tremor de extremidades, cólicas abdominais ou qualquer outra reação a determinada situação. Esses são exemplos de reações facilmente observáveis por todos, porém, além dessas, existem também as reações ao estresse que não são vistas diretamente, mas que acontecem, como as alterações de produções de hormônios e da resposta imunológica[2].

A maneira como o cérebro processa esses estímulos pode fazer com que um agente estressor, que desencadeia resposta de estresse em um indivíduo, seja percebido como não estressante por outro. A interpretação de cada experiência é singular, varia de acordo com o contexto e ao longo da história de vida, e pode ser modificada conforme as experiências vividas. Dependendo da interpretação que se dá, o comportamento produzido será diferente. O modo como o indivíduo percebe uma experiência refletir-se-á na maneira como ele enfrentará um fator potencialmente estressante[2].

A reação ao estresse é uma importante resposta adaptativa do organismo a situações que o colocam em risco de morte. Um agente estressor, ao atuar sobre um indivíduo, estimula seu sistema nervoso autônomo (simpático), que tem a função de proporcionar ao corpo a capacidade de eliminar, superar e/ou adaptar-se à situação que desencadeou o estresse. Esse mecanismo e sua importância são facilmente compreendidos quando pensamos em uma ameaça à vida, como um assalto ou o ataque de um animal feroz. Nesse caso, após terminada a ameaça, quando o indivíduo se encontra novamente em segurança, seu sistema nervoso autônomo (nesse caso o parassimpático) volta a agir no sentido de retornar ao estado inicial de equilíbrio. Entretanto, esse mesmo mecanismo funciona quando o agente estressor é de caráter psicológico, como, por exemplo, em caso de perda do emprego, de um ente querido ou um conflito familiar. O sistema nervoso autônomo também será estimulado e preparará o indivíduo para enfrentar essa adversidade[2,17,18].

O problema está no momento em que essa adversidade é de grande intensidade e se prolonga no tempo, transformando-se em um estresse crônico, diante do qual o indivíduo não consegue se adaptar. Isso impossibilita que o corpo se sinta em segurança novamente e possa restabelecer sua fisiologia normal. Nesse caso, o agente estressor torna-se extremamente prejudicial, pois promove uma ativação sustentada do sistema nervoso autônomo, o que leva ao desequilíbrio de diversos órgãos e sistemas. No caso do sistema imunológico, o estresse crônico induz uma diminuição da competência imunológica, seja por redução na quantidade de diferentes subtipos celulares, seja por uma maior ou menor atividade desses[17,18].

Analisando melhor os componentes neuroendócrinos dessa resposta ao estresse, observa-se que o eixo hipotálamo-hipófise-adrenal (HHA) e o sistema nervoso autônomo simpático são os principais responsáveis por essa ação. A atividade do eixo HHA é governada pelo hipotálamo (integrante do sistema límbico) com a secreção de hormônio liberador de corticotropina (HLC) e vasopressina (AVP). Estes ativam na hipófise a secreção do hormônio adrenocorticotrópico (ACTH), que, então, estimula a secreção de glicocorticoides, sendo o mais importante o cortisol, pelo córtex da glândula adrenal. Os glicocorticoides apresentam receptores em múltiplos tecidos-alvo, regulando a função de quase todos os tecidos do corpo. Apresentam receptores também no eixo HHA, onde são responsáveis pela inibição negativa por *feedback* da secreção do ACTH pela hipófise e do HLC a partir do hipotálamo[15,19,20].

A liberação do cortisol a partir do córtex adrenal, das catecolaminas a partir da medula adrenal e da noradrenalina a partir dos terminais nervosos prepara o indivíduo para lidar com as demandas dos estressores metabólicos, físicos e/ou psicológicos e servem como mensageiros cerebrais para a regulação do sistema imunológico. Por outro lado, o sistema imunológico produz mensageiros químicos (citocinas) que desempenham um papel crucial na mediação das respostas inflamatórias e imunes e também servem como mediadores entre os sistemas imunológico e neuroendócrino, por exercerem ação sobre células do sistema nervoso. As citocinas podem ser agrupadas em categorias, como interleucinas (IL – numeradas de IL-1 a IL-35), fatores de necrose tumoral (TNFα e TNFβ), quimiocinas (citocinas quimiotáticas), interferons (IFN) e fatores de crescimento mesenquimal. Algumas citocinas podem ter ações pró-inflamatórias, como as IL-1, IL-2, IL-6, IL-7 e o TNF, ou anti-inflamatórias, como as IL-4, IL-10, IL-13 e FTCβ (fator transformador de crescimento beta)[15,20,21].

Essas citocinas pró-inflamatórias, ao serem liberadas na periferia, promovem a ativação do eixo HHA, levando a glândula adrenal a produzir cortisol. Quando uma resposta imune não é mais necessária, o cortisol, por *feedback* negativo, regula o sistema imunológico, interrompendo a reação. Esses mecanismos de ativação e interrupção, nessa alça regulatória, desempenham importante papel na suscetibilidade e resistência às doenças autoimunes, inflamatórias, infecciosas e alérgicas. A liberação excessiva desses hormônios de estresse anti-inflamatórios, como o cortisol, no momento equivocado, como ocorre durante o estresse crônico, pode predispor o hospedeiro a mais infecções em razão da imunossupressão relativa. Por outro lado, uma ativação insuficiente da resposta hormonal ao estresse pode predispor a doenças autoimunes e inflamatórias, como artrite, lúpus eritematoso sistêmico, asma alérgica e dermatite atópica. Percebe-se, assim, que não seria apenas a intensidade da resposta que determina a possível alteração orgânica, mas também as respostas mal--adaptativas, tanto para hipo como para hiperativação, as quais estariam relacionadas com maiores sequelas imunológicas. Portanto, seriam as respostas inadequadas diante de determinada situação que poderiam levar a alterações imunológicas importantes[15,18].

Assim, mediante a ação de citocinas, hormônios, neuropeptídeos e neurotransmissores sobre neurônios, macrófagos, linfócitos e células glandulares se estabelece a comunicação bidirecional entre os sistemas – nervoso, endócrino e imunológico – que fundamenta as alterações fisiológicas provocadas pelas atividades mentais. Desse modo, alterações fisiológicas e imunológicas podem ser produzidas em resposta a eventos e experiências, interferindo na homeostase do organismo, na saúde do indivíduo e no equilíbrio entre promoção, prevenção de saúde e desencadeamento de doenças.

PESQUISAS E APLICAÇÕES EM SAÚDE

Pesquisas em psiconeuroimunologia têm demonstrado que os mecanismos de regulação imune integram uma complexa rede de respostas adaptativas. Esse conhecimento das interações entre o cérebro e o sistema imunológico possibilita maior entendimento sobre os mecanismos que envolvem a saúde e o adoecimento e o papel que as emoções e o estresse representam nesse cenário. Desse modo, é possível pensar e propor novos mecanismos, assim como novas possibilidades terapêuticas para diversas patologias, incluindo intervenções psicossociais[18].

Psiconeuroimunologia e depressão

A depressão representa um grande impacto na saúde pública. Com prevalência durante a vida estimada em 20%, a Organização Mundial da Saúde (OMS) avalia que a depressão será o segundo maior problema de saúde no mundo até 2020, ficando atrás apenas das doenças cardiovasculares. Diante disso, a depressão tem sido alvo de inúmeros estudos relacionados com a psiconeuroimunologia, possibilitando uma melhor compreensão de seus mecanismos e de sua implicação em diversas outras condições médicas, além das possibilidades terapêuticas[22].

O estresse crônico, ao promover mudanças no eixo HHA e no sistema imune, atua como um gatilho para a ansiedade e a depressão. Cada vez mais estudos relacionam a depressão com consequências imunológicas. Evidências associam a depressão à ativação da resposta inflamatória imune inata, incluindo alterações na habilidade das células imunes em expressarem citocinas inflamatórias. Existe a hipótese de que essa anormalidade das citocinas possa ter influência recíproca no SNC e contribuir para a fisiopatologia da doença. Foram identificados níveis aumentados do hormônio liberador de corticotropina (HLC) em indivíduos deprimidos, o que pode coordenar e induzir uma supressão imunológica[22,23].

Também existem evidências de que o aumento na concentração de citocinas pró-inflamatórias e glicocorticoides em situações de estresse crônico e também na depressão contribua para as mudanças comportamentais associadas à depressão. Foi identificado que citocinas pró-inflamatórias liberadas durante uma infecção induzem alterações comportamentais e mal-estar geral, associados à enfermidade, conhecidos como *sickness behavior*. Essas alterações são caracterizadas por febre, fraqueza, mal-estar, apatia, dificuldade de concentração, tristeza, letargia, anedonia e perda do apetite. Acreditava-se que essas alterações fossem consequência direta de danos causados no organismo pelo agente infectante; entretanto, foi identificado que são, na realidade, consequências da liberação de citocinas pró-inflamatórias como uma maneira de o corpo reagir e se defender do patógeno. Esses sintomas são característicos da depressão, evidenciando que alterações imunológicas estão implicadas na fisiopatologia da depressão[3,22,24].

Essas alterações hormonais e imunes levam, ainda, a um defeito na função serotoninérgica que está correlacionado ao início de ansiedade e depressão. Alterações neurodegenerativas no hipocampo, no córtex pré-frontal e na amígdala são os desfechos frequentes das alterações do eixo HHA e do sistema imune encontradas na depressão crônica. Em nível celular, a micróglia é ativada a aumentar a liberação de citocinas pró-inflamatórias enquanto há perda de astrócitos e neurônios. As alterações estruturais no cérebro, observadas no indivíduo deprimido, são um reflexo da neurodegeneração causada por mediadores inflamatórios e da redução do reparo neuronal em razão da diminuição da síntese de fatores neurotróficos, como o fator neurotrófico derivado do cérebro (BDNF)[3].

Além disso, evidências recentes indicam que as alterações imunes da depressão têm implicações clínicas não apenas como alvos terapêuticos, mas também como fatores de risco relevantes para o desenvolvimento e a progressão de doenças infecciosas, autoimunes e cardiovasculares, câncer e demência[22,23].

Psiconeuroimunologia e câncer

Com relação ao câncer, vários estudos apontam o estresse crônico e a depressão como fortemente implicados no surgimento e na progressão do câncer. Os mecanismos responsáveis são vários, entre eles o aumento dos níveis de glicocorticoide induzido pelo estresse, que compromete a vigilância imunológica do indivíduo. Foram encontradas atividades de células *natural killers* (NK – linfócitos especializados no combate a infecções virais e células tumorais) e proliferação de linfócitos e secreção de IL-2 diminuídos durante o estresse. Outro mecanismo identificado é o de bloqueio temporário da apoptose e inibição da atividade de enzimas que reparam falhas do DNA (carcinogênese) promovidos pelo estresse. Além disso, verificou-se que os glicocorticoides podem promover o desenvolvimento de tumores mediante a sustentação da angiogênese[23].

Ademais, existem evidências na literatura de que o apoio psicológico está associado à maior sobrevida dos pacientes com câncer de mama, melanoma maligno e linfoma[25]. Em um dos estudos, 66 pacientes com melanoma maligno foram divididos em dois grupos, com e sem intervenção psicológica[26]. A intervenção consistia em seis sessões de 90 minutos, nas quais os pacientes eram orientados a "construir imagens pessoais" por meio das quais se propunham a reforçar as defesas contra o câncer. Seis meses após o fim do tratamento os pacientes do grupo da intervenção apresentaram redução do estresse psicológico, aumento da atividade NK e alterações imunológicas enumerativas (aumento da contagem dos linfócitos com redução das células T), quando comparados com os pacientes do grupo de controle. Seis anos mais tarde, a intervenção também diminuiu as recorrências e aumentou a sobrevida em 92% no grupo que sofreu intervenção e em 70% no grupo de controle. As alterações imunológicas não explicavam, no entanto, o efeito da intervenção sobre a mortalidade. Esses achados corroboram os resultados pioneiros de Kiecolt-Glaser e cols. (1985), sugerindo que as intervenções para reduzir o estresse possam melhorar a função imunológica[27].

Uma recente revisão sistemática de Hulett e Armer (março de 2016) avaliou estudos com pacientes com câncer de mama envolvendo intervenções fundamentadas na espiritualidade (terapias baseadas em *mindfulness*, relaxamento e terapias envolvendo corpo, mente e espírito) e nos resultados na área da psiconeuroimunologia. Esse artigo concluiu que os grupos de intervenção apresentaram resultados positivos em termos de saúde mental e perfis neuroendócrinos e imunes melhorados ou estabilizados[28]. Uma outra revisão sistemática, de 2014, que analisou trabalhos envolvendo terapias psicossociais em pacientes com câncer, concluiu que a terapia cognitivo-comportamental foi a intervenção que mais impactou positivamente os marcadores fundamentados em psiconeuroimunologia, como os níveis de citocinas[29].

Estudos como os citados contribuem para a solidificação do conhecimento dessas variadas formas de intervenção e seus impactos na qualidade de vida e, até mesmo, na sobrevida de pacientes com câncer.

Psiconeuroimunologia e HIV

No caso de indivíduos com infecção pelo HIV, alguns estudos concluem que pior estado de ânimo, maior nível de estresse ou estratégias de enfrentamento não destinadas à solução ativa dos problemas estão relacionados com progressão viral mais veloz e, portanto, com pior prognóstico. Uma pesquisa analisou a relação entre o nível de estresse e a progressão do HIV (Goodkin e cols., 1992) e detectou que participantes com níveis maiores de estresse apresentavam diminuição dos linfócitos T CD4+3, indicando uma progressão viral. Outro estudo (Leserman e cols., 1999) analisou essa mesma relação com o nível de estresse e concluiu que, depois de 5,5 anos, a probabilidade de desenvolver AIDS seria duas a três vezes maior entre os participantes cujo nível de estresse estava acima da média, comparados com aqueles cujo nível de estresse estava abaixo da média[18].

Leserman e cols. (2000) analisaram o impacto de eventos de vida estressantes, depressão, apoio social, estratégias de enfrentamento e níveis de cortisol na progressão para AIDS em indivíduos infectados pelo HIV. Concluíram que uma progressão mais rápida para AIDS está associada à média cumulativa alta de eventos de vida estressantes, estratégias de enfrentamento com base na negação, alto nível de cortisol sérico, assim como baixa média cumulativa de satisfação com o apoio social recebido. Outros dados (como idade e educação) e variáveis de hábitos de saúde (como tabagismo e comportamento sexual de risco) não influenciaram significativamente a progressão da doença[30].

Diante desses resultados, intervenções psicológicas com o objetivo de estabelecer um ajuste psíquico do indivíduo, hábitos de vida apropriados ou um controle satisfatório do estresse estariam colaborando com a terapia farmacológica na manutenção de níveis imunológicos adequados, evitando, na medida do possível, as consequências decorrentes da progressão viral[18].

Psiconeuroimunologia e esquizofrenia

A esquizofrenia, transtorno mental grave, complexo e muitas vezes incapacitante, ainda não tem sua fisiopatologia completamente elucidada. São bem conhecidos seus fatores de risco, que envolvem desde condições pré-natais (hemorragias, infecções, diabetes materno, estresse materno, incompatibilidade Rh e prematuridade) e condições perinatais (hipoxias, traumatismos, baixo peso ao nascer e cesariana de emergência) até aspectos do desenvolvimento infantil, genéticos e ambientais[31].

É possível perceber, pela multifatorialidade de riscos, o envolvimento de alterações dos sistemas imune, endócrino e nervoso. As evidências desse envolvimento estão no fato de subgrupos de indivíduos com esquizofrenia apresentarem estado pró-inflamatório com aumento dos níveis séricos e no liquor de citocinas pró-inflamatórias, como a IL-6[32]. Além disso, estudos epidemiológicos apontam que algumas infecções graves e doenças autoimunes são fatores de risco para esquizofrenia. Estudos genéticos sugerem, ainda, um forte sinal para esquizofrenia no cromossomo 6 em uma região relacionada com a função imunológica[33].

Sujeitos com esquizofrenia comumente desencadeiam seu primeiro episódio psicótico ou apresentam recaídas durante o tratamento após eventos de forte tensão. Isso ocorre porque o estresse contribui para o aumento das citocinas pró-inflamatórias e, até mesmo, para um estado pró-inflamatório duradouro, contribuindo, assim, para o aumento da vulnerabilidade genética para a patogênese da esquizofrenia[32,33].

A diminuição do volume do SNC e a ativação da micróglia, ambas demonstradas em exames de imagem de pacientes com esquizofrenia, também corroboram a suposição de um processo inflamatório neurotóxico na fisiopatologia da doença[33].

Além de auxiliarem a compreensão da fisiopatologia da esquizofrenia, essas evidências apontam para possibilidades terapêuticas com agentes anti-inflamatórios (metanálises mostraram efeito positivo com a associação de inibidores da cicloxigenase 2 em estágios iniciais da esquizofrenia) e ainda confirmam os efeitos anti-inflamatórios e imunomoduladores dos antipsicóticos[33].

CONSIDERAÇÕES FINAIS

A noção de que fatores psicossociais influenciam o sistema imunológico vem sendo comprovada nos últimos anos com o avanço dos estudos e da tecnologia, possibilitando experimentos cada vez mais detalhados e significativos na área da psiconeuroimunologia.

Crescentes evidências nos mostram a necessidade de compreendermos o outro em sua totalidade, considerando todas as suas nuances, sua história, seus sentimentos, suas crenças, medos e reações. Isso não apenas nos campos filosófico e moral, mas também nos campos psicológico e médico, comprovando que cada indivíduo é único em sua maneira de adoecer e se curar.

Nesse tempo em que doenças graves e letais se tornam manejáveis e crônicas, como a infecção pelo HIV e os vários tipos de cânceres, faz-se necessário oferecer tratamentos que possam não apenas aumentar a sobrevida, mas também a qualidade de vida, englobando os vários aspectos da vida do ser humano.

Exposta às exigências de uma sociedade competitiva, em meio a um universo de informações altamente velozes e fugazes, em aglomerados urbanos repletos de ameaças e hostilidades, onde o trabalho regular perdeu sua configuração e estabilidade e vários fatores sociais e políticos contribuem para a perda do "sentido" da vida individual e coletiva, é urgente que a população compreenda o impacto do estresse em sua saúde e de que maneira é possível se proteger. A psiconeuroimunologia nos aponta, a exemplo de várias outras ciências contemporâneas que convergem nessa direção, a possibilidade do cuidado e da cura para muito além do fármaco, mostrando ser necessário aprendermos a interagir de maneira mais saudável conosco, com o outro e com o ambiente em que vivemos.

Referências

1. Aristóteles. De anima. Tradução Marília Cecília Gomes dos Reis. São Paulo: Editora 34, 2006.
2. Guerra LB. Psiconeuroimunologia e espiritualidade. In: Salgado MI, Freire G. Saúde e espiritualidade: uma nova visão da medicina. 1. ed. Belo Horizonte: INEDE, 2008: 283-300.
3. Leonard BE, Myint A. The psychoneuroimmunology of depression. Hum Psychopharmacol Clin Exp 2009 Feb; 24:165-75.
4. Pereira Júnior A, Cruz MZ. Corpo, mente e emoções: referenciais teóricos da psicossomática. Rev Simbio--Logias 2011 dez, 4(6):46-66.
5. Castro MG, Andrade TMR, Muller MC. Conceito mente e corpo através da história. Psicol Estud 2006 jan-abr; 11(1):39-43.
6. Facure NO. Neurociência e espiritualidade. In: Salgado MI, Freire G. Saúde e espiritualidade: uma nova visão da medicina. 1. ed. Belo Horizonte: INEDE, 2008: 155-97.
7. Foucault M. O nascimento da clínica. 6. ed. Rio de Janeiro: Forense Universitária, 2006.
8. Ader R, Cohen N. Behaviorally Conditioned Immunosuppression. Psychosom Med 1975 Jul-Ago; 37(4): 333-40.
9. Daniel-Ribeiro CT. Neuroimunologias. Neurociências 2009 jan-mar; 5(1):3-5.
10. Quan N, Banks WA. Brain-immune communication pathways. Brain Behav Immun 2007 Sep; 21:727-35.
11. Szabo S, Tache Y, Somogyi A. The legacy of Hans Selye and the origins of stress research. A restrupectiive 75 years after his landmark brief "Letter" to the Editior of Nature. Informa Healthcare 2012 sep; 15(5):472-8.
12. Jackson M. Evaluating the role of Hans Selye in the modern history of stress. In: Cantor D, Ramsden E. Stress, shock, and adaptation in the twentieth century. Rochester (NY): University of Rochester Press: 2014 Feb. Disponível em: https://www.ncbi.nlm.gov/book/NBK189532/.
13. Solomon GF, Moos RH. Emotions, immunity, and disease: a speculative theoretical integration. Arch Gen Psychiatry 1964; 11(6):657-74.
14. Schedlowski M, Schulz KH, Kugler J. Psychoneuroimmunology: how the brain and the immune system communicate with each other. Psy Beit 1994; 36:1-2.

30 Seção I Dimensão Teórico-Básica

15. Marques-Deak A, Sternberg E. Psiconeuroimunologia – A relação entre o sistema nervoso central e o sistema imunológico. Rev Bras Psiquiatr 2004; 26(3):143-4.

16. Herbert TB, Cohen S. Measurement issues in research on psychosocial stress. In: Kaplan HB (ed.) Psychosocial stress: perspectives on structure, theory, life course, and methods. New York: Academic, 1996: 295-332.

17. Almeida L, Alves A, Fernandes H, Remondes-Costa S. Sistema nervoso autónomo: mecanismo não mecânico fonte do equilíbrio corporal. [Dissertação] [Internet] Ribeira Brava, Portugal: Universidade de Trás os Montes e Alto Douro, 2012 [acesso em 2016 set 15].

18. Ulla S, Remor EA. Psiconeuroimunologia e infecção por HIV: realidade ou ficção? Psicol Reflex Crít 2002; 15(1):113-9.

19. Juruena MF, Cleare AJ, Pariante CM. O eixo hipotálamo-pituitária-adrenal, a função dos receptores de glicocorticóides e sua importância na depressão. Rev Bras Pisquiatr 2004; 26(3):189-201.

20. Ziemssen T, Kern S. Psychoneuroimmunology – Cross-talk between the immune and nervous systems. J Neurol 2007; 254(sup2):8-11.

21. Oliveira CMB, Sakata RK, Issy AM, Gerola LR, Salomão R. Citocinas e dor. Rev Bras Anestesiol 2011; 61(2):255-65.

22. Irwin MR, Miller AH. Depressive disorders and immunity: 20 years of progress and discovery. Brain Behav Immun 2007; 21:374-83.

23. Blume J, Douglas SD, Evans DL. Immune suppression and immune activation in depression Brain Behav Immun 2011 Feb; 25(2):221-9.

24 Dantzer R. Cytokine, sickness behavior, and depression. Immunol Allergy Clin North Am 2009 Mai; 29(2):247-64.

25. Bauer ME. Como os fatores psicológicos influenciam o surgimento e progressão do câncer? Rev Bras Oncologia Clínica 2004 Jan-Apr; 1(1):33-40.

26. Fawzy FI, Canada AL, Fawzy NW. Malignant melanoma effects of a brief, structured psychiatric intervention on survival and recurrence at 10-year follow-up. Arch Gen Psychiatry 2003; 60:100-3.

27. Kiecolt-Glaser JK, Glaser R, Williger D. Psychosocial enhancement of immunocompetence in a geriatric population. Health Psychol 1985; 4:25-41.

28. Hullet JM, Armer JM. A systematic review of spiritually based interventions and psychoneuroimmunological outcomes in breast cancer survivorship. Integr Cancer Ther. 2016 Jan-Mar: p1-19.

29. Subnis UB, Starkweather AR, McCain NL, Brown RF. Psychosocial therapies for patients with cancer: a current review of interventions using psychoneuroimmunology-based outcome measures. Integr Cancer Ther 2014; 13(2):85-104.

30 Leserman J, Petito JM, Golden RN et al. Impact of stressful life events, depression, social support, coping, and cortisol on progression to AIDS. Am J Psychiatry 2000; 157:1221-8.

31. Elkis H, Kayo M, Louzã Neto MR, Curátolo E. A esquizofrenia ao longo da vida. In: Forlenza OV, Miguel EC (eds.) Compêndio de clínica psiquiátrica. Barueri-SP: Manole; 2012: 276-95.

32. Araújo AN, Sena EP. Interações dos sistemas nervoso, endócrino e imune na fisiopatologia da esquizofrenia. R Ci Med Biol 2011 Set-Dez; 10(3):223-30.

32. Müller N, Weidinger E, Leitner B, Schwarz M. The role of inflammation in schizophrenia. Front Neurosci 2015 Oct; 9:1-9.

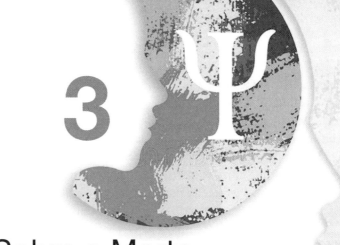

3

Sobre a Morte e o Morrer

Leonardo Machado

Consoada[1]
Quando a indesejada das gentes chegar
(Não sei se dura ou caroável),
Talvez eu tenha medo.
Talvez sorria, ou diga:
– Alô, iniludível!
O meu dia foi bom, pode a noite descer.
(A noite com os seus sortilégios.)
Encontrará lavrado o campo, a casa limpa,
A mesa posta,
Com cada coisa em seu lugar.

(Manuel Bandeira – 1886-1968)*

INTRODUÇÃO

O problema da morte é o problema da vida. Essa é uma temática humana, demasiadamente humana. Pode-se mesmo dizer que essa é a grande questão que permeia e conecta a ciência, a filosofia e a religião.

Para o filósofo Heidegger, considerado o primeiro filósofo existencialista do século XX, o ser humano é o único ser da natureza que está ciente da própria finitude. Essa cons-

---

*Literato nascido na cidade do Recife/PE, recebeu o diagnóstico de tuberculose em 1904, ainda muito moço. À época com precários tratamentos, a doença causada pelo bacilo de Koch e também denominada tísica pulmonar tinha um prognóstico sombrio. Por isso mesmo, conforme conta nessa e em outras poesias, como *Pneumotórax*, o escritor passou uma vida de limitações e na expectativa de morrer. O poeta, porém, só morreu aos 82 anos.

ciência da morte seria a origem da angústia existencial, e a consciência dessa angústia impulsionaria o ser-autêntico[2].

De fato, o psiquiatra Lopez Ibor acreditava que existiriam dois grandes medos no ser humano: o medo da morte física (a morte propriamente dita) e o medo da morte psíquica (a loucura)[3]. Não é à toa que, no atendimento aos pacientes com transtorno de pânico, se constata que entre os pensamentos que surgem durante uma crise de pânico estão o medo de morrer e/ou o de perder a cabeça e enlouquecer.

Por outro lado, como dizia Husserl, o pai da fenomenologia, a intencionalidade é a essência da consciência, uma vez que a percepção é a realidade. Portanto, o pensamento e a coisa são inextricavelmente ligados[2]. Mais recentemente, a física quântica acrescenta algo parecido ao dizer que o experimentador não pode evitar alterar o experimento[4]. Radicalmente, portanto, nossa percepção influencia nossa visão de mundo. Assim, é possível encontrar na história expoentes que, a partir de visões peculiares, desafiaram o temor da morte.

Por exemplo, momentos antes de morrer, Sócrates ensinou a seus seguidores que *os filósofos autênticos se exercitam para morrer, e a morte infunde neles menos temor que em todos os homens*[5]. Foi com esse ideal que o filósofo se defendeu perante os atenienses e que viveu até os últimos instantes de sua vida encerrada pelo veneno[6]. Tivesse aceitado a proposta de Critão de fugir, teria deixado mais aliviado o atordoado carcereiro com a tranquilidade por ele demonstrada diante do morrer[7]. Curiosamente, Platão, apesar de ter imortalizado o encontro derradeiro no diálogo *Fédon*, foi um dos únicos entre seus famosos seguidores que não compareceu.

A INEVITABILIDADE DA MORTE

Com um ou com outro pensamento, no entanto, a morte é inevitável; e enquanto a ciência se amotina em pesquisas para tentar derrotá-la, a religião se desdobra para procurar adiá-la e a filosofia magina procurando entendê-la; ela, iniludível, sempre teima em aparecer[8].

Conta-se que uma mulher rica perdera o filho[9]. A dor lhe parecia maior, pois se tratava de uma criança, filho único. Vivendo à época do príncipe Sidarta Gautama, o Buda, procurou-o na esperança de que ele pudesse ressuscitar o rebento.

– Sim, é possível – respondeu-lhe. Mas para isso precisarás encontrar cinco ervas que tenham brotado em cinco casas nas quais a morte nunca tenha batido à porta.

Desesperada, a mulher partiu na empreitada. No entanto, na primeira casa em que bateu, ali era uma mãe que havia morrido. Acolá, uma avó. Aquela outra casa vira morrer um pai. A mulher, pois, não tardou em reconhecer a impossibilidade do pedido. Retornou ao encontro do Buda e passou a segui-lo.

Esse conto budista é utilizado para ensinar a inevitabilidade da morte dentro da impermanência das coisas[10].

O psiquiatra Othon Bastos escreveu que a morte, "mesmo antes de seu momento fatal, é algo virtual, uma presença ausente"[3]. Já Nietzsche ponderou que "precisamos morrer várias vezes enquanto estamos vivos"[11]. De fato, os ciclos vitais e os ritos de passagem simbolizam uma transição, a morte de um passado e a construção de um porvir, inclusive na perspectiva da imagem corporal.

A verdade é que, quando se olha para a morte de uma maneira direta, enxerga-se nela a grande personificação dos medos do ser. Talvez por isso inúmeras vezes parecemos viver como se a vida nos bastasse, como se a morte fosse algo muito mórbido para ser pensado ou um hóspede incômodo que só pernoita na casa do vizinho. Talvez por isso também o popular criou inúmeros eufemismos para nomeá-la, ou quem sabe para negá-la, já que, na explicação freudiana, parece não existir a noção de morte no nosso inconsciente[12].

A MEDICINA DIANTE DA MORTE

As primeiras posições da medicina diante da morte parecem ainda fazer ressonância nos tempos atuais. Basicamente, eram e são percebidas três posturas básicas:

1. Uma postura mais contemplativa ou passiva.
2. Uma postura mais curadora e obstinada.
3. Uma postura mais ativa, porém com certa parcimônia.

Hipócrates e a escola de Cós, por exemplo, seguiam a forma grega de respeitar a necessidade da natureza (*ananké*). Dessa maneira, o médico era visto como um auxiliador da natureza. Assim, não deveria interferir diante do processo da morte[12].

Asclepíades, a seu turno, criticava o método hipocrático a esse respeito, alegando que o médico que seguisse esse modelo seria apenas um procurador da morte. Ele passa a ser o primeiro defensor de que a medicina deveria governar a natureza[12]. Como consequência, não deveria ser passiva diante da morte. Ao contrário, deveria combatê-la ao máximo.

Equilibrando essas tendências opostas encontra-se Areteo da Capadócia. Para o nobre esculápio, seria impossível curar todos os pacientes e todas as enfermidades. Se isso fosse possível, o médico seria melhor e maior do que Deus[12]. Nesse sentido, a medicina deveria procurar a cura sempre que possível, mas tendo a cautela de se lembrar de que nem sempre isso é possível e de que a morte é uma verdade inalienável.

Para saber quais dessas posturas a medicina deve adotar ou, antes, para escolher, enquanto médico, que medicina seguir, pode ser útil igualmente pensar em qual seria o objetivo da medicina. Para isso, um dos caminhos pode ser encontrar as raízes de *palavras básicas* desse campo do saber (Figura 3.1)[13].

O objetivo da medicina, portanto, não parece ser vencer a morte, inevitável, mas proporcionar alívio do sofrimento, por intermédio do diagnóstico, do tratamento, das prevenções e da promoção de saúde e de qualidade de vida.

O MÉDICO DIANTE DA MORTE

Perceber que caminho seguir é fundamental para determinar a postura na prática clínica. Nessa perspectiva, um ponto fundamental a se pensar enquanto médico é: existe paciente sem possibilidade terapêutica?

Verificando a própria origem das palavras terapeuta e terapia, percebe-se que existe paciente sem possibilidade curativa, mas sempre há a possibilidade de proporcionar ajuda terapêutica.

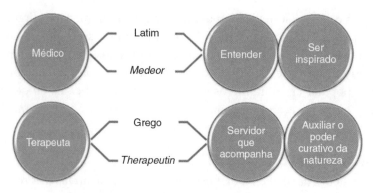

Figura 3.1 Etimologia das palavras médico e terapeuta.

Atualmente, contudo, não se aceita mais morrer por uma questão do *ananké* grego. Há uma certa sedução de que seria possível uma vida sem sofrimento e sem angústia. Por isso, enquanto sociedade, e o médico está inserido no bojo social, no Ocidente há a tendência de fugir da morte. Percebe-se isso, por exemplo, em filmes de ficção que retratam tentativas de congelamento para uma posterior "ressurreição" no momento em que determinada confusão já houvesse sido solucionada.

Sugestão de filme

Enternamente jovem
O ator Mel Gibson interpreta um piloto de testes que fica extremamente melancólico quando a mulher que ele pretendia desposar é atropelada e fica em coma. A partir daí, o personagem concorda em se tornar voluntário de um experimento que o deixará por 1 ano em estado de animação suspensa por meio de congelamento. Porém, vários acontecimentos não planejados acontecem...

Como é difícil para todos lidar com o morrer, é relativamente comum na prática clínica o médico ser acionado como uma figura de autoridade em relação à morte. Perguntas extremamente delicadas são mais habituais do que em outras profissões, mesmo as da área de saúde: "Até quando meu parente sobreviverá?"; "Quanto tempo eu tenho de vida?".

Por um lado, é tentador dar respostas a essas perguntas. Mexe-se sutilmente com o lado narcísico do(a) "deus(a)" que se regozija em tudo saber e em tudo poder. Por outro lado, é desgastante e delicado para todas as partes envolvidas na situação.

Desafio clínico

Em mais um dia de plantão, uma médica é acionada por familiares que a procuram na emergência de um hospital em uma cidade pequena do interior. Uma pessoa havia falecido em casa e todos estavam com medo da reação da irmã, que era considerada "muito frágil". Desse modo, os demais familiares foram até o hospital pedir à médica que desse a notícia, mas que, antes de noticiar o óbito, prescrevesse algum "calmante forte", como algo preventivo para que a irmã não sentisse tanto o impacto.

Questões para debate e reflexão:
1. Os psicofármacos conseguem ter essa capacidade desejada pelos familiares?
2. Que conduta você adotaria nessa situação?

Um dos pontos fundamentais na relação do médico com a morte parece residir na necessidade de aceitar a realidade inexorável da morte[14-17]. Em geral, há um tropismo do médico para a cura. Esse movimento, muitas vezes, é a mola que o impulsiona na escolha da carreira e no cuidado com o paciente. No entanto, há que se ter um equilíbrio para que esse tropismo saudável não se transforme em um *furor curandis*[18].

Assim, é fundamental que o médico vá aprendendo a lidar com os limites: da medicina, dele próprio enquanto profissional e dele próprio enquanto pessoa[14,15]. Nesse sentido, é sempre importante lembrar conceitos como compaixão e empatia (veja o Capítulo 4, *Empatia: o olhar além do espelho*), mas, além disso, é imperiosa a percepção de que é necessário um cuidado pessoal, seja impondo limites menos elásticos de carga horária, seja com suporte psicoterapêutico/psicanalítico[14,19,20].

Isso tem consequências inclusive na prática médica, em situações de morte e do processo do morrer, ampliando, por exemplo, a capacidade fundamental de ser continente. A continência na prática médica se traduz pela capacidade de se deixar ser invadido por sentimentos e emoções que não podem ser pensados pelo paciente. O médico digerirá esses conteúdos impensáveis e os devolverá pensados[21].

De qualquer modo, embora lidar com a morte e com o morrer seja um grande desafio para o médico, também se constitui em uma grande janela de oportunidade para o engrandecimento profissional e pessoal. Como dizia Kübler-Ross[15]:

> Se estamos interessados no comportamento humano, nas adaptações e nas defesas de que os seres humanos lançam mão para enfrentar essas dificuldades, não existe melhor lugar para aprender.

O ESTUDANTE DE MEDICINA DIANTE DA MORTE

Um dos primeiros pontos de impacto no curso de medicina é lidar com a morte, o que já começa nas aulas de anatomia com os cadáveres. Esse impacto continua através do contato com pacientes em fase terminal, com mortes por acidentes nas emergências, com manobras de ressuscitação cardiopulmonar e com o contato nas unidades de terapia intensiva, além das aulas de medicina legal e de deontologia. Parece, então, que o curso acaba sendo uma tentativa de vacinação contra a morte, e o estudante parece estar vacinado quando disputa avidamente o morto a fim de aprender alguns procedimentos[12,22].

A verdade, porém, é que essa vacinação é apenas aparente, pois essas questões ligadas à morte e ao morrer, inerentes ao curso de medicina e ao ofício médico, são importantes fatores de estresse para o estudante de medicina[23,24]. No entanto, acreditando-se vacinado, ou às vezes muito imaturo para entender questões tão complexas, o jovem estudante não percebe todos esses fatores estressantes ligados direta ou indiretamente à morte e presentes ao longo de toda a graduação. O fato de não perceber, porém, não o isenta das vicissitudes do fato. Pelo contrário, pode até ser mais um fator na contabilidade dos estresses acadêmicos.

O fato é que os próprios estudantes de medicina e os médicos recém-formados têm apontado algumas causas ligadas à sensação de desamparo diante da morte, como a falta de debates, a ausência de preparo prático, a pouca vivência com pacientes terminais, a falta de disciplinas específicas, a ausência de acompanhamento psicológico dos alunos e o fato de a formação do médico estar voltada para salvar vidas[25,26].

O PACIENTE DIANTE DA MORTE

A morte representa uma profunda e grande ferida narcísica para o paciente. Diante dela, vários medos parecem crescer, sobretudo quando diante de internamentos hospitalares[13]:

- Do desconhecido
- Da solidão
- Da perda dos vínculos
- Das mudanças e perdas no/do corpo
- Da perda do autocontrole
- Da perda de identidade
- Da perda de posições sociais

Foi diante desses pacientes com vários medos fantasmáticos que a psiquiatra suíço-americana Elizabeth Kübler-Ross desenvolveu seu trabalho seminal sobre a morte e o morrer, descrevendo fases relacionadas com o processo (Figura 3.2)[15].

Perceba na figura que as cinco fases não obedecem a uma hierarquia ou a uma ordem. Na realidade, elas se ligam e, às vezes, se misturam; em outras ocasiões, vão e voltam. Além disso, nem todos os pacientes passarão por todas as fases. São mais uma divisão didática que obedece a uma disposição extremamente dinâmica do que a categorias fixas.

Negação

A fase de negação e de isolamento funciona como um pára-choque, deixando que o paciente se recupere com o tempo. Ela é usada por quase todos os pacientes logo após a constatação e nos primeiros estágios, embora possa surgir em fase posterior ou de modo intermitente. Comumente, porém, trata-se de uma defesa temporária. Por exemplo, entre os 200 pacientes que Kübler-Ross acompanhou, apenas três rejeitaram a doença até o final.

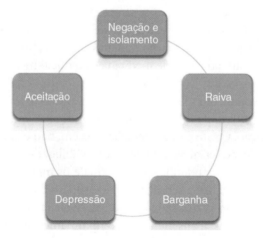

Figura 3.2 As cinco fases do morrer e do luto segundo Kübler-Ross.

É comum que o paciente procure outros médicos, outros serviços ou outras alternativas para conseguir uma explicação melhor para os problemas que apresenta. Às vezes, percebe-se essa fase pela constatação de projetos irrealistas ou ideias fantasiosas formulados pelo paciente.

Nessa fase é importante manter uma postura de acolhimento, não romper as defesas do paciente e alimentar uma postura sincera, mas empática, respeitando o tempo do paciente. Não é terapêutico conscientizar forçadamente o paciente de suas contradições:

> Antes de mais nada, tentamos *descobrir as necessidades dele*, tentamos nos certificar de suas forças, de suas fraquezas, e procuramos *comunicações abertas ou sutis* para avaliar se um paciente quer encarar a realidade em determinado momento.

> **(Elizabeth Kübler-Ross)**

Raiva

Nessa fase predominam sentimentos como raiva, revolta, inveja e ressentimento. Esses sentimentos se propagam em todas as direções. Tem-se raiva pela própria doença, pelas limitações impostas pelo adoecimento/hospitalizações, por traços de temperamento e/ou por revivência de memórias infantis. Tem-se inveja dos sadios, dos vivos e daqueles que não são obrigados a enfrentar a morte tão cedo.

Essa acaba sendo uma fase muito difícil de lidar para aqueles que estão ao redor do paciente. Até porque, muitas vezes, esses sentimentos agressivos são percebidos como queixas pessoais, o que tende a aumentar o problema. Poucos se colocam no lugar do paciente e se perguntam de onde poderia vir a raiva.

Essa fase é particularmente difícil para os pacientes que antes costumavam controlar tudo. Em geral, apresentam grandes reações de raiva e fúria ao se verem forçados a abandonar o controle.

É importante manter uma postura de compreensão e, embora se deva utilizar de firmeza em diversas ocasiões, nunca se deve atacar o paciente. Além disso, é importante evitar aconselhamentos e ordens, sobretudo no caso de pacientes com um perfil mais controlador:

> Um paciente que é *respeitado e compreendido*, a quem são dispensados *tempo e atenção*, logo abaixará a voz e diminuirá suas exigências.

> **(Elizabeth Kübler-Ross)**

Barganha

Em geral, essa fase se constitui em uma tentativa de adiamento que inclui um prêmio por bom comportamento e estabelece uma meta autoimposta. Além disso, inclui também a promessa implícita de que não será solicitado outro adiamento. Nenhum paciente de Kübler-Ross cumpriu a promessa.

Diante dessa negociação, é fundamental não desqualificar o paciente e, até mesmo, aceitar negociações no tratamento, se forem razoáveis.

Vinheta clínica

Uma paciente que havia realizado mastectomia bilateral por câncer de mama no ano anterior foi diagnosticada com tumor cerebral metastático. Submeteu-se a uma neurocirurgia e, apesar de um pós-operatório difícil, apresentou boa recuperação. Estava extremamente feliz. Bastante religiosa, contava para seu médico que havia feito uma promessa a Deus para ficar boa e poder assistir ao casamento do filho, cerimônia que conseguiu acompanhar. Esperançosa, meses depois falava:

– Eu já conversei com Deus. Eu preciso ver meus netos, e Ele precisa me deixar um pouco mais aqui!

Depressão

Essa fase não constitui o diagnóstico psiquiátrico de depressão, representando apenas uma postura melancólica. Muitas vezes, é uma fase extremamente importante por representar uma espécie de preparação. Por isso mesmo, o paciente não deve ser encorajado a não ficar triste ou a ver apenas o lado engraçado das coisas. Ao contrário, é desejável deixar o paciente exteriorizar seu pesar.

Além disso, ele pode se tornar silencioso. Assim, é comum que, diante de uma postura melancólica e silenciosa, o médico deseje se eximinir de um contato desagradável com a dor. Entretanto, a presença física, mesmo sem a comunicação verbal, é muito importante e deve ser mantida.

Aceitação

Esse não é um estágio de felicidade, mas representa um momento em que a luta cessou. Assim, o círculo de interesses do paciente diminui. Ele se sente preparado e se entrega. As conversas passam a ter uma expressão não verbal. O paciente tende a cochilar mais e a parecer mais cansado.

Também aqui, é importante não abandonar o paciente, percebendo, inclusive, eventuais retornos a estágios anteriores e sinais sutis de aprendizado:

> Esses momentos de silêncio podem encerrar as comunicações mais significativas
>
> (Elizabeth Kübler-Ross)

A FAMÍLIA DIANTE DA MORTE

Embora o ato de morrer seja um processo potencialmente doloroso para todos os envolvidos, a morte parece ser um fenômeno especialmente doloroso para os que ficam, sobretudo para a família.

Freud foi um dos primeiros a estudar a fundo a questão do luto[27]:

> O luto, via de regra, é a reação à perda de uma pessoa querida ou de uma abstração que esteja no lugar dela, como pátria, liberdade, ideal etc.
>
> No luto, é o mundo que se tornou pobre e vazio; na melancolia, é o próprio ego.

Assim, é preciso levar em conta o núcleo familiar do paciente terminal para que seja possível ajudá-lo com eficácia. É importante, portanto, ajudá-la a extravasar emoções, auxiliá-la na comunicação com o paciente e dar conforto no(s) momento(s) de hospitalização.

Os familiares costumam manifestar ressentimentos em relação à falta de ajuda de parentes e amigos ou de uma ajuda desconcertante. Além disso, alguns pacientes exigem a presença constante dos familiares no hospital ou os culpam por terem momentos de lazer, o que torna a carga emocional ainda mais intensa no seio da família[15].

A família também passa pelas fases descritas inicialmente por Kübler-Ross para os pacientes (Figura 3.2), às vezes demorando mais em cada estágio. No entanto, muitas vezes as fases não são vivenciadas no mesmo momento pela família e pelo paciente[14]. Por exemplo, na fase de raiva do paciente, é comum os parentes reagirem com choro, pesar e culpa, evitando visitas, o que aumenta ainda mais a raiva expressada pelo paciente. Além disso, na fase de aceitação do paciente a família geralmente precisa de mais ajuda do que ele[15].

Por isso, é fundamental o suporte aos familiares tanto durante o ato de morrer como depois da morte, na fase do luto.

Vinheta literária

A morte de Ivan Ilitch (Leon Tolstoi)

Mais do que os cálculos que a morte de Ivan Ilitch levasse (os colegas) a fazer sobre transferências e modificações que decorreriam do acontecimento, o fato da morte de um conhecido tão próximo despertou em todos, como sempre, o sentimento de alegria de que quem morreu foi ele e não eu. Isso: "antes ele do que eu" foi o que cada um pensou, ou sentiu. (...)

"Isso pode me acontecer a qualquer momento, agora mesmo", pensou apavorado (o amigo). Todavia, sem saber por quê, veio-lhe em socorro a ideia de que tudo aquilo tinha ocorrido com Ivan Ilitch, e não com ele; pois isso não devia nem podia acontecer com ele. Pensando em coisas horríveis, iria cair num péssimo estado de ânimo, o que era preciso evitar. (...) Com esse pensamento, tranquilizou-se, passando a inquirir com interesse sobre os detalhes do falecimento de Ivan Ilitch, como se a morte fosse um incidente exclusivo do amigo e nada tivesse a ver com ele.

CONSIDERAÇÕES FINAIS

A verdade é que as duas grandes ameaças ao eu estão representadas pelos riscos de dissolução do eu físico ou mental. Assim, enquanto médicos, estamos vendo constantemente a pulsão de morte querer prevalecer no discurso de nossos pacientes deprimidos, psicóticos ou extremamente ansiosos; nós a encaramos de frente não só nos casos de necessidade de cuidados paliativos, mas também em caso de um suicídio que acontece e vai atingindo a todos ou quando somos levados pela demanda social a diferenciar fenômenos tão complexos e imbricados como o luto e a melancolia depressiva.

Talvez, no mais íntimo do nosso ser, sintamos um certo alívio de a morte psíquica (loucura) ou física não ter acontecido conosco – *aliás, um fato muitas vezes difícil de admitir para um símbolo tão nobre quanto é a figura de um médico* – um alívio semelhante ao que os amigos de Ivan Ilitch sentiram – "antes ele do que eu" – como bem captou Leon Tolstoi. Mesmo assim, continuamos o nosso ofício.

Referências

1. Bandeira M. Testamento de Pasárgada. 2. ed. Rio de Janeiro: Nova Fronteira, 2003. 350 p.
2. Mannion J. O livro completo da filosofia. 5. ed. São Paulo: Madras Editora, 2008. 286 p.
3. Bastos O. O adoecer e a morte. In: A história da psiquiatria em Pernambuco e outras histórias. 2. ed. Recife: EDUPE, 2010:33-57.

40 Seção I Dimensão Teórico-Básica

4. Capra F. O tao da física. 29. ed. São Paulo: Pensamento-Cultrix, 2005. 274 p.
5. Platão. Fédon. 3. ed. Belém: Ed. Ufpa, 2011. 220 p.
6. Platão. Apologia de Sócrates; Critão. 1. ed. Brasília: Editora Universidade de Brasília, 1997.76 p.
7. Platão. Critão, ou o dever. In: Diálogos. São Paulo: Editora Cultrix, 2012:119-34.
8. Machado L. Os últimos dias do sábio. 1. ed. Porto Alegre: Francisco Spinelli, FERGS, 2012. 136 p.
9. Gautama S. A doutrina de Buda. 1st ed. São Paulo: Martin Claret, 2005. 194 p.
10. Hsing Y. Budismo: significados profundos. 1. ed. São Paulo: Editora de Cultura, 2003. 188 p.
11. Percy A. Nietzsche para estressados. 1. ed. Rio de Janeiro: Sextante, 2011. 109 p.
12. Zaidhaft S. Morte e formação médica. 1. ed. Rio de Janeiro: Francisco Alves, 1990.
13. Botega NJ. Prática psiquiátrica no hospital geral: interconsulta e emergência. 3. ed. Porto Alegre: Artmed, 2012. 718 p.
14. Cassorla RMS. A morte e o morrer: aspectos psicodinâmicos. In: Botega NJ (ed.) Prática psiquiátrica no hospital geral: interconsulta e emergência. 3. ed. Porto Alegre: Artmed, 2012:75-87.
15. Kübler-Ross E. Sobre a morte e o morrer: o que os doentes terminais têm para ensinar a médicos, enfermeiras, religiosos e aos seus próprios parentes. 9. ed. São Paulo: Editora WMF Martins Fontes, 2012.
16. Barreto FJT. A morte e o morrer: a assistência ao doente terminal. In: de Mello Filho J, Burd M (ed.) Psicossomática hoje. 2. ed. Porto Alegre: Artmed, 2010:616.
17. Sadock BJ, Sadock VA. Kaplan & Sadock – Compêndia de psiquiatria – Ciência do comportamento e psiquiatria clínica. 9. ed. Porto Alegre: Artmed, 2010. 1.584 p.
18. Barbieri NA, Sarti CA. Psicanálise e antropologia: diálogos possíveis. Rev Latinoam Psicopat Fund 2011; 14(1):57-69.
19. Eizirik MF. O cuidado de si: uma perspectiva filosófica. In: Eirizik CL, Bassols AMS (eds.) O ciclo da vida humana: uma perspectiva psicodinâmica. 2. ed. Porto Alegre: Artmed, 2013:41-52.
20. Bouwman MW. A ética do cuidado na clínica psicanalítica. 2011:109-16.
21. Citero V de A, Bitar SC. Cuidados paliativos em psiquiatria. In: Brasil MAA, Campos EP, do Amaral GF, de Medeiros JGM (eds.) Psicologia médica: a dimensão psicossocial da prática médica. 1. ed. Rio de Janeiro: Guanabara Koogan.
22. Zaidharf S, Batista AD, Bines J, Rubinstein L. O estudante de medicina e a morte. In: De Mello Filho J, Burd M (eds.) Psicossomática hoje. 2. ed. Porto Alegre: Artmed, 2010:72-29.
23. Medeiros JGM, Almeida MC, Ribeiro PC. A relação estudante-paciente. In: Brasil MAA, Campos EP, Amaral GF, Medeiros JGM (eds.) Psicologia médica: a dimensão psicossocial da prática médica. 1. ed. Rio de Janeiro: Artmed, 2012:72-8.
24. Fiedler PT. Avaliação da qualidade de vida do estudante de medicina e da influência exercida pela formação acadêmica. Universidade de São Paulo, 2008.
25. Marta GN, Marta SN, Andrea Filho A De, Job JRPP. O estudante de Medicina e o médico recém-formado frente à morte e ao morrer. Rev Bras Educ Med 2009; 33(3):405-16.
26. Azeredo NSG, Rocha CF, Carvalho PRA. O enfrentamento da morte e do morrer na formação de acadêmicos de Medicina. Rev Bras Educ Med 2011; 35(1):37-43.
27. Freud S. Luto e melancolia. 1. ed. São Paulo: Cosac Naify, 2011. 144 p.

SEÇÃO II

Dimensão Reflexiva

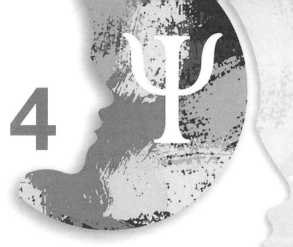

Empatia – O Olhar além do Espelho

Elaine Souza
Leonardo Machado

Não julgue seu vizinho antes de caminhar com os mocassins dele.

(Provérbio de indígenas americanos Cheyennes)[1]

INTRODUÇÃO

A expressão inglesa *in your shoes* é frequentemente utilizada para conceituar a empatia como uma habilidade cognitiva e afetiva de se colocar no lugar do outro[2]. Contudo, a empatia não se trata apenas de uma simples troca de sapatos. Como o provérbio indígena e o título deste capítulo sugerem, para compreender um indivíduo se tornam necessárias uma mudança de perspectiva e uma experimentação, real ou imaginária, das vivências alheias.

Ao longo deste capítulo serão explorados alguns pontos do vasto terreno de investigações sobre a empatia. Serão abordadas, sobretudo, as dimensões conceituais, o substrato neurobiológico e a aplicação na educação/prática médica da empatia.

CONCEITOS

Do ponto de vista etimológico, o termo empatia provém do grego *empatheia* (*em* [em] + *pathos* [emoção, sentimento]). No século XVIII ainda não havia sido cunhado o termo empatia, mas seu conceito já era abordado pelo filósofo e economista escocês Adam Smith: "Nossa sensibilidade moral origina-se da nossa capacidade mental para trocar de lugar com o sofredor na imaginação." O termo se tornou popular no século XIX, quando o filósofo alemão Theodor Lipps atribuiu à empatia o conceito de reação emocional que obras de arte seriam capazes de produzir no observador. Em 1909, o psicólogo britânico

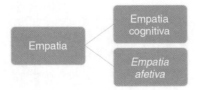

Figura 4.1 Empatia.

Edward Titchener empregou a palavra empatia pela primeira vez na língua inglesa como uma tradução da palavra alemã *Einfühlung* (sentir-se em), e o termo passou a ser utilizado como significado de mímica emocional, isto é, uma resposta emocional involuntária decorrente do contato com outro grupo ou indivíduo[1].

Desde sua primeira definição, o conceito de empatia foi modificado e ampliado por vários autores, em especial com as contribuições das pesquisas em neurociências. Atualmente, considera-se a empatia um fenômeno complexo e multidimensional, sendo a empatia afetiva e a empatia cognitiva as duas dimensões mais estudadas (Figura 4.1).

A empatia afetiva envolve o compartilhamento de emoções e sentimentos com o outro, responsável por desencadear respostas fisiológicas automáticas que refletem a experiência emocional daquele com quem se empatiza. Por outro lado, a empatia cognitiva está estreitamente relacionada com a Teoria da Mente, desenvolvida por Premack e Woodruff (1978), que denota a capacidade de atribuição de estados mentais a si próprio e aos outros, além de permitir ao indivíduo traduzir e prever o comportamento alheio[3].

EMPATIA AFETIVA E EMPATIA COGNITIVA: EXEMPLOS CLÍNICOS

Há indivíduos nos quais uma ou outra dessas duas dimensões está mais desenvolvida. Nessa caminhada pelo terreno da empatia, tome-se o seguinte ponto de partida: para poder identificar os sentimentos dos outros é preciso antes saber identificar esses sentimentos em si a fim de distinguir aquilo que se sente ("eu") do que o outro sente ("ele") e assim poder correlacionar e integrar ambas as percepções ("nós"). Parece complicado? Para alguns indivíduos a resposta a essa pergunta é supostamente afirmativa. A dificuldade em identificar e nomear sentimentos e sensações corporais é o que se chama de *alexitimia*, observada em vários transtornos psiquiátricos cujos terrenos empáticos apresentam alguns declives, a exemplo do autismo, dos transtornos somatoformes e da psicopatia[4].

Os transtornos somatoformes são caracterizados por repetidas apresentações de sintomas físicos em conjunto com solicitações persistentes de investigações médicas, apesar de vários achados negativos de exames complementares e clínicos[5]. Na atualidade, a quinta edição do *Manual Diagnóstico e Estatítico de Transtornos Mentais* (DSM-5) da Associação Americana de Psiquiatria (APA) classifica esse grupo de condições como *transtorno de sintomas somáticos*[6]. Cada vez mais tem sido reconhecido que esse grupo de condições psiquiátricas está associado à alexitimia. Pessoas com alexitimia tendem a experimentar estímulos emocionais em expressões fisiológicas normais, porém são incapazes de identificá-las e de interpretá-las de uma maneira reflexiva, tendendo a percebê-las como sintomas de adoecimento[7]. Por conta da alexitimia, pessoas com transtornos somatoformes também têm algum nível de prejuízo na empatia.

Os transtornos do espectro autista (TEA) constituem uma classe de distúrbios do desenvolvimento caracterizados por deficiência de habilidades sociais e de comunicação e um repertório restrito de interesses e atividades (veja o Capítulo 20, *Psiquiatria e psicologia da infância e da adolescência*). Alguns teóricos argumentam que, apesar de a empatia cognitiva estar seriamente comprometida em indivíduos do espectro autista, o mesmo não pode ser atribuído à empatia afetiva. Prova disso são os resultados de pesquisas que demonstram maior empatia facial em crianças do espectro autista em comparação a grupos de controle[4]. Pacientes com TEA também apresentam alexitimia e, por isso, têm prejuízos na empatia[8].

A psicopatia, por sua vez, é um distúrbio caracterizado por uma série de comportamentos antissociais relacionados ao déficit de ressonância emocional com o outro e caracterizados por impulsividade e ausência de senso moral, de sentimentos de culpa e de comportamentos altruístas. A empatia cognitiva está preservada no psicopata, ao contrário da afetiva, que pode se encontrar baixa ou ausente, de acordo com alguns estudos[4,8,9].

Existem ainda dimensões mais "arqueológicas" da empatia, como a empatia motora e o contágio emocional, que constituem mecanismos automáticos e inconscientes presentes desde o nascimento[3]. Há evidências de que lactentes com 10 semanas de vida já são capazes de mimetizar expressões faciais de tristeza, medo ou surpresa como exemplos de empatia motora. O mesmo acontece, em níveis mais discretos, com os recém-nascidos[10]. O contágio emocional ocorre quando uma pessoa está executando uma ação e experimenta alguma emoção, e outra pessoa, ao observá-la, apresenta a mesma ação. Esse é o caso, por exemplo, de um bebê que chora porque outro bebê está chorando ou de uma pessoa que boceja após observar outra pessoa bocejando[11].

SIMPATIA, EMPATIA, COMPAIXÃO: SEMELHANTES OU IGUAIS?

Com frequência, as fronteiras que delimitam o conceito de empatia de outros comportamentos pró-sociais, como simpatia e compaixão, são confundidas e esses termos são usados como sinônimos. No entanto, apresentam significados distintos. Um ponto comum entre esses conceitos diz respeito a uma reação emocional diante do sofrimento do outro.

A palavra simpatia vem do grego *sympatheia* (sentir com) e está relacionada com uma reação emocional de piedade ante o sofrimento do outro[2]. Trata-se de um sentimento básico que vincula uma pessoa a outra, como são vinculados os sons de uma orquestra em uma sinfonia.

A compaixão, por sua vez, é uma palavra derivada do latim e que significa "sofrer com", tendo sido definida como uma profunda consciência do sofrimento do outro, acompanhada do desejo genuíno de aliviá-la. A compaixão parece diferir da simpatia e da empatia segundo as características virtuosas daquele que a experimenta[2]. Além disso, não se sente compaixão por alguém quando esse alguém experimenta algo bom; sentir compaixão envolve uma experiência de sofrimento.

A empatia envolve a ação de se colocar na condição de outra pessoa, adquirindo a compreensão de seus sentimentos (aspecto afetivo) e perspectivas (aspecto cognitivo) e usando essa compreensão para guiar as próprias ações[1]. Assim, é possível sentir empatia não apenas por acontecimentos sofridos (como na compaixão), mas também

46 Seção II Dimensão Reflexiva

Quadro 4.1 Simpatia, empatia e compaixão

Você já utilizou alguma dessas frases em sua prática médica? Caso a resposta seja afirmativa, em quais situações? Qual(is) desse(s) conceito(s) primo(s) tem(têm) sido mais praticado(s) na sua relação médico-paciente?		
Simpatia	**Empatia**	**Compaixão**
"Eu sinto muito"	"Ajuda-me a compreender a sua situação"	"Eu sei que você está sofrendo, mas há coisas que posso fazer para ajudar a sentir-se melhor?"
"Isso deve ser horrível"	"Eu sinto a sua tristeza"	"O que posso fazer para melhorar a sua situação?"

Fonte: adaptado de Sinclair e cols. 2016.

por situações felizes. Certamente, é mais fácil, e portanto mais primário do humano, sentir compaixão pela dor (pois esta envolve uma expressão mais básica da empatia afetiva) do que empatia pelo sucesso do outro (para isso parece ser necessário acionar um componente mais cognitivo).

Sinclair e cols. (2016) estudaram 53 pacientes com câncer avançado com o objetivo de investigar o entendimento conceitual desses pacientes sobre simpatia, empatia e compaixão a partir de suas experiências pessoais. A maioria dos pacientes descreveu a simpatia como uma resposta baseada em pena diante de uma situação angustiante, sem envolvimento e compreensão do observador. A empatia, por seu turno, foi experimentada como uma resposta afetiva que reconhece e tenta entender o sofrimento do indivíduo por intermédio da ressonância emocional. No que se refere à compaixão, sua diferença em relação à empatia esteve vinculada à presença de virtudes, sentimentos altruístas e atos de bondade, a partir dos quais os pacientes sentiam a verdadeira natureza das intenções de seu médico. Para os pacientes do estudo, ao contrário da simpatia, a empatia e a compaixão foram consideradas benéficas, sendo a compaixão o construto preferido[2] (Quadro 4.1).

CORRELATOS NEURONAIS DA EMPATIA

Por muito tempo a empatia foi estudada apenas como um conceito filosófico e humanista. Todavia, graças às descobertas alcançadas pela neurociência, a partir de estudos de ressonância magnética funcional e pesquisas experimentais, tem sido obtida uma compreensão mais abrangente sobre os aspectos neurobiológicos da empatia e suas diferentes dimensões. Seguem algumas das descobertas já realizadas sobre os correlatos neuronais da empatia.

A empatia faz parte da natureza humana, porém não é exclusiva da espécie, conforme evidenciam estudos sobre sua ontogenética[10]. Os chimpanzés, por exemplo, são capazes de sentir empatia[1]. No entanto, entre os aspectos que nos diferenciam estão nossas habilidades cognitivas mais desenvolvidas: função executiva, linguagem e teoria da mente[10].

Entre os próprios seres humanos, a empatia tem suas peculiaridades, conforme citado anteriormente. Ela varia, em proporção, de níveis muito baixos, como nos psicopatas, a excessivos, constituindo uma patologia, como nos portadores da síndrome de Williams (deleções no cromossomo 7), que estão sujeitos a intensas perturbações advindas de experiências emocionais[3]. Entretanto, as pesquisas e os instrumentos de medição utilizados comprovam que a maioria das pessoas tem um grau médio de empatia.

Segundo Frans de Wall, primatologista holandês, a empatia provavelmente se desenvolveu nos seres humanos a partir da necessidade premente da mãe de atender às necessidades de seus filhos recém-nascidos. Do contrário, a vida deles estaria em risco e, por conseguinte, também o futuro da espécie[3]. Pesquisas demonstraram que o desenvolvimento do córtex orbitofrontal, principalmente no hemisfério direito, está relacionado com a estimulação do cuidador principal (na maioria dos casos, a mãe ocupa esse papel), que promove a liberação de betaendorfinas (opiáceos endógenos) responsáveis pelo crescimento dos neurônios e pela sensação de bem-estar no bebê[3].

Essa ressonância interna, como denominada por alguns autores, está ligada a um sistema descoberto recentemente, através do qual é possível ver o outro sob uma perspectiva diferente, compreender seus pensamentos e comportamentos, compartilhar sentimentos e emoções, simular situações e aprender novas habilidades: o sistema de neurônios espelhos, também conhecidos como neurônios da empatia.

O grande salto para o estudo dos correlatos neuronais da empatia adveio dos momentos *eureka* que de tempos em tempos ocorrem na ciência[1]. Os neurônios espelhos foram descobertos pela equipe de neurocientistas liderada por Giacomo Rizzolatti em 1990, na Itália[12]. Eles constataram que alguns neurônios da área F5 do lobo frontal eram ativados quando o animal (macaco *Rhesus*) realizava um movimento com objetivo específico (como apanhar amendoins), assim como quando o animal observava um dos pesquisadores pegar o amendoim[13].

Nos estudos posteriores com seres humanos foi evidenciada a mesma correlação: ao se observar a expressão facial de outra pessoa, a área cerebral correspondente aos músculos faciais, relacionados com a expressão, era ativada no observador, e quando o observador era impedido de imitar as expressões faciais de outra pessoa, obrigando-o, por exemplo, a manter um lápis com os dentes transversais à boca, diminuía sua capacidade de reconhecer a expressão emocional das faces observadas. Essa conclusão pode ser verificada em pacientes com síndrome de Moebius, que não movem seus músculos faciais e, por conseguinte, são incapazes de reconhecer as emoções expressas pelos outros[11].

Na tentativa de comprovar o envolvimento dos neurônios espelhos na empatia, duas reações emocionais têm sido frequentemente investigadas na literatura: a dor e a aversão (ou o desgosto)[11]. De acordo com estudos de neuroimagem funcional, as áreas do cérebro envolvidas na experiência da dor incluem o córtex cingulado anterior (CCA), a ínsula (principalmente as porções posterior e medial), o tálamo, o tronco cerebral e a substância cinzenta periaquedutal[4].

Em um dos experimentos que correlaciona a dor ao comportamento empático, pessoas foram convocadas a assistir a um vídeo em que outra pessoa tinha sua mão penetrada por uma agulha. Foi verificada redução da excitabilidade do músculo da mão do observador no local correspondente àquele penetrado pela agulha na mão da pessoa observada. Em síntese, seria como se o observador estivesse tentando afastar a mão da agulha. Além disso, foi demonstrada a ativação do CCA tanto na pessoa que recebia o estímulo nocivo como na que a observava. O CCA e algumas regiões da ínsula também são ativados quando o indivíduo prevê que outra pessoa receberá o estímulo de dor[4]. As conclusões desses estudos se estendem aos experimentos envolvendo a aversão/desgosto. Contatou-se que a região da ínsula, ligada à reação de aversão/desgosto, era ativada tanto nas pessoas cujas faces expressavam aversão diante de algum estímulo como nas que as observavam[11].

Os estudos de neuroimagem funcional validaram as teorias segundo as quais a empatia cognitiva e a afetiva são construtos dissociáveis com estruturas anatômicas e trajetos neuronais específicos, mas que interagem para a regulação emocional. As regiões do cérebro mais tipicamente associadas à empatia afetiva são o lóbulo parietal inferior, a ínsula anterior, o sulco temporal superior posterior e o CCA. Por sua vez, as áreas relacionadas com a empatia cognitiva são a junção temporoparietal, os polos temporais, o córtex pré-frontal medial, o córtex cingulado posterior e o pré-cúneo[14].

Dentre todas essas estruturas, a ínsula e o giro do CCA ocupam posição de destaque. A região anterior esquerda da ínsula permanece como denominador comum a ambas as dimensões empáticas. Ademais, a região anterior direita da ínsula está fortemente associada à empatia afetiva e a região dorsal média do CCA está mais frequentemente ativa na empatia cognitiva[3].

ASPECTOS HORMONAIS DA EMPATIA

Além dos neurônios espelhos e dos correlatos neuronais, tem sido largamente estudado o papel da regulação hormonal na empatia, em especial no que se refere ao cortisol e à ocitocina, hormônios pertencentes ao eixo hipotalâmico-hipofisário.

Situações de estresse ou perigo são capazes de elevar os níveis de cortisol, e esse aumento tem sido relacionado com comportamentos empáticos. É o que acontece, por exemplo, quando uma mãe observa seu filho em alguma situação de perigo e reage a esse estresse. Níveis elevados de cortisol também estão relacionados com a promoção de comportamento pró-social, motivação e maior sociabilidade em crianças na escola[15].

Níveis elevados de ocitocina estão associados à diminuição da sensibilidade ao medo (ou ansiedade) e ao aumento da tolerância a estímulos estressores. Isso possibilita o desenvolvimento de maior confiança, apego e empatia. Quando é liberada, a ocitocina é capaz de ativar o sistema de recompensa cerebral, também conhecido como sistema mesolimbicocortical, que reúne a área tegmentar ventral (ATV), o núcleo *accumbens*, a amígdala, o hipocampo, o córtex pré-frontal, o giro do cíngulo e o córtex orbitofrontal. O sistema de recompensa está relacionado com o apego e a nutrição. As mudanças hormonais que ocorrem na gravidez são responsáveis pela formação dessa conexão entre os dois sistemas de recompensa (o da mãe e o do bebê) no momento do nascimento[14].

No entanto, esse sistema não está atrelado apenas a pessoas do círculo de convívio pessoal, sendo também ativado quando comportamentos empáticos, produzindo sensação de bem-estar, são dirigidos a outros. Essa é uma das explicações para a vinculação materna e o desenvolvimento da empatia proposta por alguns autores[14]. As condutas antissociais e a frieza emocional, encontradas entre os psicopatas, podem também ser explicadas pelo polimorfismo de um gene que codifica receptores de ocitocina associado a fatores ambientais facilitadores, como exposição à violência, segundo alguns estudos recentes[3].

EMPATIA AO LONGO DO CURSO DE MEDICINA

A abordagem da empatia na prática médica não é novidade deste século. Em 1913, Karl Jaspers, proeminente psiquiatra alemão, destacou em seu livro *Psicopatologia Geral* a compreensão empática como meio de conexão psíquica entre o examinador e o examinado, em uma tentativa de compreender os conteúdos do pensamento originados dos estados de ânimo, desejos e temores[16].

As pesquisas em educação médica e neurociências sociais têm se dedicado a analisar a importância da empatia na relação médico-paciente e a mensurar sua evolução no decorrer do curso médico. Nesse aspecto, o índice de reatividade interpessoal (IRI) tem sido largamente utilizado como instrumento de medição nos estudos sobre empatia. O IRI contém 28 itens, divididos em quatro subescalas: preocupação empática (avalia sentimentos e pensamentos dirigidos a outra pessoa), tomada de perspectiva (examina o estado psicológico de outra pessoa a partir de uma mudança de perspectiva), angústia pessoal (aprecia os sentimentos pessoais de ansiedade e mal-estar originados em relações interpessoais) e fantasia (investiga a capacidade abstrativa de se transportar para comportamentos e sentimentos de personagens fictícios)[17].

As subescalas de tomada de perspectiva e fantasia são sugeridas para medir a empatia cognitiva, enquanto que as subescalas de preocupação empática e de angústia pessoal são utilizadas para avaliar a empatia afetiva[4]. A utilização do IRI é frequente quando se procura estudar condições clínicas capazes de influenciar o funcionamento social e as emoções, como a esquizofrenia paranoide e a doença de Parkinson. Todavia, o IRI não foi desenvolvido especificamente para medir a empatia entre estudantes de medicina, médicos e outros profissionais da saúde[17].

Para preencher essa lacuna foi desenvolvida, em 2001, a *escala de Jefferson de empatia médica* (EJEM). A EJEM é um questionário de autorrelato formado por 20 itens que foi criado para avaliar a empatia nos médicos em uma escala de sete pontos, variando de 1 (discordo totalmente) a 7 (concordo). A escala contém três subescalas: tomada de perspectiva, cuidado compassivo e "pés nos sapatos" do paciente. As pontuações na EJEM podem variar de 20 a 140, indicando que, quanto maior a pontuação, maior o grau de compreensão empática do entrevistado[18]. A EJEM foi adaptada para uso em estudantes de medicina e outros profissionais da área da saúde. A versão para estudantes tornou-se o instrumento preferido para avaliação da empatia dos alunos de medicina[17].

Os instrumentos de medição utilizados nos estudos em educação médica sobre a empatia são em sua maioria baseados em autorrelatos de médicos/estudantes de medicina[17]. Pesquisadores argumentam que esses instrumentos são incapazes de medir com precisão a empatia, uma vez que ela é um construto relacional (estudante de medicina/

50 Seção II Dimensão Reflexiva

médico-paciente), o que torna sua análise incompleta ao ser mensurada sob a perspectiva de apenas um dos integrantes dessa díade. Além disso, os estudos que utilizam a EJEM como instrumento de medição relatam a pontuação total, isto é, a empatia global, não fazendo distinção quanto às dimensões afetadas[19].

Em geral, as evidências sugerem que os estudantes de medicina apresentam declínio no decorrer do curso médico, o qual é mais acentuado no período de prática clínica, em comparação com o primeiro ano do curso médico[20]. Não obstante, há resultados divergentes, demonstrando que a empatia é menor no início do curso ou até mesmo que seu declínio é mínimo ou inexistente durante a formação médica[17].

Em estudo longitudinal recente, realizado no Reino Unido, quatro turmas de alunos de uma escola de Medicina foram examinadas anualmente, durante o período de 4 anos, utilizando o IRI como escala de medição da empatia. Os autores observaram diminuição da empatia afetiva somente entre os estudantes do sexo masculino durante os anos pré-clínicos do curso médico[17].

Ao estender o estudo (dessa vez em um desenho transversal) para outras 18 escolas médicas distribuídas pelo Reino Unido, Nova Zelândia e Irlanda, as taxas variaram entre elas. Os estudantes em fase de conclusão não registraram pontuações mais baixas do que aqueles que começavam o curso. Não foram encontradas diferenças entre os estudantes do sexo feminino em comparação com os do sexo masculino quanto à gradação da empatia ao longo do curso, embora estudantes do sexo feminino tenham registrado pontuações de empatia global significativamente maiores do que os do sexo masculino[17].

Por outro lado, um estudo brasileiro, realizado com 226 estudantes de medicina da Universidade Federal de Santa Catarina inscritos no primeiro, terceiro, quinto, sétimo, nono, décimo primeiro e último semestre de 2012, evidenciou altos escores de empatia durante todo o curso médico e em estudantes do sexo feminino[18]. Alguns fatores estão relacionados com as diferenças nos resultados dos estudos de empatia ao longo do curso médico, como heterogeneidade das definições e abordagens do conceito de empatia utilizadas nos estudos, diferenças curriculares das instituições médicas, dificuldades em realizar estudos longitudinais (geralmente com pequeno número de participantes e realizados em uma única instituição) e utilização de instrumentos não comparáveis (diferentes em sua estrutura e aspectos de avaliação)[17,19].

Além do respectivo período do curso médico, outras condições descritas na literatura podem influenciar a empatia nos estudantes de medicina. São elas:

- **Especialidade médica:** pontuações mais elevadas de empatia têm sido encontradas em alunos que optam por uma especialidade orientada para as pessoas (medicina interna, pediatria, obstetrícia e ginecologia) em detrimento das especialidades orientadas para a tecnologia (áreas cirúrgicas, oftalmologia, otorrinolaringologia, anestesiologia, radiologia e patologia)[18].
- **Personalidade:** o modelo dos cinco grandes fatores da personalidade, também conhecido como *Big five* e que compreende cinco dimensões: extroversão, neuroticismo, socialização, realização e abertura para a experiência. Um estudo multi-institucional e

tranversal realizado com 472 estudantes do primeiro ano de medicina em três escolas portuguesas constatou escores de empatia maiores nos estudantes cujas personalidades eram mais desenvolvidas nas dimensões socialização e abertura para a experiência[21].

- **Sexo:** vários estudos em todo o mundo têm mostrado escores maiores de empatia global entre as mulheres do que entre aos homens[17]. Uma possível explicação para esses resultados advém da teoria do investimento parental. De acordo com essa teoria, por meio da maternidade as mulheres desenvolveram a habilidade de compreender as emoções e necessidades da prole a fim de garantir sua sobrevivência. Isso corrobora os estudos que evidenciam que as mulheres apresentam atitudes mais humanistas, propensas ao cuidado e à valoração das relações interpessoais[18].
- **Cultura:** os aspectos socioculturais também têm influência nos escores de empatia, como demonstram estudos realizados com alunos de medicina em diferentes países. Os alunos de escolas médicas asiáticas frequentemente relatam pontuações mais baixas do que os de escolas localizadas na América do Norte e na Europa[17].
- **Bem-estar psicológico:** a presença de transtornos psiquiátricos está fortemente relacionada com diferentes pontuações de empatia no que diz respeito às dimensões afetiva e cognitiva. Conforme referido neste capítulo, os portadores de autismo apresentam pontuações mais baixas para empatia cognitiva; já os psicopatas apresentam pontuações mais baixas para empatia afetiva[17].
- **Aspectos do curso de graduação:** são poucos os centros que estimulam atividades que desenvolvam a empatia entre os estudantes de medicina. Em sua maioria, o contato com os pacientes é reservado para períodos mais avançados do curso. Todavia, os estudos demonstram que o contato precoce com o paciente mesmo em situações de emergência, como nos plantões em pronto-socorro, tem impacto positivo sobre a empatia nesses estudantes[17].

EMPATIA PODE SER DESENVOLVIDA

A empatia em seus aspectos afetivo e cognitivo pode ser desenvolvida pela observação e experiência. A compreensão de que a empatia não se trata de um atributo exclusivamente inato estimulou a formulação de programas de treinamento capazes de influenciar a regulação e o desenvolvimento da empatia na relação médico-paciente.

Nesse sentido, os treinamentos de habilidades em comunicação têm ganhado espaço, uma vez que não basta compreender os sentimentos e pensamentos do paciente, é primordial que o médico seja capaz de comunicar e expressar essa compreensão. Pesquisas sobre intervenções destinadas a aumentar a empatia reforçam a importância desse tipo de habilidade[17].

No Reino Unido, há aproximadamente duas décadas esse tipo de treinamento foi incorporado ao currículo de todas as escolas médicas. Além do desenvolvimento das habilidades comunicativas, há evidências de outros métodos eficazes para o aumento da empatia, como a escrita reflexiva, o teatro, o cinema, a literatura, as entrevistas com pacientes, entre outros. Grande parte dessas técnicas procura integrar as ciências humanas e a arte ao conhecimento técnico nos currículos médicos existentes[17].

LITERATURA

Literatura e comportamento humano

"Eugênio examinava as fichas:

- Sabe da última? Estou encontrando na vida, em carne e osso, velhos conhecidos de livros...
- É? – Seixas parecia pouco entusiasmado. Enrolava um cigarro com grande pachorra.
- Fausto... por exemplo. – Tomou uma das fichas.
- Cá está ele. Sei que não volta mais. Desenganei-o. Mas tomei o nome verdadeiro do homem, a idade e duas notas sobre o caso. – Largou a ficha. Apanhou outra.
- Este aqui é Hamlet. E ontem falei com Pigmalião."

(Trecho extraído do livro *Olhai os Lírios do Campo* – Érico Veríssimo [27])

O personagem Eugênio era médico, assim como você será ou já é, leitor. Nesse trecho, Eugênio reflete sobre a semelhança entre seus pacientes e alguns famosos personagens literários, nos remontando a uma questão que divide opiniões: a vida imita a arte ou a arte imita a vida? Talvez a resposta a essa questão seja que ambas estão interligadas, assim como estão a empatia e a relação médico-paciente.

Muitos escritores se tornaram conhecidos por se aprofundar no estudo e na análise do comportamento humano em suas obras, como Machado de Assis (*Dom Casmurro, Memórias Póstumas de Brás Cubas, Helena*), Fiódor Dostoiévski (*Crime e Castigo, O Jogador, O Eterno Marido*), Franz Kafka (*A Metamorfose, O Processo*) e Clarice Lispector (*Perto do Coração Selvagem, A Paixão Segundo G.H.*), entre outros.

Qual a relação entre as obras literárias e a empatia?

Autores indicam que a literatura pode auxiliar o desenvolvimento da curiosidade no ser humano por meio de seus personagens e contextos psicossociais, estimulando a compreensão e o desenvolvimento de habilidades interpretativas, além de aguçar a observação, a análise, a percepção, a imaginação e a reflexão das experiências humanas em seus variados contextos, como luto, dor, alegria e sofrimento. Isso pode ajudar o médico não apenas a tomar decisões diagnósticas e terapêuticas junto ao paciente, mas também a aprofundar o autoconhecimento e a resolução de conflitos pessoais e profissionais [22].

Escrita reflexiva

Na educação médica, a escrita reflexiva tem sido utilizada como recurso para aumentar a capacidade de análise e síntese do profissional, aumentar seu pensamento crítico avaliar e questionar o conhecimento médico existente e as condutas adotadas em relação ao paciente tanto do ponto de vista teórico como em sua prática diária. Os estudantes são estimulados a identificar os problemas que possam ocorrer na assistência médica e a buscar soluções. Isso os ajuda a tomar decisões mais eficientes [22].

Teatro

As dramatizações permitem ao estudante, por meio da imersão na vida dos personagens e da ampliação da habilidade abstrativa, retratar melhor a empatia, principalmente em sua dimensão cognitiva [23].

Escrita criativa

A escrita criativa consiste em uma técnica que incentiva os estudantes a escreverem acerca de suas experiências pessoais de adoecimento, tornando-as mais conscientes e fomentando reflexões sobre elas. O estudante também pode ser orientado a escrever sobre situações diversas a partir de seu próprio ponto de vista médico e, depois, sob a perspectiva do paciente[23].

Intervenção empática

Em um estudo de revisão, uma das técnicas que mais tiveram o efeito de aumentar a empatia foi desenvolvida mediante a reformulação curricular do ensino médico com a inserção de um programa que contemplava o desenvolvimento da empatia cognitiva e afetiva por meio de técnicas de habilidades comunicativas e de dramatização. Nesse contexto, educadores reconheciam os fatores responsáveis pelo declínio da empatia e desenvolviam meios para superá-los junto aos estudantes[23].

Aprendizado por meio da experiência

O aprendizado por meio da experiência é fundamentado na exposição dos estudantes a situações que lhes permitem experimentar as dificuldades e os sintomas inerentes a determinado grupo de pacientes. Em uma pesquisa em que foi utilizado esse treinamento, os estudantes receberam fones de ouvido e puderam vivenciar a experiência de alucinações auditivas[23].

Empatia na prática médica

O interesse pelo ser humano é a base do estudo e da prática médica. No sentido de se colocar no lugar do outro, compreendê-lo e ter interesse em ajudá-lo, a empatia se torna um instrumento valioso para o exercício mais profícuo da profissão.

Diversos estudos atestam os benefícios do comportamento empático na relação médico-paciente. Foi demonstrado aumento da confiança dos pacientes em seus médicos, da adesão ao tratamento e do grau de satisfação. Entre os médicos, esse comportamento diminuiu o nível de estresse relacionado com o trabalho e aumentou o bem-estar do profissional, além de facilitar a definição diagnóstica e o planejamento terapêutico junto ao paciente[17].

Stratta e cols. (2016) realizaram um estudo qualitativo na forma de entrevistas semiestruturadas, em que nove médicos do Royal Bolton Hospital, no Reino Unido, foram avaliados segundo os aspectos da empatia (definição do conceito, percepção quanto ao declínio da empatia em si e nos outros e as influências das experiências clínicas no comportamento empático) no decorrer do primeiro ano de suas atividades profissionais. O estudo revelou que os médicos entendiam em termos gerais o conceito de empatia e tinham uma percepção consciente do declínio de sua empatia e de outros colegas ao longo do exercício da profissão. Alguns fatores foram lembrados para explicar esse declínio, como o estresse relacionado com o ambiente de trabalho e a priorização do bem-estar físico em contraposição ao bem-estar psicológico do paciente. Os entrevistados consideraram que as especialidades médicas que exigiam menos contato com o paciente eram as menos empáticas. As especialidades consideradas mais empáticas foram psiquiatria e pediatria, e as menos empáticas, as cirúrgicas. Ademais, todos os médicos perceberam a empatia como algo desejável, que melhora a comunicação e proporciona um cuidado holístico ao paciente, e a adoção de medidas educacionais poderia ser útil para impedir o processo de deterioração da empatia ao longo da prática médica. O grande número de pacientes, o tempo limitado de atendimento e as pressões no ambiente de trabalho foram responsabilizados pela diminuição do bem-estar pessoal e da empatia. Os participantes do estudo também correlacionaram o juízo de valor à redução do comportamento empático. Para os médicos entrevistados era mais difícil criar empatia com doentes que tinham doenças autoinfligidas, psicossomáticas e dependentes de opiáceos e álcool[24].

O distanciamento emocional do médico a fim de manter o rigor científico e a objetividade em situações de estresse é outro fator que contribui para a diminuição da empatia ao longo do exercício da profissão. As explicações para esse comportamento são diversas: condições estressantes de trabalho, o estigma de "fraqueza" e incompetência associado ao reconhecimento de dificuldades emocionais e a superioridade das habilidades técnicas em relação às interativas e empáticas no ensino[25]. Uma vez que a empatia é imprescindível à boa prática clínica e está associada a benefícios para o médico e o paciente, programas de treinamento têm sido desenvolvidos para evitar seu declínio[20].

Um estudo inicial verificou escores aumentados de empatia em médicos submetidos a um treinamento fundamentado na neurobiologia e na fisiologia da empatia e das emoções. Os profissionais eram capacitados a identificar suas próprias emoções, decodificar as expressões faciais dos pacientes, escutá-los sem interrupções e desenvolver habilidades comunicativas, sugerindo a utilização dessas técnicas na educação médica após validação por estudos maiores[26].

Encontro empático (pequeno experimento pessoal)

No hospital onde você estuda e/ou trabalha, procure entrevistar o(a) paciente e/ou a família dele(a) de um modo diferente. Tente demorar alguns minutos a mais e demonstrar cuidado por meio do olhar, de alguma fala, da postura e/ou de um gesto. Assim que achar oportuno, tente demonstrar seu interesse pela pessoa que está ali com determinada doença. Procure entender a experiência de adoecimento que essa pessoa tem. Como é (ou como foi) para essa pessoa ter (ou passar) por essa doença (ou ter um familiar com esse diagnóstico, se você conversar com a família). Algumas perguntas possíveis:

– Como é ter essa doença (ou como foi ter)?
– Como é ter um familiar com essa doença (ou como foi ter)?
– O quê você pode ter aprendido com essa doença (se você perceber que o(a) paciente tem uma postura resiliente e/ou se a doença já tiver sido tratada e/ou o risco maior de eventual morte ou complicação maior já tiver passado)?

Enquanto escuta o relato, tente não ficar preso(a) aos detalhes; procure perceber também como você fica ao escutar o relato... "Se fosse comigo ou com uma pessoa da minha família, como eu reagiria?" é uma pergunta que pode ajudá-lo(a). Além disso, ao final, procure refletir sobre ou sentir esse encontro empático.

CONSIDERAÇÕES FINAIS

O olhar além do espelho representa enxergar além de si próprio a ponto de alcançar os pensamentos e sentimentos do outro e, sobretudo, experimentá-los. Não por acaso, o título deste capítulo abrange a empatia, um construto essencial às relações humanas. Por isso, é inerente à prática médica. Em sua composição, a empatia conta com inestimáveis recursos (cognitivos e afetivos) a partir dos quais podem ser semeados novos modelos assistenciais, tomadas de decisões e mudanças comportamentais e, assim, promover benefícios para o médico e seu paciente. Torna-se premente, portanto, reestruturar o método de ensino e a prática da medicina com o propósito de desenvolver esse olhar tão singular e evitar a erosão de um terreno fértil em experiências, profundo em aprendizados e vasto em suas dimensões, chamado empatia.

Referências

1. Krznaric R. O poder da empatia: a arte de se colocar no lugar do outro para transformar o mundo. 1. ed. Rio de Janeiro: Zahar, 2015.
2. Sinclair S, Beamer K, Hack TF et al. Sympathy, empathy, and compassion: a grounded theory study of palliative care patients' understandings, experiences, and preferences. Palliat Med [Internet] 2016;1-11.
3. Gaspar A. Neurobiologia e psicologia da empatia – Pontos de partida para a investigação e intervenção. :27-42.
4. Lockwood PL. The anatomy of empathy: vicarious experience and disorders of social cognition. Behav Brain Res [Internet] 2016; 311:255-66.
5. OMS. Classificação de transtornos mentais e de comportamento da CID-10: descrições clínicas e diretrizes diagnósticas. Porto Alegre: Artes Médicas, 1993. 351 p.
6. APA. Manual diagnóstico e estatístico de transtornos mentais: DSM-5. 1. ed. Porto Alegre: Artmed, 2014. 948 p.
7. Cloninger CR, Dokucu M. Somatoform and dissociative disorders. In: Fatemi SH, Clayton PJ (eds.) The medical basis of psychiatry. 1. ed. Totowa, NJ: Humana Press, 2008:181-94.
8. Bird G, Viding E. The self to other model of empathy: providing a new framework for understanding empathy impairments in psychopathy, autism, and alexithymia. Neurosci Biobehav Rev [Internet] 2014; 47:520-32.
9. Palermo GB. Do psychopaths feel empathy? Int J Offender Ther Comp Criminol [Internet] 2012; 56(8):1147-8.
10. Decety J. The neurodevelopment of empathy in humans. Dev Neurosci 2010; 32(4):257-67.
11. Corradini A, Antonietti A. Mirror neurons and their function in cognitively understood empathy. Conscious Cogn [Internet] 2013; 22(3):1152-61.
12. Schulte-Rüther M, Markowitsch HJ, Fink GR, Piefke M. Mirror neuron and theory of mind mechanisms involved in face-to-face interactions: a functional magnetic resonance imaging approach to empathy. J Cogn Neurosci [Internet] 2007; 19(8):1354-72.
13. Rizzolatti G, Craighero L. The mirror neuron system. Rev Lit Arts Am 2004; 66(5):557-60.
14. Chialant D, Edersheim J, Price BH. The dialectic between empathy and violence: an opportunity for intervention? J Neuropsychiatry Clin Neurosci [Internet] 2016 Disponível em: appi.neuropsych.
15. Shirtcliff EA, Vitacco MJ, Graf AR, Gostisha AJ, Merz JL, Zahn-Waxler C. Neurobiology of empathy and callousness: implications for the development of antisocial behavior. Behav Sci Law 2009; 27(2):137-71.
16. Jaspers K. Psicopatologia geral. 8. ed. São Paulo: Editora Atheneu, 2006.
17. Quince T, Thiemann PT, Benson J, Hyde S. Undergraduate medical students' empathy: current perspectives. Amep 2016; 7(ago):443-55.
18. Santos MA, Grosseman S, Morelli TC, Giuliano ICB, Erdmann TR. Empathy differences by gender and specialty preference in medical students: a study in Brazil. Int J Med Educ [Internet] 2016; 7:153-7.
19. Sulzer SH, Feinstein NW, Wendland CL. Assessing empathy development in medical education: A systematic review. Med Educ 2016; 50(3):300-10.
20. Preusche I, Lamm C. Reflections on empathy in medical education: what can we learn from social neurosciences? Adv Heal Sci Educ 2015.
21. Costa P, Alves R, Neto I, Marvão P, Portela M, Costa MJ. Associations between medical student empathy and personality: a multi-institutional study. PLoS One 2014; 9(3):1-7.
22. Liao H-C, Wang Y-H. The application of heterogeneous cluster grouping to reflective writing for medical humanities literature study to enhance students' empathy, critical thinking, and reflective writing. BMC Med Educ [Internet]. 2016; 16(1):234.
23. Batt-Rawden SA, Chisolm MS, Anton B, Flickinger TE. Teaching empathy to medical students. Acad Med [Internet] 2013; 88(8):1171-7.
24. Stratta EC, Riding DM, Baker P. Ethical erosion in newly qualified doctors: perceptions of empathy decline. Int J Med Educ [Internet] 2016; 7:286-92.
25. Kerasidou A, Horn R. Making space for empathy: supporting doctors in the emotional labour of clinical care. BMC Med Ethics [Internet] 2016; 17(1):8.
26. Riess H, Kelley JM, Bailey RW, Dunn EJ, Phillips M. Empathy training for resident physicians: a randomized controlled trial of a neuroscience-informed curriculum. J Gen Intern Med 2012; 27(10):1280-6.
27. Veríssimo É. Olhai os lírios do campo. 4. ed. São Paulo: Companhia das Letras, 2005.

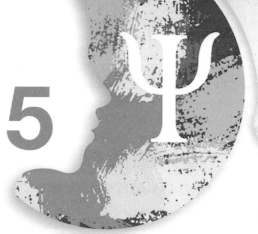

Autonomia na Relação Equipe de Saúde-Paciente-Família

Larissa Paes Barreto Vieira

O PRINCÍPIO DA BENEFICÊNCIA

O princípio da beneficência, comumente relacionado com a tradição hipocrática, configurou-se como o lastro fundamental da prática médica até a década de 1960[1]. Segundo esse princípio, o médico tem como obrigação primária e inviolável fazer bem a seu paciente conforme sua avaliação[2], como expresso no Juramento de Hipócrates: *Usarei o tratamento para ajudar os doentes, de acordo com minha habilidade e julgamento, e nunca o utilizarei para prejudicá-los*[3]. A partir dessa perspectiva, o médico seria a parte mais competente para escolher o melhor para seu paciente, devendo os desejos e valores do paciente estar subjugados ao crivo médico da beneficência. A relação médico-paciente estabelecida sobre esse paradigma recebeu a denominação de *modelo paternalista*[4], em alusão ao cuidado que se estabelece entre um sábio pai e sua criança, incapaz de tomar decisões em seu benefício[2].

Profundas mudanças sociais ocorreram ao longo do século XX, impulsionadas, sobretudo, pelo desenvolvimento de novas tecnologias e pelo pensamento liberal ocidental[1,2,5]. A década de 1960 representou um ponto crítico de tensões entre os novos paradigmas sociais e as velhas estruturas vigentes, que pouco ou nada contemplavam um valor muito caro a essa nova sociedade: a autonomia do indivíduo[1]. Na medicina, especificamente, diversos fatores contribuíram para o questionamento do modelo paternalista vigente, como os escândalos em pesquisas científicas em que se descreviam graves violações à autonomia dos pacientes (por exemplo, os experimentos nazistas e os estudos sobre sífilis em Tuskegee, Alabama, EUA)[5], o surgimento de disputas judiciais entre médicos e pacientes que reivindicavam o direito de decidir sobre seu tratamento (sobretudo nos EUA) e o processo de comercialização da medicina, a partir do qual a relação médico-paciente passou a ser intermediada por empresas contratadas pelos pacientes para prestar-lhes serviços médicos[1].

Tornou-se inconteste a necessidade de estabelecer novos padrões de relação médico-paciente que contemplassem contingências antes inexistentes ou até inimaginadas.

O PRINCÍPIO DA AUTONOMIA

Nas décadas seguintes, a bioética emergiu com grande força e passou a produzir inúmeros documentos oficiais para assegurar o respeito à autonomia do paciente[6]. O direito individual à liberdade para tomar decisões a respeito de si próprio, livre de manipulações ou influências de terceiros, fundamentou a aplicação do consentimento informado à prática médica[7]. Por meio desse procedimento, o paciente explicita seu desejo de aceitar ou recusar determinado tratamento mediante pleno esclarecimento a respeito de sua condição médica e das possibilidades terapêuticas[7].

Uma nova configuração específica da relação médico-paciente, denominada *modelo informativo*, concede ao princípio da autonomia uma posição superior na lógica do cuidado e este passa a subordinar todos os demais valores. O médico deve, segundo esse modelo, prover informações aos pacientes, que decidem a respeito de seu tratamento de acordo com seus valores[4,8].

BENEFICÊNCIA *VERSUS* AUTONOMIA

Os dois modelos teóricos citados admitem um critério único e superior a todos os demais para nortear a prática médica. Beneficência e autonomia ocupam, sob essa condição, polos opostos e excludentes na relação médico-paciente, na medida em que o médico estará incorrendo em violação da beneficência caso respeite a autonomia e acate quaisquer decisões do paciente que sejam contrárias à sua opinião técnica, ou estará violando a autonomia do paciente caso tente influenciar, em nome da beneficência, uma decisão do paciente que seja contrária a seu parecer[2,4,5,9-11].

Enquanto fatos históricos ultrajantes guardaram suficientes argumentos contra o modelo paternalista, as contestações ao modelo informativo envolvem questões mais sutis, embora talvez mais polêmicas. Conquanto em teoria o paternalismo excessivo pareça pouco convincente, na prática clínica ele permeia as relações de maneira mais intensiva do que se pode imaginar, sobretudo por meio de mecanismos inconscientes.

A adoção do modelo informativo radical também implica vários riscos importantes para o paciente[2]. Ao buscar a qualquer custo preservar a autonomia do paciente, o médico pode incorrer no erro de negligenciar suas obrigações profissionais[12]. A simples discussão de potenciais riscos e benefícios de uma decisão do paciente pode ser interpretada como uma violação à sua liberdade de escolha, apesar de fazerem parte do cuidado adequado e do compromisso com o bem-estar do paciente[2]. Diante dessas limitações, o médico pode sentir-se coagido a administrar terapias não indicadas ou inapropriadas para seus pacientes[13], desrespeitando, até, sua própria autonomia. Essa visão também desconsidera que vulnerabilidades acarretadas pelo impacto biopsicossocial das doenças possam reduzir a capacidade do paciente de tomar decisões informadas[14,15], mesmo que preservadas suas habilidades cognitivas. Abandonar o paciente à sua absoluta liberdade, sem lhe oferecer o suporte de sua responsabilidade moral, pode ser contraproducente à oferta do verdadeiro cuidado médico[16]. Pacientes considerados plenamente capazes de discernir e manifestar suas vontades do ponto de vista intelectual podem fazer escolhas irracionais, sobretudo quando submetidos à sobrecarga emocional e diante de situações de elevada complexidade, circunstâncias comumente apresentadas nas tomadas de decisão médica[5,17].

AS ARMADILHAS INCONSCIENTES

A relação médico-paciente envolve particularidades que podem influenciar o comportamento dos indivíduos dentro desses papéis específicos. Essa interação, todavia, também está sujeita a elementos que envolvem as relações humanas de modo geral. Ainda que intermediada pelo conhecimento médico, é inevitável que essa relação sofra a influência de fatores individuais que são suscitados pelo encontro entre duas pessoas. Esses fatores são resultantes de interações complexas entre vivências, afetos, crenças e características inatas individuais[18]. Foucault (2011) advoga que o conhecimento médico requer, necessariamente, o encontro imediato com o sofrimento, o confronto de um saber com uma percepção[19]. Seria, portanto, impossível praticar genuinamente a medicina ao se dissociar o conhecimento teórico puro e impessoal sobre a doença da dimensão subjetiva do sofrimento, que só pode ser conhecida no encontro com o doente. Um médico não cuida de doenças, mas de pessoas.

A natureza da relação entre médico e paciente, que nasce da demanda de um sujeito em sofrimento e da oferta de um sujeito que dispõe de um saber, determina, intrinsecamente, uma relação assimétrica de poder, à qual o médico deve estar atento[20]. Para nortear a compreensão teórica dessas posições, podemos recorrer aos conceitos psicanalíticos de transferência e contratransferência[18].

A transferência diz respeito às expectativas do paciente em relação ao médico e é influenciada tanto por elementos conscientes como inconscientes[21]. Segundo a teoria psicanalítica das reações ao adoecimento, o paciente lança mão de diversos mecanismos de defesa inconscientes para lidar com essa circunstância, dentre eles a regressão. Esse mecanismo permite que o indivíduo se reconheça diante de algum grau de insuficiência, produzindo sua necessidade de ser cuidado por outro. Esse contexto reeditaria uma experiência infantil de insuficiência, que é suprida pelas figuras parentais. O paciente buscaria inconscientemente no médico as imagens parentais que em sua fantasia seriam capazes de garantir-lhe segurança e proteção contra os perigos do mundo externo[21]. É possível entender, portanto, que o paciente naturalmente demande do médico algum grau de paternalismo e que esse elemento desempenhe um papel importante na relação médico-paciente. Estudos demonstram que muitos pacientes apresentam preferências relacionadas com o modelo paternalista[8,22,23]. É importante que o médico procure identificar os limites até onde esse elemento pode ser desejável para estabelecer uma boa relação com seu paciente.

O médico, por sua vez, responde emocionalmente aos estímulos que provêm do paciente, o que determina suas vivências contratransferenciais[24]. Ainda à luz das teorias psicanalíticas, as experiências inaugurais de desamparo e de recebimento de cuidado seriam vivenciadas pelos indivíduos na relação com seus pais. A identificação com seus cuidadores se configura, segundo esse ponto de vista, como um dos possíveis motivos para que um indivíduo deseje exercer a profissão médica. Tais motivações inconscientes permitem ao médico vivenciar o sentimento de capacidade para cuidar do outro. No entanto, esses desejos inconscientes podem gerar no médico o sentimento excessivo de onipotência, dificultando-lhe tanto o reconhecimento de suas próprias limitações[18] como das capacidades do paciente. Esse aspecto pode contribuir para uma atitude excessivamente paternalista. Alguns médicos podem ter dificuldade em partilhar, em qualquer grau, as decisões terapêuticas com o paciente.

Estudos apontam para a dificuldade de médicos acatarem decisões do paciente expressas sob consentimento informado, como, por exemplo, de não aceitar reanimação cardiovascular durante um procedimento anestésico[25]. Outros podem furtar do paciente seu direito de participar das decisões mediante a omissão de informações ou o fornecimento de informações falsas[26], podendo, nesse processo, assumirem sozinhos a tomada de decisão ou transferirem integralmente para a família o direito de escolha do paciente. Por outro lado, a fantasia de onipotência do médico pode fazê-lo vivenciar as frustrações impostas pelas limitações da realidade com grande sofrimento e culpa, abatendo-se pelo sentimento oposto de impotência. Diante desse sentimento, o médico pode se considerar incapaz de auxiliar o paciente a tomar decisões a respeito de seu tratamento, abandonando-o ao autocuidado, até mesmo sob o pretexto do respeito à sua autonomia[27]. Em outros casos, o médico pode lidar com seu sentimento de impotência diante do sofrimento alheio restringindo sua atuação ao campo técnico, suprimindo a dimensão emocional do cuidado por meio de mecanismos como a evitação, o isolamento das emoções, a intelectualização ou o humor negro[28].

O reconhecimento das questões inconscientes que permeiam a relação de médicos e pacientes pode auxiliar o médico a aumentar sua capacidade empática e sua lida com o paciente, além de ajudá-lo a conter reações emocionais indesejáveis diante deste último. A atitude reflexiva e autocrítica do médico a respeito de seus próprios sentimentos e comportamentos pode contribuir para confortar as angústias geradas no exercício de sua prática diária.

AS VULNERABILIDADES DO RACIOCÍNIO HUMANO

Admitir as limitações do raciocínio lógico e compreender os mecanismos que comumente prejudicam a tomada de decisões pelo paciente podem subsidiar o médico na busca pelo melhor cuidado para seu paciente. Levy (2014) lista quatro importantes mecanismos a serem considerados nesse contexto:

Miopia para o futuro

As pessoas têm dificuldade em comparar racionalmente preferências que não são conflitantes simultaneamente, mas que o são em momentos diferentes no tempo. As preferências do sujeito podem oscilar drasticamente ao longo do tempo, e o indivíduo pode ser incapaz de dimensionar as mudanças futuras de preferência, comprometendo sua autonomia[29]. Um paciente pode colocar interesses relativamente triviais que atuarão no momento presente em detrimento de maiores interesses cujos prejuízos serão vivenciados no futuro. Por exemplo, uma paciente positiva para o gene *BRCA1* pode recusar uma indicação de mastectomia bilateral por subestimar suas preferências futuras ou uma paciente que aceita a indicação de mastectomia pode desistir de sua decisão à iminência da cirurgia[5].

Raciocínio motivado

Os seres humanos tendem a defender e acatar argumentos que corroborem suas crenças individuais prévias e a desacreditar em evidências que se contraponham a essas convicções[30]. Um experimento expôs indivíduos fumantes e não fumantes a mensagens que relacionavam o tabagismo ao câncer de pulmão. Os indivíduos podiam apertar um botão que facilitava a audição das mensagens. Os fumantes apertaram menos o botão do que os não fumantes. O padrão foi invertido quando as informações contestavam a relação entre tabagismo e câncer[32]. Inúmeras informações relevantes ao tratamento podem ser subvalorizadas ou desqualificadas pelo paciente simplesmente por se contrapor às suas convicções ou comportamentos correntes[5].

Previsão afetiva

As pessoas têm dificuldade em considerar o fenômeno de adaptação hedônica ao avaliarem seu bem-estar futuro. Diante de novos eventos e mudanças de circunstâncias, a adaptação hedônica permite aos indivíduos experimentar impactos menores do que o esperado sobre seu bem-estar[5]. Evidências desse fenômeno foram demonstradas em pessoas que adquiriram deficiências físicas, assim como em pessoas que ganharam na loteria[33,34]. Pensamentos catastróficos a respeito de uma condição futura podem enviesar a decisão de um paciente de se submeter à amputação imperiosa de um membro gangrenado, por exemplo, prejudicando a autonomia do paciente[5].

Recordação afetiva

Os seres humanos têm dificuldade em avaliar suas vivências afetivas diante de uma experiência futura, passada ou mesmo presente. Nossos julgamentos sobre as experiências desagradáveis são enviesados ao supervalorizar dois aspectos da experiência: seu pico de intensidade e o modo como termina. Estudos demonstram que indivíduos submetidos a um tempo "x" de um estímulo muito desagradável avaliam como menos negativa a experiência de serem submetidos ao mesmo tempo "x" do mesmo estímulo acrescido de um tempo "x" adicional de um estímulo menos desagradável[35]. Outras evidências experimentais demonstram que indivíduos têm dificuldade em avaliar a natureza de uma experiência em si quando do submetidos à mesma experiência em contextos diferentes[36]. Os pacientes podem tomar decisões com base em avaliações equivocadas a respeito de experiências prévias, presentes ou futuras, diminuindo a qualidade de sua decisão e restringindo sua autonomia[5].

Todos esses vieses são exacerbados quando há redução da capacidade cognitiva, seja por depleção de recursos cognitivos, seja por sobrecarga de informações. Em várias situações médicas os pacientes precisam tomar decisões difíceis e altamente impactantes em suas vidas embasados em inúmeras informações. Essas situações costumam submeter os pacientes a altos níveis de estresse, cujos malefícios podem ser subestimados na prática clínica[5]. A experiência de estresse pode reduzir a capacidade deliberativa de determinados pacientes[37].

A partir dessas constatações, Levy (2014) advoga que é possível aumentar a capacidade do indivíduo de tomar decisões autônomas ao influenciar ou mesmo limitar sua liberdade de escolha. Para tanto, várias estratégias podem ser úteis. O médico pode simplesmente convidar o paciente a reavaliar suas decisões quando julgar pertinente. Outra alternativa é ensinar o paciente a identificar possíveis distorções e vieses cognitivos e a lidar em eles. Também pode ser benéfico promover o encontro de pacientes que já vivenciaram determinada experiência com pacientes que precisam decidir sobre a mesma questão[5]. Pode ser útil, ainda, expor ao paciente sua avaliação pessoal e os motivos pelos quais acredita que a avaliação do paciente pode estar equivocada.

O citado autor enfatiza o benefício na identificação de possíveis vieses do raciocínio lógico do paciente. No entanto, os médicos, no exercício de sua profissão, também podem estar expostos às mesmas vulnerabilidades do raciocínio lógico a que estão submetidos seus pacientes, por diversos motivos. É possível imaginar, por exemplo, que um médico esteja suscetível a incorrer em determinado raciocínio motivado pela crença, com grande convicção, no benefício de um tratamento para seu paciente. Essa crença prévia pode predispô-lo a sobrevalorizar avaliações positivas do paciente a respeito dos resultados do tratamento e/ou a subvalorizar as avaliações negativas. Assim como o paciente, o médico também pode estar exposto a fatores que prejudicam a melhor tomada de decisão, como sobrecarga física, emocional e cognitiva, relacionados ao exercício da profissão. É importante que o médico esteja disponível para reconhecer e intervir também sobre esses fatores, buscando auxílio quando necessário.

CONCILIANDO OS PRINCÍPIOS DA BENEFICÊNCIA E DA AUTONOMIA

Em plena ascensão na década de 1970, os conceitos advindos da bioética passam a nortear a prática médica mundialmente. São propostos, então, quatro princípios básicos para o exercício da boa medicina: não maleficência, beneficência, respeito à autonomia e respeito à Justiça. Nenhum desses preceitos teria caráter absoluto ou superior, devendo ser utilizados de maneira sensata para orientar as decisões médicas na medida das necessidades particulares de cada caso[15].

Com a maior atenção aos aspectos que envolvem a relação entre médicos e seus pacientes, sobretudo no tocante à autonomia do paciente, foram imaginados modelos para representar, estudar e propor configurações possíveis para essa relação. Classicamente, são propostos quatro modelos: paternalista e informativo, que, como discutido anteriormente, elegem um critério superior a ser zelado nessa relação, e os modelos interpretativo e deliberativo, em que os conceitos de autonomia e beneficência passam a ser simultaneamente importantes e aplicados de modo relativizado, a depender do contexto considerado. No *modelo interpretativo*, o médico atua como um conselheiro, fornecendo informações pertinentes ao paciente, visando ajudá-lo a elucidar seus próprios valores diante de incertezas e a aplicá-los às decisões médicas. Segundo esse modelo, a decisão compete, em última instância, ao paciente[4]. No *modelo deliberativo*, o paciente encontra-se aberto ao desenvolvimento, à apreciação de valores pessoais conhecidos e de novos valores apresentados pelo médico. O médico o estimula a discutir valores relacionados com as condições de saúde, recomendando quais deles seriam mais desejáveis diante daquela condição médica. O médico auxilia o paciente a escolher quais valores devem ser eleitos para balizar a melhor decisão clínica[4].

Novas interpretações a respeito dos quatro modelos tradicionais propostos surgem cerca de 20 anos mais tarde, na década de 1990. Enquanto no racional clássico impera o conceito de que a maior autonomia do paciente aumentaria sua capacidade de aplicar seus valores individuais ao contexto da saúde, nessa nova lógica os valores individuais e a autonomia do paciente são vistos como elementos independentes e o conhecimento médico é adicionado como uma nova dimensão da interação entre médico e paciente[38]. Além de uma nova dimensão da relação, o conhecimento médico passa a ser contemplado não apenas em seu fluxo unidirecional tradicional, do médico para o paciente, mas bidirecionalmente, também no sentido oposto, subsidiado pela ampliação do acesso à informação advinda do uso crescente da internet[38].

Vários autores enfatizam a possibilidade de conciliar beneficência e autonomia, de modo a reforçá-las mutuamente em vez de tratá-las como princípios concorrentes entre si[11,39-42]. O modelo de tomada de decisão compartilhada propõe que médico e paciente participem ativamente das decisões terapêuticas por meio de um diálogo aberto, da deliberação conjunta e da compreensão mútua[4,43,44]. Diversos outros modelos análogos se baseiam, semelhantemente, no diálogo aberto, na mútua influência e na compreensão entre médico e paciente, horizontalizando a relação de poder, incentivando o paciente a exercer sua autonomia, negociando diferenças, integrando e trocando experiências ativamente[10]. Alguns modelos propostos para o cuidado de pacientes portadores de doenças crônicas reivindicam, ainda, a incorporação da educação do paciente à base da relação médico-paciente. Esses modelos advogam que essa é uma condição necessária para aplicar na prática a proposta deliberativa no contexto das doenças crônicas[45]. Estudos têm evidenciado o benefício de intervenções de suporte à tomada de decisão com base no treinamento de habilidades deliberativas e comunicativas desses pacientes, aplicando-as ao contexto das decisões terapêuticas[46,47]. Outra atitude que tem sido encorajada por esses modelos é a construção, mediante discussão entre médicos e pacientes, de um referencial de objetivos e valores para guiar o plano terapêutico. Esse referencial deve ser documentado, revisado e editado sempre que necessário, devendo o médico respeitá-lo e honrá-lo na condução do caso[48]. Ademais, as capacidades comunicativas e transculturais têm sido apontadas como elementos de grande relevância durante o processo do cuidado.

O conceito de medicina centrada no paciente também se aproxima bastante das propostas mais recentemente apresentadas para a dinâmica do cuidado, sendo composto de quatro elementos centrais: a atenção às necessidades físicas e psicossociais do paciente, a apreciação das preocupações do paciente, a construção de um senso de parceria e a facilitação ativa do envolvimento do paciente no processo de tomada de decisão[50,51].

Os novos modelos propostos tendem à individualização do cuidado médico. Não basta o conhecimento técnico para uma boa assistência. Um bom médico precisa conhecer cada situação clínica que lhe é apresentada em suas especificidades, não apenas transpondo um conhecimento teórico e sua experiência à decisão médica sob análise, mas adaptando-o individualmente em busca do benefício de cada paciente. Também não é possível contemplar a complexidade da relação médico-paciente através de um modelo relacional pautado em critérios aplicados de maneira rígida e não contextualizada.

É importante considerar que os pacientes têm preferências e necessidades variáveis quanto ao exercício de sua autonomia no contexto médico[52]. É importante que o médico seja flexível e sensato quanto à condução do processo de tomada de decisão para que diferenças individuais e preferências sejam respeitadas[53,54] sem que seja negligenciado o cuidado com o paciente.

CONSIDERAÇÕES FINAIS

O conhecimento técnico e o verdadeiro interesse em conhecer e em cuidar são as condições fundamentais para que um médico seja capaz de promover a autonomia de seu paciente. Faz-se necessário, portanto, que compreenda os valores, os desejos e o contexto familiar, econômico e sociocultural de cada paciente. O médico também deve se mostrar disponível para discutir os diversos aspectos do tratamento sob a luz das convicções pessoais e escolhas de cada paciente e de sua própria experiência profissional, integrando-as em um plano terapêutico. Para viabilizar uma discussão genuína, o médico precisará identificar as linguagens a que o paciente é sensível e que lhes são acessíveis, promovendo uma boa comunicação.

Ao ocupar essa posição, o médico deve conhecer bem suas próprias limitações e se sentir confortável e disposto a reavaliar suas decisões, adaptando-as e individualizando-as aos elementos relevantes para cada paciente. Identificar quais são esses elementos talvez seja a principal missão do médico e exige, além do conhecimento técnico, uma refinada capacidade de empatia diante do sofrimento alheio e uma disposição genuína ao cuidado.

Referências

1. Paris JJ, Fogerty RL, Cummings BM, Moore, MP. Overriding patient autonomy to enhance it: not the role of a consultation team. Am J Bioeth 2016; 16(8):11-3.
2. Chin JJ. Doctor-patient relationship: from medical. Singapore Med J 2002; 43(3):152-5.
3. Hippocrates. The Oath. Massachusetts: Loeb Classical Library, v.1, reprint. Harvard University Press, 1992.
4. Emanuel EJ, Emanuel LL. Four models of the physician-patient relationship. J Am Med Assoc 1992; 267(16):2221-6.
5. Levy N. Forced to be free? Increasing patient autonomy by constraining it. J Med Ethics 2014; 40(5):293-300.
6. Sarafis P, Tsounis A, Malliarou M, Lahana E. Disclosing the truth: a dilemma between instilling hope and respecting patient autonomy in everyday clinical practice. Glob J Health Sci 2014; 6(2):128-37.
7. Gold M. Is honesty always the best policy? Ethical aspects of truth telling. Intern Med J 2004; 34(9-10):578-80.
8. Clarke G, Hall RT, Rosencrance G. Physician-patient relations: no more models. Am J Bioeth 2004; 4(2):16-9.
9. Borza LR, Gavrilovici C, Stockman R. Ethical models of physician-patient relationship revisited with regard to patient autonomy, values and patient education. Rev Med Chir Soc Med Nat Iasi 2014; 119(2):496-501.
10. Quill TE, Brody H. Physician recommendations and patient autonomy: finding a balance between physician power and patient choice. Ann Intern Med 1996; 125(9):763-9.
11. Woodward VM. Caring, patient autonomy and the stigma of paternalism. J Adv Nurs 1998; 28(5):1046-52.
12. DeBlois J, Norris P, O'Rourke K. A primer for health care ethics: essays for a pluralistic society. Washington DC: Georgetown University Press, 1994.
13. Hansen-Flaschen J. The limits of patient autonomy in the era of the internet. Ann Am Thorac Soc 2014; 11(9):1447-8.

Capítulo 5 Autonomia na Relação Equipe de Saúde-Paciente-Família **65**

14. Wear S. Patient autonomy, paternalism, and the conscientious physician. Theor Med 1983; 4(3):253-74.
15. TL Beauchamp, Childress J. Principles of medical ethics. Oxford Univ. Press, 2001:454.
16. Gauthier CC. Moral responsibility and respect for autonomy: meeting the communitarian challenge. Kennedy Inst Ethics J 2000; 10(4):337-52.
17. Brock DW, Wartman SA. When competent patients make irrational decisions. N Engl J Med 1990; 322(22):1595-9.
18. Botega NJ. Prática psiquiátrica no hospital geral: interconsulta e emergência. 3. ed. Porto Alegre: Artmed, 2012.
19. Foucault M. O nascimento da clínica. 7. ed. Rio de Janeiro: Forense Universitária, 2011.
20. Jeammet P, Reynaud M, Consoli S. Manual de psicologia médica. São Paulo: Masson, 1982.
21. Freud S. Observações psicanalíticas sobre um caso de paranoia (dementia paranoides) relatado em auto-biografia ("O Caso Schreber") (1911). In: Freud S. Obras completas – vol. 10. 1. ed. São Paulo: Companhia das Letras, 2010.
22. Fallowfield LJ. Treatment decision-making in breast cancer: the patient-doctor relationship. Breast Cancer Res Treat 2008; 112(Suppl. 1):5-13.
23. Stiggelbout AM, Molewijk AC, Otten W, Timmermans DRM, van Bockel JH, Kievit J. Ideals of patient autonomy in clinical decision making: a study on the development of a scale to assess patients' and physicians' views. J Med Ethics 2004; 30(3):268-74.
24. Freud S. Five lectures on psycho-analysis. Nova York: WW Norton & Company, 1977.
25. Burkle CM, Swetz KM, Armstrong MH, Keegan MT. Patient and doctor attitudes and beliefs concerning perioperative do not resuscitate orders: anesthesiologists' growing compliance with patient autonomy and self determination guidelines. BMC Anesthesiol 2013; 13(1):2.
26. Palmieri JJ, Stern TA. Lies in the doctor-patient relationship. Prim Care Companion J Clin Psychiatry 2009; 11(4):163. doi:10.4088/PCC.09r00780.
27. Trindade E de S, Azambuja LEO de, Andrade JP, Garrafa V. The physician when facing diagnosis and prognosis of advanced cancer. Rev Assoc Med Bras 2007; 53(1):68-74.
28. Millan LR, Marco OLN de, Rossi E, Arruda PCV de. O universo psicológico do futuro médico: vocação, vicissitudes e perspectivas. São Paulo: Casa do Psicólogo, 1999.
29. Ainslie G. Breakdown of will. Cambridge: Cambridge University Press, 2001.
30. Lord CG, Ross L, Lepper MR. Biased assimilation and attitude polarization: The effects of prior theories on subsequently considered evidence. J Pers Soc Psychol 1979; 37(11):2098-109.
31. Kunda Z. Motivated inference: self-serving generation and evaluation of causal theories. J Pers Soc Psychol 1987; 53(4):636-47.
32. Brock TC, Balloun JL. Behavioral receptivity to dissonant information. J Pers Soc Psychol 1967; 6(4, Pt.1):413-28.
33. Lucas RE, Clark AE, Georgellis Y, Diener E. Reexamining adaptation and the set point model of happiness: Reactions to changes in marital status. J Pers Soc Psychol 2003; 84(3):527-39.
34. Brickman P, Coates D, Janoff-Bulman R. Lottery winners and accident victims: is happiness relative? J Pers Soc Psychol 1978; 36(8):917-27.
35. Schreiber CA, Kahneman D. Determinants of the remembered utility of aversive sounds. J Exp Psychol Gen 2000; 129(1):27-42.
36. Schachter S, Singer J. Cognitive, social, and physiological determinants of emotional state. Psychol Rev 1962; 69(5):379-99.
37. Peters E, Diefenbach MA, Hess TM, Västfjäll D. Age differences in dual information-processing modes implications for cancer decision making. Cancer 2008; 13:3556-67.
38. Agarwal AK, Murinson BB. New dimensions in patient-physician interaction: values, autonomy, and medical information in the patient-centered clinical encounter. Rambam Maimonides Med. J 2012; 3(3):e0017.
39. Sivalingam N. Medical paternalism and patient autonomy: the dualism doctors contend with. Med J Malaysia 2011; 66(5):421-2.
40. Pellegrino ED. Patient and physician autonomy: conflicting rights and obligations in the physician-patient relationship. J Contemp Health Law Policy 1994; 10(1):47-68.
41. Gessert CE. The problem with autonomy. Minn Med 2008; 91(4):40-2.
42. Roeland E, Cain J, Onderdonk C, Kerr K, Mitchell W, Thornberry K. When open-ended questions don't work: the role of palliative paternalism in difficult medical decisions. J Palliat Med 2014; 17(4):415-20.
43. Charles C, Gafni A, Whelan T. Shared decision-making in the medical encounter: what does it mean? (Or it takes, at least two to tango). Soc Sci Med 1997; 44(5):681-92.
44. Almyroudi A, Degner LF, Paika V, Pavlidis N, Hyphantis T. Decision-making preferences and information needs among Greek breast cancer patients. Psychooncology 2011; 20(8):871-9.

45. Reach G. Patient autonomy in chronic care: solving a paradox. Patient Prefer Adherence 2013; 8:15-24.
46. O'Connor AM, Légaré F, Stacey D. Risk communication in practice: the contribution of decision aids. BMJ Br Med J 2003; 327(7417):736-40.
47. Barnato AE, Llewellyn-Thomas HA, Peters EM, Siminoff L, Collins ED, Barry MJ. Communication and decision making in cancer care: setting research priorities for decision support/patients' decision aids. Med Decis Making 2007; 27(5):626-34.
48. Billings JA, Krakauer EL. On patient autonomy and physician responsibility in end-of-life care. Arch Intern Med 2011; 171(9):849-53.
49. Leever MG. Cultural competence: reflections on patient autonomy and patient good. Nurs Ethics 2011; 18(4):560-70.
50. Bensing J. Bridging the gap: the separate worlds of evidence-based medicine and patient-centered medicine. Patient Educ Couns 2000; 39(1):17-25.
51. Mead N, Bower P, Hann M. The impact of general practitioners' patient-centredness on patients' post-consultation satisfaction and enablement. Soc Sci Med 2002; 55(2):283-99.
52. Swenson SL, Buell S, Zettler P, White M, Ruston DC, Lo B. Patient-centered communication: Do patients really prefer it? J Gen Intern Med 2004; 19(11):1069-79.
53. Charles C, Gafni A, Whelan T. Decision-making in the physician-patient encounter: revisiting the shared treatment decision-making model. Soc Sci Med 1999; 49(5):651-61.
54. Ryan J, Sysko J. The contingency of patient preferences for involvement in health decision making. Health Care Manage Rev 2007; 32(1):30-6.

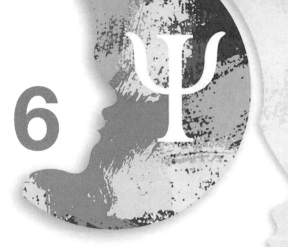

Medicina e Transculturalidade

Luciana Valença Garcia

> *A terapêutica, as fórmulas tradicionais de guardar a saúde, os remédios que provocam a intervenção sobrenatural, o homem, bicho da terra tão pequeno, subalternizando os deuses ao serviço da conservação pessoal, dispondo as forças mágicas para seu estado de tranquilidade (...). Mais ignorante é quem ri do que quem usa.*
>
> **(Luís da Câmara Cascudo)**[1]

INTRODUÇÃO

A busca por ajuda médica vem das necessidades humanas de dar sentido à aflição e aliviar a dor e o sofrimento. O encontro clínico oferece a possibilidade de reconhecimento do outro, não só em sua humanidade essencial, mas também, especificamente, no adoecimento como experiência única para cada indivíduo e situação. Esse movimento de alteridade exige conhecimento para além dos protótipos genéricos de doenças e transtornos descritos nos compêndios de medicina para compreender as particularidades do sofrimento de um indivíduo em seu contexto de vida.

O doente se encontra em situação de maior vulnerabilidade e, muitas vezes, em situação assimétrica de poder, o que exige muita responsabilidade do profissional que o acolhe. As propostas terapêuticas e, além disso, a própria empatia devem ser amparadas pelo conhecimento do contexto cultural.

68 Seção II Dimensão Reflexiva

Cultura pode ser definida como um sistema compartilhado de valores, crenças e padrões de comportamentos aprendidos, moldado por fatores como geografia, educação, gênero, etnia, idade, credo religioso e orientação sexual[2]. Todo encontro clínico é em si intercultural e, partindo dessa premissa, identifica-se a importância de tomar o tema da transculturalidade na prática médica não como problemática em tempos de globalização ou como algo histórico, mas como disciplina curricular e prática cotidiana nas relações médico-paciente.

Em tempos de uma medicina cada vez mais instrumental e biologicista, é fundamental ter em mente que variações sociais e culturais influenciam causas, curso e cura das afecções de saúde[3]. Questões como tratamentos da medicina tradicional substituindo a medicina popular, a influência das religiões e das crenças na prática clínica, os sintomas como critérios diagnósticos e a existência de diferentes sintomas na apresentação de uma enfermidade fazem parte do dia a dia do profissional de saúde que lida com os mais diversos tipos de pacientes, como o médico no Brasil. São questões extensamente estudadas em medicina e psiquiatria transculturais e na antropologia médica que, no ensino e na prática da medicina, resultam em formas de atuação profissional culturalmente sensíveis e individualmente específicas.

ANTROPOLOGIA

A antropologia, ao longo do tempo, fez da medicina, da saúde, da doença e da relação do homem e das comunidades com esses fenômenos objetos de estudo, destrinchando esse conhecimento em subdisciplinas ou categorias, como a antropologia médica e da saúde. Com o objetivo de se aprofundar na dimensão da cultura nas relações médico-paciente, um breve apanhado histórico dessas disciplinas se faz necessário.

Por muito tempo, a *antropologia das religiões* tratava das questões de saúde e doença, descrevendo como esses fenômenos poderiam resultar de magia, feitiços e castigos divinos[4]. Em um esforço de diferenciação, vários foram os precursores da *antropologia médica* como subdisciplina autônoma, com destaque para Rudolf Virchow (1821-1902), para quem *a medicina é uma ciência social* e, portanto, possível objeto de estudo da antropologia[5].

W. R. Rivers, médico-antropólogo, publicou em 1924 obra pioneira na história da antropologia médica, *Medicine, magic and religion*. A grande contribuição de Rivers foi conseguir fazer emergir, no Ocidente, a ideia de que existiria uma lógica interna nos conceitos de saúde, doença e cura para os povos Papuas e Melanésios, de acordo com suas crenças religiosas, espirituais e mágicas. Quanto à etiologia das doenças, Rivers propôs três categorias universais: humana, espiritual/sobrenatural e natural. Na categoria *humana*, acredita-se que a doença se dá por parte da ação de algum ser humano; na *espiritual ou sobrenatural*, a doença se deve à ação de algum ser não humano, como deuses, santos e espíritos; e, por fim, na categoria *natural*, as causas das enfermidades estão na natureza, podendo decorrer de elementos naturais, como o vento, o frio, a umidade ou mesmo o desequilíbrio entre o indivíduo e o ambiente social[4].

Outra comparação entre a *medicina primitiva* e a *medicina ocidental*, nas palavras do próprio autor, é a de E. H. Ackerknecht, em conjunto de artigos publicados em 1985[4], para quem a primeira seria fundamentalmente mágico-religiosa, utilizando-se apenas de alguns elementos racionais, enquanto a segunda seria predominantemente racional ou científica, tendo alguns elementos mágicos. Uma outra distinção entre essas duas medicinas reside no papel social da medicina primitiva. Para Ackerknecht, esta se caracteriza por desempenhar tal papel e por exibir um caráter holístico ou unitário que a medicina ocidental já teria perdido. Ackerknecht nota:

> A doença converteu-se na mais importante sanção face aos comportamentos tidos como associais nas sociedades primitivas, cumprindo com pouco custo os serviços que na nossa sociedade realizam os tribunais, a polícia, a imprensa, os professores, os sacerdotes e o exército. O médico possui as chaves do controle social.

O estudo aprofundado de questões da psicologia na cultura por meio da antropologia fez surgir a discussão de questões como a universalidade dos critérios psiquiátricos de normalidade e anormalidade e a importância da cultura na configuração da sintomatologia. Paralelamente, o interesse por temas como o instinto, a esquizofrenia e a relação entre o normal e o patológico foi crescendo e favorecendo o desenvolvimento da etnopsiquiatria, ramo específico da etnomedicina. As abordagens dos antropólogos a essas *medicinas* abrangiam as seguintes áreas específicas de pesquisa: a descrição etnográfica das práticas de cura, os modelos explicativos da saúde e da doença, os comportamentos de procura de saúde, a eficácia e a comparação dos sistemas etnomédicos (utilizando-se, para isso, de uma teoria da etiologia da doença, um método de diagnóstico fundamentado na teoria etiológica e a prescrição de terapias apropriadas com base no diagnóstico).

A aplicação da teoria antropológica se deu de várias maneiras, como, por exemplo, a partir dos anos 1950, quando vários antropólogos norte-americanos foram convocados a participar na implantação de serviços de saúde em países em desenvolvimento, em especial em comunidades rurais e indígenas. Essas iniciativas tomaram impulso importante para o desenvolvimento de mais pesquisas antropológicas no campo da saúde[4]. E. Wellin, em 1978, escrevendo sobre o que foi elaborado no campo da *antropologia médica*[6], apresenta um conjunto de pressupostos que serviram de pontos de consenso em torno dos quais se foi desenvolvendo essa área. Esses pressupostos universais, chamados pelo autor de "três generalizações empíricas", são:

1. A doença, de alguma forma, é um fato universal da vida humana; ocorre em todos os tempos, lugares e sociedades conhecidas.
2. Todas as sociedades desenvolveram métodos e atribuíram papéis, congruentes com seus recursos e estruturas, para lidar e responder à doença.
3. Todas as sociedades desenvolveram um conjunto de crenças, cognições e percepções consistentes com sua matriz cultural, para definir ou conscientizar a doença.

Já em 1998, Brown, Barrett e Padilla[7] constataram que *todas as sociedades têm sistemas médicos que fornecem uma teoria da etiologia da doença, métodos para diagnosticar a enfermidade e prescrições e práticas para curar ou para efetuar um tratamento paliativo.* Atualmente, a *antropologia médica* está interessada não apenas em uma única sociedade ou sistema de cuidados de saúde, mas, sim, com as questões de saúde em todo o mundo (dimensão espacial) e ao longo de todo o tempo (dimensão temporal), sem considerar qualquer sistema como detentor do monopólio de verdade dos conhecimentos sobre as doenças e os processos de cura. Ao contrário, todos os sistemas de saúde são tidos como produtos culturais, seja qual for sua eficácia de cura. Essa eficácia, por sua vez, é definida dentro de uma tradição de cura específica[4].

70 Seção II Dimensão Reflexiva

Outro importante trabalho foi o de Arthur Kleinman (1981), *Patient and Healers in the Context of Culture*[8], com a criação do modelo explicativo das doenças. Kleinman, dentre outras contribuições, reiterou a diferenciação entre os conceitos de *disease* e *illness*[10] ou *enfermidade* e *doença*, como preferem traduzir alguns autores[11], tendo *illness* o significado mais abrangente de "sentir-se doente":

> Por *disease* entendem-se as anomalias dos processos biológicos e/ou psicológicos – doença processo; por *illness*, a experiência e significado psicossocial da doença – doença experiência.

Para Kleinman, o sistema de cuidados de saúde é formado por três setores interligados que agem em conjunto: os setores profissional, tradicional e popular. Cada um dos setores tem diferentes crenças e interpretações das doenças, além de diferentes terapêuticas. O setor *profissional* engloba as profissões legalmente organizadas e direcionadas para os cuidados de saúde, como é o caso da medicina científica ocidental, a chamada biomedicina. O setor *tradicional* inclui especialistas em cuidados de saúde que não estão no setor profissional e que se especializaram em formas de cura sagradas, seculares ou tradicionais, como curandeiros e rezadeiras. No setor *popular*, a família tem grande importância: é no núcleo familiar que certos sinais e sintomas vão ser interpretados como doença, onde vão emergir as crenças sobre a doença, bem como a definição da gravidade e as estratégias a seguir a partir da identificação da enfermidade[8].

Segundo Kleinman, modelos explicativos das enfermidades seriam *as noções sobre um episódio de doença e seu tratamento que são usadas por todos* (por exemplo, médico, paciente, família) *aqueles que estão envolvidos no processo clínico* e que *servem para oferecer explicações sobre a doença e o tratamento que orientam a escolha entre as terapias e os terapeutas disponíveis, como também para elaborar o significado pessoal e social da experiência da doença*. O estudo dos modelos explicativos possibilita reduzir os problemas de comunicação entre médicos e pacientes. A estrutura dos modelos teria cinco aspectos básicos: etiologia, tempo (duração) e modo de aparecimento de sintomas, fisiopatologia, curso e grau de severidade da doença e, por fim, tratamento[8,9].

Vinheta clínica

Imagine um paciente com resfriado comum que procura atendimento médico imaginando estar com uma pneumonia. Após adentrar o consultório, é provável que ele imaginasse receber uma prescrição com antibióticos, considerando que pneumonias são afecções respiratórias graves que, se não tratadas, resultam quase certamente em hospitalizações. Além disso, é possível que esse paciente tenha ido à consulta acompanhado de familiares com quem divide a mesma casa, e, ainda que nem todos tenham o diagnóstico de pneumonia tão claro em suas mentes, que acreditam que a doença do paciente tenha sido causada por exposição à chuva e ao frio. Como todos da família se expõem às mesmas situações, desejam o mesmo tratamento do paciente: antibióticos, para, assim, tratarem-se preventivamente.

No caso em questão, portanto, o médico assistente teria de lidar com as expectativas e modelos de doença do paciente, dos familiares, além de seu próprio modelo, o modelo *biomédico*. Sem uma boa compreensão e sensibilidade para captar todo o contexto do paciente, da família e das circunstâncias do adoecimento, muito provavelmente as orientações dadas não seriam seguidas. A variação entre modelos explicativos das enfermidades pode ser considerada uma diferença cultural, tornando cada encontro clínico, em certa medida, transcultural, ainda que médico e paciente estejam inseridos em uma mesma comunidade.

TRANSCULTURALIDADE NAS INSTITUIÇÕES DE SAÚDE

A saúde não é considerada apenas um valor nuclear na maior parte das sociedades, mas o cuidado em saúde é tido como um direito fundamental[3]. Assim, cabe pensar que os serviços de saúde deveriam estar distribuídos e disponíveis equitativamente para os indivíduos de uma sociedade. No entanto, fica claro, historicamente, que não são apenas os fatores geográficos e econômicos que garantem o acesso à saúde.

Além das desigualdades estruturais que persistem ao longo do tempo, as diferenças culturais em si podem levar a disparidades profundas entre os sistemas de saúde. Desigualdades e danos diretos podem ser causados pelos diversos modos com que se lida com as diferenças culturais. Isso pode ocorrer das seguintes maneiras:

- Falha em atingir a distribuição de serviços específicos para as demandas da população em questão.
- Falha em reconhecer e responder a aspectos de identidade individual relevantes para a terapêutica.
- Atenção negativa às diferenças culturais, como no racismo, nos estereótipos e em outras formas de preconceito e discriminação.
- Falha no reconhecimento ou entendimento das diferenças culturais, levando ao diagnóstico errôneo e ao tratamento inapropriado.

Ao pensar na pluralidade cultural das populações, verifica-se que uma variedade de modelos de serviços de saúde vem sendo desenvolvida no mundo inteiro sem, no entanto, ser alcançado o modelo ideal. As estratégias usadas variam bastante, incluindo a garantia da representação da diversidade cultural nos corpos clínico, administrativo e político locais, o desenvolvimento de programas clínicos especializados, a sincronização da linguagem médica com a linguagem dos pacientes e as adaptações culturais das intervenções em saúde[3].

Todas as estratégias têm como ponto comum o esforço de reconhecer os contextos cultural e individual como *dimensões da identidade*, além de reforçar o papel da saúde, como sistema e serviço, como estimuladora do processo político de reconhecimento cultural. Identificar desigualdades e falhas no sistema de saúde implica identificar diferenças socioculturais. Nesse sentido, a melhoria do sistema de saúde depende do reconhecimento da cultura como agente modificador de estruturas físicas, sociedades e relações humanas.

Em se tratando das estratégias utilizadas para trabalhar com diferenças culturais, depara-se com o dilema de que não é possível abordar essas diferenças diretamente sem reconhecê-las. Para tanto, o profissional deve atentar para questões como poder aquisitivo, nível de escolaridade, etnia, religião, linguagem, rede de suporte e sofrimento psicológico, entre outras. Aprendendo sobre os possíveis problemas e estratégias a se utilizar, o profissional de saúde forma um melhor e mais viável arsenal terapêutico.

Além da necessidade de entender e buscar alternativas para o sistema de saúde, há limites para o que o médico ou a instituição deve ou pode aceitar. Não se devem ministrar ou aceitar tratamentos desacreditados ou que sabidamente causem mais malefícios do que benefícios. Na verdade, é esperado que o profissional conteste ou se oponha a escolhas que acredite ou saiba que sejam danosas à saúde de quem busca ajuda. Para que essas orientações surtam efeito, o médico deve, além de se atualizar continuamente, respeitar a autonomia do paciente e não se fechar à possibilidade de diálogo. Negociações dentro do modelo explicativo do paciente também podem ser feitas a partir do momento em que, por meio da escuta e do respeito, são identificados aspectos contornáveis[3].

Um exemplo seria o de uma senhora hipertensa que só faz uso de anti-hipertensivos quando tem picos pressóricos detectados por pensar que sua condição só se manifesta em momentos de estresse. Um médico que identifica corretamente essas crenças poderia informar à paciente que a hipertensão é uma condição crônica de sobrecarga e tensão do sistema cardiovascular, necessitando o uso contínuo das medicações a despeito das sensações físicas ou psicológicas detectáveis mais facilmente por ela e que, portanto, tomar as medicações aliviaria o estresse cardiovascular. O médico, além disso, deve estar sempre atento para a necessidade de encaminhá-la para acompanhamento psicológico ou psiquiátrico, além de ensinar técnicas de relaxamento corporal e orientar a prática de atividades físicas e mudanças de hábitos de vida.

Não se devem confundir, também, falhas na comunicação com falta de conhecimento. No encontro clínico, o médico frequentemente se depara com desafios como o atendimento de pacientes estrangeiros com déficits auditivos ou visuais ou até mesmo que, apesar de falarem a mesma língua, por alguma razão, como sotaques, dialetos, dificuldades na fala ou língua materna diferente daquela em que se comunicam, se expressam e se fazem entender com alguma dificuldade. A questão do intérprete como solução em algumas consultas é sensível: muitas vezes se esquece de perguntar ao paciente se o intérprete é necessário, se há algum conhecido que possa cumprir esse papel ou mesmo se o doente se sente confortável com a situação.

As dificuldades na relação médico-paciente podem surgir, inclusive, em contextos teoricamente favoráveis. Muitas vezes, quem procura ajuda tem uma bagagem cultural importante, trabalhando inclusive na própria área de cuidados à saúde, seja ela profissional, popular ou tradicional. Há também os pacientes que costumam aceitar os tratamentos propostos por respeitarem médicos como sumidades, sem nada questionar, o que não significa necessariamente que estejam se sentindo bem com isso[12].

DISCRIMINAÇÃO E ESTRESSE

Identidade étnica pode ser definida como o componente étnico da identidade social a si atribuída pelo próprio indivíduo, de acordo com o sentimento de pertencimento a um ou mais grupos sociais, juntamente com o valor e o significado emocional dessa adesão. Para além da *autoidentificação*, os sentimentos de compromisso, valores e atitudes compartilhados, atitudes em relação ao grupo, linguagem, comportamento e conhecimento da história do grupo em questão são aspectos fundamentais da identidade étnica[13]. O conjunto de fatores é algo que não é simplesmente dado ao indivíduo. A identidade étnica é um construto, é dinâmica e exige um papel ativo do indivíduo.

Tendo em vista o conceito de identidade social, há de se tratar de outros conceitos, como a *aculturação*, ou seja, o processo de mudanças nas atitudes culturais, psicológicas, comportamentais e de valores resultante do contato entre culturas, objeto de estudo de várias ciências, como psicologia, antropologia e sociologia[13,14]. Em geral, quando há contato de uma minoria com uma maioria dominante, é de esperar que haja uma resposta de adaptação cultural. A aculturação, nesse contexto, seria o processo de assimilação, de incorporação de aspectos da cultura da maioria dominante pela minoria.

Atualmente, no entanto, questões como migrações, refugiados, povos nativos e indígenas e outras minorias são estudadas não apenas pelo viés da aculturação. Não se espera apenas essa resposta, do mesmo modo que, no processo de autoidentificação, muitas vezes não há respostas certas ou erradas. Cada vez mais se depara com pessoas de origens mistas e com a consciência de uma *cultura global*, além da cultura vinda da própria descendência[13,15].

Questões como assimilação assimétrica da cultura majoritária nos núcleos familiares, um padrão comum em que as crianças aprendem aspectos da cultura e a língua do local de acolhimento muito mais rápido do que seus pais ou cuidadores, podem acarretar conflito entre gerações e aumento do estresse nas famílias de imigrantes. Além das diferenças de identidade cultural dentro do próprio grupo de imigrantes vistas entre pais e filhos, por exemplo, as nuances individuais tornam impossível a tarefa de criar uma identidade cultural para um grupo específico. Quando isso é criado, faz-se um estereótipo. A identidade cultural no mundo globalizado é uma questão extremamente dinâmica e objeto de estudo de várias áreas do conhecimento científico, não podendo ser vítima de rotulações.

Com o aumento da mobilidade no mundo contemporâneo emergiram novas formas de interação entre as culturas. Culturas locais são influenciadas pela migração e pela globalização, por intermédio da mídia global e da economia de livre mercado, por exemplo. A fusão de culturas não se reflete apenas no nível macro ou social, mas também na construção da identidade individual: por exemplo, um indivíduo pode ter de incorporar diversos elementos de sua cultura ancestral, da cultura local e da cultura global em sua identidade. Em uma *identidade transcultural* ou híbrida, uma quantidade indefinida de influências culturais pode ser combinada, diferentemente do que ocorre no processo de *aculturação*, em que a identidade cultural da minoria é substituída pela cultura da maioria. Em virtude da evolução das mudanças e movimentos no mundo contemporâneo, a identidade transcultural é encontrada com mais frequência, além de ser uma forma altamente desejável de identidade cultural, vista como mais adaptável e saudável, servindo como fator protetor e de resiliência[13,15,16].

Um aspecto importante que afeta a formação da identidade é o *espelhamento social*[16], o reflexo da imagem de um grupo étnico feito pela sociedade majoritária, por exemplo, por professores, policiais e pelos meios de comunicação. Assim, a discriminação e o preconceito podem afetar a formação da identidade cultural de um grupo ou de um indivíduo. As pessoas que sofrem discriminação são menos propensas a desenvolver uma identidade transcultural, que teria potencial para atenuar os efeitos negativos da *percepção de discriminação*.

Das formas de discriminação, o *racismo* está profundamente enraizado na cultura e nas instituições, podendo persistir mesmo após diminuição do preconceito racial no nível individual[17,18]. Há evidência científica considerável indicando que a discriminação persiste em vários contextos da sociedade norte-americana, incluindo habitação, mercado de trabalho, justiça criminal e educação, mesmo após anos de políticas públicas e intervenções visando à diminuição do preconceito e dos estereótipos raciais[17]. As pessoas-alvo de discriminação, estando cientes do tratamento injusto e dos comportamentos discriminatórios dirigidos a elas, ficam suscetíveis a níveis variados de estresse, a depender da *percepção de discriminação* e dos fatores protetores que cada indivíduo tem para lidar com a tensão recebida.

Sem dúvida, as maneiras mais decisivas pelas quais o racismo pode afetar a saúde são por meio de mecanismos institucionais[17]. O aspecto da discriminação institucional mais amplamente estudado por suas implicações para a saúde tem sido a segregação residencial, por poder mudar as condições socioeconômicas de uma dada população, além de restringir o acesso a oportunidades de educação e emprego[17].

Um exemplo se dá com o que ocorreu historicamente nos EUA[19], onde os dois padrões clássicos de segregação residencial foram o isolamento geográfico de índios em reservas e a concentração residencial de afro-americanos e latinos em áreas urbanas pobres. A composição racial da população segregada, em si, não é o grande fator decisivo para as questões de saúde, e, sim, a concentração de carências econômicas, sociais e de infraestrutura.

As condições criadas pela pobreza e pela segregação podem dificultar a adesão a boas práticas de saúde[17], tanto pelo custo mais alto de alimentos saudáveis e de melhor qualidade em bairros economicamente desfavorecidos como por falta de informação em saúde. A falta de instalações de recreação e as preocupações sobre segurança pessoal podem desencorajar o exercício físico e o lazer ao ar livre. A exposição a estressores crônicos e agudos nos níveis individual, familiar e comunitário aumenta e com isso há o prejuízo geral na saúde.

A pouca infraestrutura presente nas comunidades segregadas afeta negativamente as relações interpessoais e de confiança entre a comunidade. A negligência institucional e a ausência de investimento nessas comunidades, além disso, contribuem para o aumento dos índices de violência e crimes e da quantidade de habitações de má qualidade ou que ponham vidas em risco, além do prejuízo direto à saúde que pode ser visto em situações de exposição a toxinas ambientais e de carência de recursos básicos, como saneamento.

O acesso à saúde difere de acordo com os grupos que procuram os serviços, conforme pertençam à maioria dominante ou à minoria. Nas comunidades segregadas, os serviços fecham com maior frequência, as farmácias têm o estoque abastecido erraticamente e os moradores têm dificuldades de acesso ao especialista e, muitas vezes, até mesmo ao generalista. O padrão persiste mesmo quando são levados em consideração fatores como diferenças em plano de saúde, poder aquisitivo, estágio e gravidade da doença, comorbidades, tipo de serviço médico procurado – o que sugere que há discriminação baseada em estereótipos negativos das minorias, sejam elas quais forem, que determinam a qualidade da prestação de serviços em saúde.

Sobre o estresse presente nessas populações, este afeta a saúde por meio de três vias principais[20]. Em primeiro lugar, a exposição ao estresse pode dar origem a estados emocionais negativos. Essas respostas podem gerar angústia, afetando negativamente a saúde. Em segundo lugar, respostas de enfrentamento comportamentais para gerir o estresse podem levar à iniciação de comportamentos pouco saudáveis, como o tabagismo e o uso excessivo de álcool, e a supressão de atividades saudáveis, como o sono de qualidade e o exercício físico. Em terceiro lugar, ambas as respostas, psicológicas e comportamentais, para estressores agudos e crônicos podem ocasionar mudanças estruturais e funcionais em vários sistemas fisiológicos, como neuroendócrino, autonômico e imunológico.

A literatura sugere que os tipos de estressores e os aspectos do estresse que podem ser importantes na determinação do risco de contrair uma doença podem ser diferentes dos que influenciam a progressão e a gravidade das doenças. Um paralelo é feito na distinção entre estressores agudos e crônicos conduzindo a episódios agudos ou exacerbando processos crônicos de adoecimento já existentes, por exemplo[21].

Há uma gama de fatores pessoais e situacionais que são importantes para determinar a vulnerabilidade ou a resiliência aos estressores. Os efeitos de um estressor em particular se combinam com fatores como experiências anteriores traumáticas, níveis de apoio social, sentimentos de desamparo e controle percebido, histórico pessoal e familiar de transtornos psiquiátricos, respostas psicológicas e comportamentais de enfrentamento, vulnerabilidade genética, dentre outros fatores pessoais. Esses fatores podem mediar diretamente os efeitos negativos da exposição ao estressor ou interagir com o estresse para exacerbar seus efeitos na saúde[17].

A consciência e a identidade cultural podem funcionar como o apoio social e os sentimentos de controle, aumentando a capacidade do indivíduo de lidar e responder a experiências estressantes. Outros estilos de enfrentamento, como a negação das percepções de discriminação, a repressão e o neuroticismo, podem fornecer alívio a curto prazo, mas têm efeitos negativos a longo prazo na saúde[18]. No entanto, é importante lembrar que estudos mostram a associação entre a percepção de discriminação positiva e os transtornos depressivos, ansiosos, de estresse pós-traumático e de uso de substâncias, independentemente de *status* socioeconômico, idade, gênero e escolaridade[22]. Outros estudos buscam estabelecer a associação entre discriminação e afecções cardiovasculares e hipertensão, mas evidências definitivas de causalidade ainda não foram demonstradas[23]. Assim, a discriminação, em geral, pode causar efeitos negativos na saúde e, a depender dos recursos e da construção de identidade do indivíduo impactado, esses efeitos podem ser amenizados ou combatidos.

IDENTIDADE DE GÊNERO E ORIENTAÇÃO SEXUAL

O estigma enfrentado por indivíduos isoladamente ou por grupos de lésbicas, *gays*, bissexuais e transgêneros (LGBT) nas comunidades resulta em desafios únicos na atenção às demandas específicas de tratamento dessa população[24]. Exemplos de etapas de ação realista que promoveriam melhorias imediatas no cuidado centrado no paciente seriam[25]:

1. **Criar um ambiente seguro e acolhedor mediante:**
   - Representações visuais LGBT-positivas, como, por exemplo, imagens de pessoas e famílias de diferentes origens, etnias, culturas e preferências sexuais em salas de espera, consultórios e serviços de saúde.
   - Uso de termos culturalmente apropriados e específicos, isto é, reconhecer que alguns pacientes podem preferir terminologias locais em vez de termos como lésbica, *gay* ou bissexual.

76 Seção II Dimensão Reflexiva

- Inclusão das temáticas de sexualidade e identidade de gênero nas políticas antidiscriminatórias.
- Registro, aceitação e uso de nomes sociais quando assim forem da preferência do paciente em questão.
2. **Desenvolver equipe de cuidados em saúde culturalmente competente:**
   - Convidando membros de movimentos sociais LGBT e líderes locais para reuniões clínicas, visando discutir as experiências e necessidades específicas de pacientes LGBT.
   - Incentivando, na anamnese, perguntas abertas de maneira respeitosa e direta, usando terminologia culturalmente adequada, sobre a identidade, a história sexual e os fatores de risco do paciente.
   - Utilizando universidades e centros na comunidade local para capacitações sobre como ser um aliado LGBT para todos os profissionais e funcionários de serviços de saúde, reforçando simultaneamente a compreensão do estigma e das agressões sofridas pela população LGBT e, consequentemente, encorajando sentimentos de segurança dos pacientes em questão.
3. **Atualização da formação médica:**
   - Implementando novas tecnologias em áreas rurais, como, por exemplo, o uso de videoconferência para consultar especialistas LGBT.
   - Obtendo informação em saúde específica para a população LGBT, como, por exemplo, informações sobre terapias hormonais e os riscos associados e sobre exames preventivos sensíveis às questões de identidade de gênero e sexo biológico, para pacientes transexuais/transgênero.
   - Participando de pesquisas para melhorar os cuidados de saúde LGBT.

PORTADORES DO HIV

Portadores do vírus da imunodeficiência humana, junto ao estigma, trazem consigo fatores individuais, como as próprias crenças e expectativas sobre a doença e o prognóstico, bem como mecanismos individuais para lidar com o adoecimento. Estudos mostram implicações importantes do estigma do HIV[26]: a presença de sintomas depressivos e a idade avançada no momento do diagnóstico podem ser indicativos da não divulgação da soropositividade a parceiros sexuais em diferentes contextos sociais e geográficos. Alguns estudos sugerem que discriminação e estigma quanto ao HIV estão presentes e enraizados nas mais diversas culturas e sociedades, denotando a necessidade de mais intervenções comunitárias, políticas antidiscriminatórias e melhoria da informação em saúde[27].

DOR

Estudos demonstram que as definições, descrições e percepções da dor e do controle da dor são culturalmente específicas. Experimentos demonstram diferenças significativas em termos de tolerância e limiares de dor de acordo com a etnia. A maneira como a dor é vivenciada é fortemente influenciada por crenças, valores e atitudes de base cultural. As crenças e os valores intermedeiam as respostas emocionais e as estratégias de enfrentamento da dor, como aceitação e resignação, mudança do foco da atenção, não catastrofização, religiosidade e espiritualidade, entre outras. Compreender as dimensões múltiplas e fluidas que constroem a experiência da dor é fundamental para reduzir o sofrimento e assegurar o manejo equitativo da dor[28,29].

POPULAÇÕES INDÍGENAS

O acesso do indígena aos serviços de saúde é pouco retratado em pesquisas, havendo número insuficiente de trabalhos científicos publicados que analisam o tema nos grupos indígenas brasileiros e, estes, em sua maioria, se restringem a algumas etnias ou não têm o *acesso* como objeto central da discussão[33]. A atual política de saúde indígena no Brasil determina respeito às práticas tradicionais de cura e não a substituição por serviços biomédicos[34], mas pouco é feito para implementar políticas de atenção voltadas para a transculturalidade com a valorização da articulação das práticas de cura tradicionais com a biomedicina.

Em muitas culturas indígenas brasileiras os curandeiros atuam também como conselheiros, conhecedores de remédios feitos com ervas medicinais, tendo a responsabilidade de transmitir aspectos culturais da etnia, como crenças e valores, ensinando noções de conduta moral e aprendizado de habilidades[34]. A realidade tem se modificado com a introdução do Sistema Único de Saúde (SUS) nas aldeias e nas terras indígenas (TI).

Um estudo na aldeia Faxinal, no Paraná, com os índios Kaingang[33], mostrou que a procura por medicamentos é, em muitas situações, o modo como a população busca os serviços de saúde. No mesmo estudo foi observado que os índios recorriam às medicações "dos brancos" muitas vezes, em última instância, por não serem "boas para curar os problemas de espírito". Paralelamente à percepção da carência de cuidados adequados, as barreiras linguísticas são notáveis: limitação e dificuldade em fazer entender suas necessidades e interpretar as orientações da equipe de saúde em virtude do idioma Kaingang. Soluções como consultas acompanhadas por índios mais jovens bilíngues, Agentes Indígenas de Saúde (AIS) ou outros intérpretes foram vistas na pesquisa em questão.

A implementação de Unidades Básicas de Saúde (UBS) nas TI agiliza o acesso dos indígenas aos serviços de saúde e a utilização dos recursos de saúde oferecidos, como consultas médicas, de enfermagem e odontológicas, hospitalizações, exames e procedimentos. Na população Kaingang, objeto do estudo mencionado, os índios tinham acesso relativamente garantido aos serviços por meio de um carro financiado pelo Estado para transportá-los à UBS em horário comercial. Em muitas TI, no entanto, os indígenas continuam enfrentando sérias dificuldades por ainda não dispor de serviços de atenção primária à saúde. As condições observadas são congruentes com estudos internacionais de populações indígenas[33]. A telemedicina vem sendo avaliada como estratégia para melhorar o acesso e a qualidade dos cuidados de saúde de comunidades indígenas em locais remotos[33].

A implantação de UBS nas TI, assim como ações de promoção de saúde junto aos indígenas e a capacitação de profissionais para trabalhar nas TI, poderia atenuar os efeitos negativos da distância. Além disso, as estratégias para melhorar os resultados de saúde devem ser apoiadas por uma força de trabalho entre profissionais e usuários, tendo como base o reconhecimento da família e do indivíduo no planejamento dos cuidados.

PSIQUIATRIA TRANSCULTURAL

A psiquiatria transcultural tem reformulado noções do papel da cultura na psicopatologia. Incursões iniciais em psiquiatria cultural focavam em fenômenos únicos para grupos culturais específicos, resultando em listas de *culturebound syndromes* (CBS), as *síndromes ligadas à cultura*. Um exemplo de pioneirismo nessa linha de pesquisa foi o de Kraepelin e suas excursões à ilha de Java, no final do século XIX, buscando comparar o adoecimento de nativos diagnosticados com demência precoce e psicose maníaco-depressiva ao de europeus[35]. O *Manual Diagnóstico e Estatístico de Transtornos Mentais IV* (DSM-IV) incorporou cerca de 25 CBS no Apêndice I, originalmente destinado a servir como um glossário de termos que aparecem em outras partes do texto, mas que teve o efeito inesperado de reificar tais "síndromes"[36].

Em retrospectiva, muitas das CBS nem sequer são síndromes ou estão ligadas a culturas específicas. A maior parte das CBS clássicas é mais bem entendida como nomes populares ou explicações populares para transtornos, como *susto*, um termo aplicado em muitas culturas das Américas Central e do Sul para designar aflições e consequências de uma situação de susto, ou *nervios*, usado para se referir ao estresse não específico ou à angústia. Assim, muitas dessas síndromes, expressões idiomáticas, sintomas ou explicações não são estritamente ligadas a uma cultura, mas encontradas em formas cognatas em muitas culturas e ambientes sociais diferentes, não apenas como efeito da difusão cultural, mas porque a síndrome resulta de modelos conceituais, práticas sociais ou experiências semelhantes[36,37].

Utilizando as expressões *patogênese* (fatores que podem causar ou contribuir para o adoecimento) e *patoplastia* (expressão ou curso de um processo psicopatológico), os primeiros trabalhos em psiquiatria transcultural, justamente por terem ênfase nas CBS, se apropriavam dessa distinção de processos para a busca etnográfica das síndromes[36]. O pressuposto de que as formas de adoecimento psíquico podem ser classificadas de acordo com causas e mecanismos subjacentes e de que a expressão sintomática subsequente e as formas de enfrentamento são incidentais a esse núcleo básico vem sido interpretado como simplista por não considerar as relações potenciais entre os fatores sociais ou culturais e o adoecer.

O adoecimento percorre longo trajeto de causalidade em que hereditariedade e desenvolvimento podem criar certas vulnerabilidades, enquanto a exposição posterior a circunstâncias estressantes associadas a *status* socioeconômico, migrações, apoio familiar, mudanças culturais, entre outros, contribui para sobrecarregar a capacidade do indivíduo para a adaptação, levando-o a adoecer. Uma vez que a maioria das patologias mentais não se desenvolve a partir de um único fator ou evento causal, mas de uma interação de múltiplos fatores ao longo do tempo, resultando em ciclos de exacerbação dos sintomas, as distinções entre causa, sintomatologia e curso da doença podem ser difíceis de estabelecer.

No Brasil, Rubim de Pinho, psiquiatra e professor titular de Psiquiatria da Universidade Federal da Bahia, foi um dos pioneiros na psiquiatria transcultural, se dedicando ao estudo de psicopatologia, transtornos mentais coletivos, estudos detalhados sobre estados de possessão e dimensões sociais da doença mental. O professor Rubim de Pinho considerava fundamental chamar a atenção dos psiquiatras brasileiros para os fatores culturais que influenciam a psicopatologia, alertando para a peculiaridade e a utilidade das práticas de cura religiosa no meio brasileiro, além de ter feito minuciosas descrições de fenômenos religiosos e, portanto, culturais, distinguindo-os do que seriam fenômenos psicopatológicos[38]. Sobre as CBS, Rubim de Pinho afirmou em entrevista (1990)[38]:

> A esta altura, dentro da psiquiatria transcultural, incluem-se as pesquisas relativas à incidência de cada distúrbio mental nas suas relações com a cultura. Isto tem a ver com os (...) temas e apresentações específicos para cada cultura.

Pinho descreveu[38,39] a *malincolia* que os europeus encontravam no Brasil colonial, bem como o *tangolomango*, que seria um conceito da mesma época, vindo da Guiné-Bissau. Esses estados depressivos teriam a possível influência de fatores de ordem biológica, como doenças somáticas agudas. Outro conceito popular no Norte e Nordeste brasileiros, o *quebranto*, foi descrito pelo mesmo professor como influência de práticas mágicas ou "miasmas", conduzindo a uma sensibilidade maior das pessoas às doenças, inclusive às doenças mentais e a possíveis estados depressivos. Outro exemplo foi a descrição do *olhado*, a versão nacional do que foi na Europa o *magnetismo animal*: a possibilidade de influências magnéticas dos olhos de determinadas pessoas conduzindo ao comprometimento da saúde física e mental de outras pessoas.

Rubim de Pinho também discursou extensamente sobre o *banzo* e sua presença em escala nacional, a vocação para a tristeza dos negros importados para o trabalho escravo e seu definhamento nas viagens da África até a costa brasileira. A própria expressão *banzo*, de suposta procedência angolana, reflete a nostalgia, a saudade da terra. Diferentes foram as causas patológicas atribuídas a essa condição pelos estudiosos: de episódios psicóticos com catatonia à doença do sono. Pinho descreve o *banzo* como um estado depressivo ao qual se superpunha uma alta carência alimentar. Descreveu também o *calundu* do Norte e da Bahia como uma "distimia irritável" e a *caruara*, que "caminhou do Maranhão à Bahia", como uma condição na qual as pessoas ficavam incapazes de se pôr em pé e andar, identificando-a com a "astasia-abasia histérica descrita por Charcot e por discípulos seus na Salpêtrière".

Pinho ainda apontou que a população brasileira é dotada de múltiplas influências decorrentes de elevada miscigenação racial e do sincretismo religioso muito intenso e, assim, em outras regiões brasileiras outros estados mentais caracterizados como anormais talvez tenham explicações populares ou religiosas. O médico deve, portanto, atentar para tudo aquilo que é expressão da cultura e não autêntica doença mental. Sobre a distinção entre expressões da personalidade e autênticos distúrbios mentais, afirmou[38]:

> Há muitos comportamentos, há muitas reações, muitas expressões da personalidade que decorrem de condicionamentos culturais, e o psiquiatra mal-avisado seguramente as confunde com autênticos distúrbios mentais.

A importância dessa diferenciação estaria em saber distinguir aquilo que comportaria um tratamento biomédico da medicina formal daqueles fenômenos sensíveis aos tratamentos da medicina informal. Há algo que diferencia o tratamento da *doença* e o tratamento da *pessoa* do doente. A pessoa do doente frequentemente pode se beneficiar de tratamentos populares. Rubim de Pinho defendia que muitas das situações levadas à psiquiatria são mais sensíveis a tratamentos religiosos e populares do que a tratamentos da medicina formal.

No Brasil, há estudos em desenvolvimento demonstrando que é possível articular, na prática, religiosidade e medicina formal na construção de um programa de saúde local[40]. Em Sobral, no Ceará, um programa articula o sistema de saúde à rede de terapeutas tradicionais (rezadeiras) no combate à hanseníase e à tuberculose. Na localidade, as rezadeiras (ligadas à Igreja Católica e/ou à Umbanda) são muito conhecidas e respeitadas. A concepção dos médicos de que o saber tradicional das rezadeiras era crendice ou superstição apenas contribuía para afastar a população da atenção básica oferecida pelo município, e o SUS, apesar de tecnicamente preparado e equipado para lidar com hanseníase e tuberculose, não conseguia diminuir as taxas de incidência e de prevalência das referidas doenças. Vislumbrando uma potencial solução, a Secretaria de Saúde do município cadastrou 250 rezadeiras em Sobral e convidou 20 lideranças para discutirem formas de atuação e caminhos a serem seguidos.

Após encontro patrocinado pela Secretaria de Saúde, as rezadeiras passaram a dar o primeiro diagnóstico (segundo dados da Secretaria, com quase 100% de acerto) e a utilizar um cartão colorido de acordo com cada agravo para fazer o encaminhamento para a UBS. Depois de atendido na UBS, o portador de tuberculose ou hanseníase voltava à rezadeira com o cartão e os medicamentos, recebia a reza e os passes, assim como as orientações de como tomar os medicamentos (também por meio de cores) e por quanto tempo ("luas"). Durante o tratamento, o paciente visitava a rezadeira periodicamente, recebendo conforto afetivo e espiritual, enquanto a própria rezadeira realizava o controle do tratamento efetuado. Essas medidas atenuam a resistência ao uso de tratamentos químicos e até mesmo o desconforto ou a sensação de efeitos colaterais, diminuindo a resistência microbiana e o abandono do tratamento. No processo em questão, houve a construção compartilhada de conhecimento e as rezadeiras, antes excluídas, se constituíram em agentes fundamentais e formais de uma política de saúde pública inclusiva[40].

Atualmente, a psiquiatria transcultural avança de maneira multidisciplinar, envolvendo a epidemiologia psiquiátrica, a antropologia médica e a sociologia, as ciências cognitivas e a psicologia social, dentre outras áreas do conhecimento. A dicotomia Natureza × Cultura vem sido quebrada com uma visão integradora da cultura como uma característica fundamental da biologia humana. Os processos psicológicos são objetos de estudo, sendo compreendidos não exclusivamente como individuais, mas incluindo processos fundamentalmente sociais e analisando criticamente a interação de sistemas locais e globais de conhecimento e poder[41].

A neurociência também é uma área de interseção com a psiquiatria transcultural. Estudos recentes sugerem que a esquizofrenia pode ser associada à modulação epigenética de múltiplos sistemas. Ao mesmo tempo que a neurociência aponta para locais onde acidentes biológicos podem resultar em adoecimento, também proporciona justificativa para procurar mais de perto a exposição à adversidade social como um potencial determinante das causas e curso da psicose – área de atuação da psiquiatria transcultural. Estudos desse tipo mostram formas de pensar sobre as interações entre o cérebro e o ambiente social fortemente determinadas por processos culturais. A epigenética rompe a distinção única entre natureza e criação, genótipo e fenótipo, mostrando as formas em que experiências de desenvolvimento alteram o genoma de regulamentação. A cultura pode exercer influências duradouras em qualquer estágio de desenvolvimento por meio de mudanças na regulação genética e no processamento neural, bem como através da interação familiar e social e das circunstâncias sociais ao longo da vida[36].

Em um esforço para envolver os problemas globais mais urgentes, a psiquiatria transcultural tem abraçado também questões sociais[41]. O Relatório Mundial da Saúde Mental de 1995 colocou pobreza, violência e desigualdade como preocupações psiquiátricas; no entanto, convém atentar para a resposta dada a todos esses complexos problemas para que não sejam criados *apenas* mais serviços de saúde. É perigoso focar a atenção somente nas necessidades de saúde, sem atentar para os problemas sociais mais difíceis, que exigem soluções políticas e econômicas mais longas e dispendiosas. Cabe lembrar que não existe saúde em situações sociais desfavoráveis, de desamparo, violência e desigualdade.

Assegurar a qualidade dos cuidados de saúde, sua eficácia clínica e distribuição equitativa exige atenção à cultura. A construção de uma sociedade pluralista também demanda essa atenção tanto nas relações médico-paciente como nas estruturas físicas das instituições de saúde.

Nas situações em que a diferença étnico-cultural acaba distanciando médico e paciente, o atendimento deve focar em aspectos mais amplos da história pessoal e do mundo social do paciente. À medida que divergências são identificadas, a negociação de um caminho mutuamente inteligível e aceitável pode criar um vínculo. Uma melhor compreensão dos limites e implicações desse encontro de culturas é uma questão central para a elaboração de um plano de cuidados intercultural.

Na psiquiatria é notável a importância histórica dada às questões culturais justamente pela primordialidade que elas têm nesse encontro clínico específico. A prática psiquiátrica é altamente dependente da qualidade da relação clínica, a despeito de todo o arsenal tecnológico atualmente presente na prática médica. O adoecimento mental levanta questões fundamentais sobre o sentido do sofrimento humano, vulnerabilidade, perdas e limitações. Na maioria das sociedades, essas crises são abordadas por meios culturalmente difundidos, como religião, moral e espiritualidade, na busca de significado[3].

CONSIDERAÇÕES FINAIS

Além dos aspectos biológicos estudados pela psiquiatria e pela medicina em geral, os profissionais da saúde não podem funcionar de maneira verdadeiramente ética ou eficaz sem envolver, na prática, aspectos essenciais da personalidade e identidade do paciente – os quais só podem ser alcançados explorando e reconhecendo a experiência vivida por cada um.

Referências

1. Cascudo LC. Folclore do Brasil. Fundo de Cultura, 1967.
2. Carrillo JE, Green AR, Betancourt JR. Cross-cultural primary care: a patient-based approach. Ann Intern Med 1999 May 18; 130(10):829-34.
3. Kirmayer LJ. Multicultural medicine and the politics of recognition. J Med Philos 2011 Aug; 36(4):410-23.

4. Pereira, P. Antropologia da saúde: lugar para as abordagens antropológicas à doença e à saúde. Rev Antropol Exp 2015; 15:23-46.
5. Good B, Fischer MJ, Willen S, DelVecchio Good MJ. A reader in medical anthropology: theoretical trajectories, emergent realities. Wiley-Blackwell, 2010;47-9.
6. Wellin E. Theoretical orientations in medical anthropology: change and continuity over the past half-century. 1978. In: Gest S, Rienks A. The art of medical anthropology. Aksant Academic Publishers 1998:10-22.
7. Brown PJ, Barrett RL, Padilla MB. Medical anthropology: an introduction to the fields. 1998. In: Brown PJ. Understanding and applying medical anthropology. Mountain View: Mayfield Publishing Company, 1998:10-9.
8. Kleinman A. Patient and healers in the context of culture. Berkeley: University of California Press, 1981.
9. Kleinman A, Eisenberg L, Good B. Culture, illness and care: clinical lessons from anthropological and cross-cultural research. Ann Intern Med 1978; 88:251-8.
10. Helman CG. Disease versus illness in general practice. J R Coll Gen Pract 1981 Sep; 31(230):548-52.
11. Alves PC. A experiência da enfermidade: considerações teóricas. Cad Saúde Pública 1993 Sep; 9(3):263-71.
12. Hamilton J. Multicultural health care requires adjustments by doctors and patients. CMAJ 1996 Set; 155(5):585-7.
13. Phinney JS. Ethnic identity in adolescents and adults: review of research. Psychol Bull 1990 Nov; 108(3): 499-514.
14. Berry J, Trimble J, Olmedo E. Assessment of acculturation. In: Lonner W, Berry J. Field methods in cross-cultural research. Newbury Park, CA: Sage, 1986:291-324.
15. Arnett JJ. The psychology of globalization. Am Psychol 2002 Oct; 57(10):774-83.
16. Knauss MA, Günther K, Belardi S, Morley P, von Lersner U. The impact of perceived ethnic discrimination on mental health depends on transcultural identity: evidence for a moderator effect. BMC Psychol 2015 Aug; 29(3):30.
17. Williams DR, Mohammed SA. Discrimination and racial disparities in health: evidence and needed research. J Behav Med 2009 Feb; 32(1):20-47.
18. Williams DR, Neighbors HW, Jackson JS. Racial/ethnic discrimination and health: findings from community studies. Am J Public Health 2003 Feb; 93(2):200-8.
19. Acevedo-Garcia D, Osypuk TL, McArdle N, Williams DR. Toward a policy-relevant analysis of geographic andracial/ethnic disparities in child health. Health Affairs 2008; 27(2):321-33.
20. Cohen S, Janicki-Deverts D, Miller GE. Psychological stress and disease. JAMA 2007; 298(14):1685-7.
21. Bhattacharyya MR, Steptoe A. Emotional triggers of acute coronary syndromes: strength of evidence, biological processes, and clinical implications. Prog Cardiovasc Dis 2007 Mar-Apr; 49(5):353-65.
22. Chou T, Asnaani A, Hofmann SG. Perception of racial discrimination and psychopathology across three U.S. ethnic minority groups. Cultur Divers Ethnic Minor Psychol 2012 Jan; 18(1):74-81.
23. Pascoe EA, Smart Richman L. Perceived discrimination and health: a meta-analytic review. Psychol Bull 2009 Jul; 135(4):531-54.
24. Institute of Medicine. The health of lesbian, gay, bisexual, and transgender people: building a foundation for better understanding. Washington, DC: National Academies Press 2011.
25. Kano M, Silva-Bañuelos AR, Sturm R, Willging CE. Stakeholders' Recommendations to improve patient-centered "LGBTQ" primary care in rural and multicultural practices. J Am Board Fam Med 2016 Jan-Feb; 29(1):156-60.
26. Ojikutu BO, Pathak S, Srithanaviboonchai K et al.; Prevention Trials Network 063 Team. Community Cultural Norms, Stigma and Disclosure to Sexual Partners among Women Living with HIV in Thailand, Brazil and Zambia (HPTN 063). PLoS One 2016 May 6; 11(5):e0153600.
27. Joint United Nations Programme on HIV/AIDS (UNAIDS). Opening up the HIV/AIDS epidemic: guidance on encouraging beneficial disclosure, ethical partner counselling and appropriate use of HIV case-reporting. 2000.
28. Aldrich S, Eccleston C. Making sense of everyday pain. Soc Sci Med 2000; 50:1631-41.
29. Brady B, Veljanova I, Chipchase L. Are multidisciplinary interventions multicultural? A topical review of the pain literature as it relates to culturally diverse patient groups. Pain 2016 Feb; 157(2):321-8.
30. Stevens GW, Vollebergh WA. Mental health in migrant children. J Child Psychol Psychiatry 2008 Mar; 49(3):276-94.
31. Bhugra D. Migration and mental health. Acta Psychiat Scand 2004; 109:243-58.
32. Beiser M, Dion R, Gotowiec A, Hyman I, Vu N. Immigrant and refugee children in Canada. Can J Psychiatry 1995; 40;67-72.
33. Borghi AC, Alvarez AM, Marcon SS, Carreira L. Singularidades culturais: o acesso do idoso indígena aos serviços públicos de saúde. Rev Esc Enferm USP. 2015 Ago; 49(4):0589-0595.

34. Brasil. Ministério da Saúde; Fundação Nacional de Saúde. Política Nacional de Atenção à Saúde dos Povos Indígenas. 2. ed. Brasília: FUNASA, 2002.
35. Steinberg H. Emil Kraepelin´s ideas on transcultural psychiatry. Australas Psychiatry 2015 Oct; 23(5):531-5.
36. Choudhury S, Kirmayer LJ. Cultural neuroscience and psychopathology: prospects for cultural psychiatry. Prog Brain Res 2009; 178:263-83.
37. Kirmayer LJ, Minas H. The future of cultural psychiatry: an international perspective. Can J Psychiatry 2000 Jun; 45(5):438-46.
38. Pinho R. Transcultural psychiatry in Brazil: Rubim de Pinho and "psychoses" of the national culture. Rev Bras Psiquiatr 2003 Mar; 25(1):59-62.
39. Pinho R. Fragmentos da psiquiatria transcultural. Salvador: Edufba, 2002.
40. Carvalho AMT. O sujeito nas encruzilhadas da saúde: um discurso sobre o processo de construção de sentido e de conhecimento sobre sofrimento difuso e realização do ser no âmbito das religiões afro-brasileiras e sua importância para o campo da saúde coletiva. (Tese de Doutorado em Saúde Pública). Escola Nacional de Saúde Pública da Fundação Oswaldo Cruz, Rio de Janeiro, 2005.
41. Kirmayer LJ. Beyond the 'new cross-cultural psychiatry': cultural biology, discursive psychology and the ironies of globalization. Transcult Psychiatry 2006 Mar; 43(1):126-44.

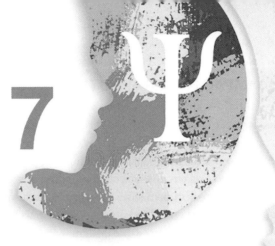

Fronteira da Comunicação Virtual com a Medicina

Camila Farias de Araújo
Alice Lins Mauricio Batista

> *O homem continua homem, mas transcende ao perceber novas possibilidades de e para sua natureza humana.*
>
> **(Julian Huxley)**[1]

INTRODUÇÃO

Estudos pioneiros da "teoria da presença social" já questionavam havia anos se os meios digitais conseguiriam, com sucesso, dar aos usuários as sensações de proximidade e intimidade que normalmente são sentidas na presença física[1]. Com o passar das décadas a temática passou a ser mais atual do que nunca e, portanto, muitos ainda se perguntam se, quanto maior o nível de presença social, mais confiança e profundidade da compreensão cada parte tem com a outra.

Nesse contexto, a prática médica, que tanto demanda uma relação de confiança e a necessidade de análises por parte do médico idealmente realizadas com o contato físico, começa a se alastrar paulatinamente por meio de mídias digitais. Mas será que a medicina poderá se reestruturar para abarcar a inserção de meios digitais em seu dia a dia? Até que ponto o uso desses meios tem impacto na vida do médico e/ou do paciente? O estudante, que será o médico de amanhã, está preparado para trabalhar com os veículos de comunicação atuais? O médico corresponde às expectativas que os pacientes e a mídia têm sobre esse modo de comunicação?

O que fazer, então, para melhor entender como agir diante dessa metamorfose de relação pela qual estamos passando?

HÁ IMPACTO TERAPÊUTICO NA COMUNICAÇÃO À DISTÂNCIA?

As mídias sociais compreendem recursos eletrônicos por meio dos quais os usuários podem criar conteúdo e compartilhar informações em um ambiente de comunidades virtuais, através da internet e dos aplicativos de celulares[2].

O uso dessas mídias sociais tem aumentado de modo exorbitante, e a aplicabilidade desses serviços se dá em diversos campos, como educação e negócios, permitindo, assim, o compartilhamento de informações em ritmo acelerado e a promoção de vínculos via *web*[3]. Com a saúde não poderia ser diferente. Ainda que haja preocupações sérias e compreensíveis sobre privacidade e limites éticos que podem ter retardado a aceitação e a adoção das mídias sociais por muitos membros da comunidade médica, no momento são notórios a aplicabilidade e o uso dessas tecnologias na medicina, as quais oferecem novas oportunidades para a disseminação de confiança, validando informações relativas aos cuidados de saúde[4].

As mudanças promovidas pela ampliação da comunicação digital abrangem desde o âmbito acadêmico, quando os estudantes usam as mídias sociais para consolidar e aprimorar o conhecimento, passando pela relação médico-paciente por conta da comunicação digital, até o uso dessa forma de comunicação pelos pacientes para compartilhar dúvidas, sentimentos e informações. Apesar de as evidências da efetividade das redes sociais em alguns âmbitos da saúde (como na atenção primária) ainda permanecerem inconclusivas[5], recentemente foi percebida a tendência de considerar que essas tecnologias poderiam ser uma solução para os problemas de falta de capacidade do sistema[6]. Como exemplo de seu auxílio para suprir a falta de capacidade do sistema, elas podem contribuir para o tratamento centrado no paciente mediante a disponibilização de informações de maneira ampla e difusa[4], melhorando o conhecimento da problemática de cada paciente por parte do médico. Haveria reforço à comunicação entre este e o paciente, de modo que poderiam ser contornados obstáculos como a alta demanda de pacientes e a falta de estrutura da unidade de saúde para receber esses pacientes, dentre outros problemas. Assim, o uso de tecnologias de informação e comunicação oferece uma nova abordagem à promoção de saúde e desempenha um papel importante e promissor na facilitação das interações modernas médico-paciente [7].

Medicina centrada na pessoa (MCP)

Ao falarmos de MCP, precisamos pensar na necessidade do estabelecimento de um vínculo efetivo entre o médico e o paciente que permita a construção de um plano de abordagem amplo e individualizado, o qual seja capaz de transpor a esfera biológica. A comunicação digital pode ser uma grande força motriz para incentivar essa prática, assim como há risco de se tornar a vilã desse processo por promover uma relação mais impessoal e fugidia e diminuir as possibilidades de interação pessoal por meio dos sinais corporais (mais dificilmente analisados quando a consulta não é presencial). Logo, devemos olhar com senso crítico e ter em mente os pressupostos básicos da MCP, a fim de observar os reais benefícios da introdução de novas mídias no suporte à relação-médico paciente.

Relação médico-paciente

A relação médico-paciente é um poderoso indicador da qualidade dos serviços de saúde e, se adequada, determina comportamentos de autocuidado e maiores eficácia e adesão a qualquer tratamento[8], de modo que a necessidade de ajuste para acompanhar o ritmo acelerado do uso de comunicação digital na medicina deve ser contínua e contribui para aprimorar as relações, inclusive dentro do próprio mundo digital. Um exemplo disso é a criação de plataformas de gerenciamento das redes sociais que nasceram da

> necessidade de melhor integrar as informações e, assim, contribuir mais efetivamente para o uso médico das redes. O uso de gerenciador de múltiplos perfis compila as informações sobre o usuário e, no caso da saúde, o profissional médico passa a ter acesso a informações sobre hábitos, passatempos, dietas e ambientes de trabalho, informações que também são importantes para monitorização da doença do paciente, mas que estariam isoladas em redes sociais como *Facebook* e não apareceriam na rede de saúde, como a *HealthVaul* (serviço online que permite reunir, armazenar e compartilhar informações sobre saúde pessoal e familiar)[9].

Terceiro tema mais pesquisado em *sites* de busca[10], a saúde também passou a conceber o ambiente virtual como mais um espaço para discussão, compartilhamento de opiniões e validação de informações relativas aos cuidados em saúde. Com base no princípio *Crowdsorcing* ("contribuição colaborativa" de fornecimento de conteúdo), as plataformas virtuais possibilitaram que as discussões travadas nas enfermarias se estendessem para as redes sociais, ampliando o estudo, bem como facilitando o acesso do paciente a informações que tradicionalmente exigiam consultas formais, figurando como um instrumento de reforço de vínculo e de adesão terapêutica.

Instrumentos de vanguarda

Os recursos que promovem a construção participativa de conteúdo potencializam o acesso à informação com tamanha facilidade que se torna difícil encontrar equivalência nas fontes extradigitais. Diante disso, criou-se uma interessante modalidade de mídia social que, voltada para o paciente, permite que o usuário tenha acesso a uma "segunda opinião". Com base na formação colaborativa do conteúdo, plataformas como o CrowdMed possibilitam que os usuários apresentem seu quadro clínico e solicitem a opinião de médicos cadastrados na plataforma, gerando hipóteses diagnósticas para o caso em questão. Na página de apresentação, o projeto se propõe a *reduzir para o intervalo de semanas as buscas diagnósticas que levariam, em média, 6 anos de investigação, a interferência de oito médicos e o custo total de 50 mil dólares*. Apesar de poder ser apresentado como um instrumento utópico e pretensioso por levantar hipóteses sem o exame físico e sujeito a vieses de informações, utiliza interessante e promissora estratégia de assistência à saúde[11].

Fundamentando-se no *efeito da desinibição online* descrito pelo psicólogo americano John Suler, muitos argumentam que a consulta por meios digitais em vez de presencial também pode propiciar maior conforto à expressão de determinados pacientes, principalmente aqueles pertencentes às minorias sociais. Alguns estudos propõem, inclusive, que os pacientes também se sentem confortáveis para comunicar-se digitalmente com seu médico sobre aspectos que exigem confiança ainda maior como, por exemplo, para partilhar informações acerca do próprio estado emocional. Desse modo, sugerem que a comunicação virtual pode ser uma estratégia de reforço à relação médico-paciente por favorecer a discussão de assuntos que poderiam ser evitados pelos pacientes nos contatos no consultório[5].

Outras estratégias podem ser adotadas para promover a saúde e melhorar o acompanhamento do tratamento por meio dessas tecnologias digitais. Como exemplo dessas estratégias tem-se o uso de aplicativos de *smartphones* como artifício voltado para os pacientes com doenças crônicas com o objetivo de monitorar o paciente, coletar informações e/ou fornecer instruções sobre alimentação, hábitos de vida, cuidados paliativos e controle da dor, dentre outros temas. Essas ferramentas podem auxiliar o paciente principalmente nos momentos e práticas cotidianas em que, por não serem considerados urgentes, não geram

88 Seção II Dimensão Reflexiva

a necessidade de uma consulta imediata com o médico. Surgem, assim, como instrumentos importantes para auxiliar o tratamento, principalmente os que contribuem para o monitoramento do paciente pela equipe médica, sendo apontados em estudos como responsáveis pela redução de intercorrências[12].

Outro uso potencialmente benéfico da comunicação digital consiste na possibilidade de compartilhamento de informações entre os pacientes. Por meio da troca de experiências, do compartilhamento de dúvidas sobre os reflexos da doença na funcionalidade e na qualidade de vida, dos efeitos colaterais do tratamento ou mesmo para expor suas angústias diante do quadro, os pacientes podem se sentir acolhidos por integrarem um grupo que oferece suporte emocional mútuo[13].

Além do potencial incentivo à relação médico-paciente e de ampliar o suporte terapêutico, o ambiente virtual tem intrínseca a capacidade de levar assistência a populações isoladas. Quando se observa a dificuldade de acesso e continuidade do acompanhamento médico encarada por deficientes físicos, viajantes, refugiados e sem-teto, as tecnologias de comunicação disponíveis para uso em saúde constituem, ainda que utopicamente, uma alternativa de viabilizar a manutenção da assistência a esses grupos. Para outros grupos, como o de imigrantes ilegais e refugiados, essas estratégias eliminam a obrigatoriedade do encontro físico, tornando-se ainda mais atraentes por abrandarem o temor da descoberta, o que poderia impedir o acompanhamento médico continuado[4].

Nesses casos especiais em que a consulta presencial não pode ser realizada ou em um grupo de pacientes marginalizados, os benefícios das mídias digitais são maiores do que na população geral, como no caso de viajantes, que terminam conseguindo um acompanhamento médico mais contínuo por esse meio. Ainda, algumas pessoas impossibilitadas de aguardar a consulta em consultórios ou com dificuldade em estabelecer o vínculo com um médico, ou que precisam de intérpretes para a transmissão satisfatória das informações pertinentes, podem se sentir mais auxiliadas pelo uso de mídias digitais [5].

Logo, a comunicação virtual tem sido particularmente importante na ampliação da cobertura da assistência em saúde em países desfavorecidos. Ao possibilitar o contato entre diversas equipes médicas e não médicas, tornou possível que um profissional treinado e capacitado oriente outros profissionais não especializados à distância, de modo que o paciente receba uma assistência qualificada. Esse artifício tem sido bastante empregado por grupos de ação humanitária, permitindo a ampliação de seu campo de atuação e que eles cheguem a comunidades cada vez mais isoladas[14].

A COMUNICAÇÃO DIGITAL EM SAÚDE OFERECE BENEFÍCIOS PARA ALÉM DO GERENCIAMENTO CLÍNICO?

A criação de fóruns com finalidade científica consiste em uma estratégia educacional de expressivo potencial como ferramenta informal de edificação do aprendizado. Fontes dinâmicas de pesquisa, nesses fóruns são possíveis a exposição das opiniões e a criação de discussões, figurando como um acessório complementar de grande importância para a formação médica. Esses ambientes podem surgir dentro das próprias mídias e redes sociais já bem difundidas, como o *Facebook*, que, segundo um estudo inglês, é utilizado para aprendizado colaborativo por meio das discussões nos grupos, para a disponibilização de fontes de estudo para as provas, compartilhamento de experiências profissionais e perspectivas e para o planejamento profissional, dentre outras funções. O estudo sugere ainda que o *Facebook* pode estimular o interesse por pesquisas científicas, a análise e o conhecimento do comportamento do profissional e, até mesmo, se caracterizar como estratégia para a redução do estresse. Diante disso, muitos estudiosos valorizam o uso informal de mídias como essa como acessório educacional e incentivam a implementação desse recurso na formação do estudante[3,6,15].

Outra nova e promissora aplicação das mídias sociais, ainda pouco explorada, consiste na adaptação dessas redes como fonte de dados de interesse para as autoridades em saúde pública. Sua adaptação para a coleta de informações gerais da população poderia auxiliar, por exemplo, a identificação precoce de surtos e epidemias, passando a ser encarado como um instrumento de vigilância epidemiológica. Essa estratégia se baseia na escolha de uma rede social e na criação de um *software* de busca dentro da rede escolhida e possibilita um rastreio pouco específico, mas sensível de doenças de acordo com as informações dadas pelos usuários. Em estudos sobre a aplicação de *softwares* de rastreio para dengue no Rio de Janeiro[16] e para influenza nos EUA[17], observou-se que o *Twitter* é um *microblog* que apresenta grande potencial no rastreio epidemiológico por tornar possível a visualização de postagens por todos os outros usuários e identificar a localização do usuário.

O rastreio de agravos por mídias digitais é considerado um possível acessório que pode ser fonte de informações epidemiológicas, auxiliando a detecção precoce, mas inespecífica, de surtos. Não deve, entretanto, ser encarado como uma ferramenta fidedigna de vigilância epidemiológica, já que se baseia na exposição de suposições e não tem, dentre seus usuários, representação plena da população. Exige, desse modo, estudos que avaliem seu real benefício e os efeitos dos vieses de informação antes de ser implementado como fonte de pesquisa epidemiológica[16].

ENTRAVES À AMPLIAÇÃO DO USO DA COMUNICAÇÃO DIGITAL EM SAÚDE

É evidente que as interações médico-paciente estão mudando, tornando-se mais centradas no paciente e incentivando que cada vez mais profissionais da saúde promovam abordagens flexíveis para as consultas. A comunicação digital entre o médico e o paciente aumenta a flexibilidade, a escolha e a conveniência do paciente. No entanto, o uso de tecnologia poderá criar problemas para a assistência se a disponibilidade de consultas tradicionais for consideravelmente reduzida, já que a qualidade da consulta depende de uma relação médico-paciente preexistente e bem construída, assim como das impressões gerais acerca do paciente e de seu exame físico – aspectos que exigem o contato presencial. A consulta tradicional não deve ser menosprezada ou simplesmente substituída ante a comodidade da troca de informações via digital, sendo imprescindível o uso racional de ambas para o aproveitamento do potencial benéfico da manutenção da comunicação digital nas relações médico-paciente[5].

Diversos são os entraves para o uso das tecnologias de comunicação em saúde, e o profissional deve estar atento a todos. Ao optar por uma rede social que o conecte aos pacientes, o médico precisa estar ciente dos riscos que o estabelecimento de vínculos fora do consultório pode oferecer a essa relação. Em razão da disponibilidade de informações pessoais e sobre os hábitos de vida nas redes sociais, esse ambiente de relacionamento pode propiciar a coleta de informações que possam não condizer com as expectativas dos envolvidos. Os médicos podem, de certo modo, invadir a privacidade do paciente, ao mesmo tempo que podem passar a ter seus hábitos mais "vigiados" por este. É grande o risco ao vínculo estabelecido quando, por meio das redes sociais, se observa a não adesão terapêutica ou o não seguimento de orientações fornecidas pelo médico. Desse modo, é sugerida a adoção de um perfil profissional dissociado do pessoal, respeitando os limites éticos que regem a relação médico-paciente[18].

Ao se utilizarem meios digitais de compartilhamento de informações, principalmente em plataformas de comunicação acessadas por diversos usuários, devem ser questionadas ainda a segurança e a confidencialidade do instrumento. Por ser um ambiente suscetível a falhas na confidencialidade, uma vez que os recursos virtuais de segurança não são intransponíveis, há o risco de extravio de informações, minando a confidencialidade necessária à prática médica. Desse modo, são imprescindíveis maiores estudos e avaliações acerca da segurança, da confiabilidade e da real utilidade de ferramentas como essas[10].

Bastante debatido no meio acadêmico, o uso de ferramentas de mensagens instantâneas merece destaque especial. Amplamente difundidos entre toda a população, esses instrumentos possibilitam que seus usuários se conectem independentemente de outras atividades e se mantenham disponíveis para a troca de informações. Utilizado por 58% da população brasileira[19], o *WhatsApp*, principal aplicativo de mensagens instantâneas, vem se tornando um dos mais importantes meios de comunicação formal ou informal e tem sido utilizado para a comunicação entre as equipes médicas e os estudantes, bem como entre os pacientes e os médicos. No Brasil, seu uso para comunicação com os pacientes foi relatado por 87% dos médicos, superando os índices britânicos (2%) e norte-americanos (4%)[20].

Ao transmitir a ideia de "disponibilidade ilimitada" do médico que se utiliza de aplicativos de mensagens instantâneas ou de outros instrumentos com a mesma concepção, são causados problemas pessoais e crises éticas acerca de seu emprego. Quando a comunicação com os pacientes é estabelecida por meio de mensagens instantâneas, não é fácil para o médico indicar a restrição de disponibilidade, podendo passar a ser consultado pelo paciente por livre demanda. Isso suscita questionamentos sobre o respeito à jornada de trabalho do profissional, a legitimidade ou não da cobrança de pagamentos por essas consultorias e a necessidade de geração de registro formal do atendimento em prontuário, dentre outros aspectos. Desse modo, apesar de já ser empregado em larga escala, sugere-se cautela no uso de mensagem instantânea por não ser segura, não possibilitar a plena prática médica e ainda não haver regimento com orientações normatizadas que determine como o médico deve utilizá-la.

É importante, ainda, atentar para a sobrecarga emocional possivelmente gerada no médico quando são estabelecidos canais de comunicação de disponibilidade ilimitada. O vínculo excessivo torna tênues os limites entre a vida profissional e a pessoal, expondo o profissional a continuado estado tensional diante do sofrimento do paciente. Tamanha demanda pode implicar um estado de *fadiga da compaixão*, em que o profissional perde a capacidade de resiliência. Mais tarde, essa sobrecarga poderá gerar insatisfação profissional, tornando inevitáveis quadros de exaustão característicos da síndrome de *burnout*[21-23].

Cabe entender, portanto, que para a comunicação virtual na medicina o aprimoramento deve ser constante de modo a adaptar melhor os meios às necessidades dos profissionais de saúde e dos pacientes. Para integrar plenamente a comunicação eletrônica à troca de informação no âmbito dos sistemas de saúde atuais, as ferramentas devem ser adaptadas e desenvolvidas, assim como avaliadas novas habilidades de vários profissionais.

Para tanto, informar e educar os profissionais de saúde, as instituições e os pacientes a respeito de como se inserir e analisar as condições do meio digital é necessário para que eles se tornem aptos a efetuar uma constante avaliação dos potenciais benefícios e riscos de aplicações técnicas futuras e promover as adaptações necessárias às situações[24]. O ajuste contínuo dos serviços de saúde com base nas tecnologias de comunicação e informação poderia contribuir para combater os problemas atuais da saúde pública, como baixa qualidade e alto custo[25,26], e facilitar a capacitação dos doentes, a promoção da saúde, a prevenção de doenças e o monitoramento de parâmetros de saúde relevantes, além da adesão do paciente ao tratamento.

Convém lembrar também que para que os benefícios se estabeleçam de maneira efetiva, principalmente para os grupos mais marginalizados, devem ser superados desafios como propiciar acesso generalizado à internet, tornar as plataformas adequadas à linguagem necessária e às instruções de acessibilidade, bem como manter esse artifício como estratégia de suporte e não de substituição à prática tradicional. Na realidade, a superação completa é utópica e algumas barreiras possivelmente permanecerão com a possibilidade da monopolização da prestação de serviços de comunicação digital na interação médico-paciente por aqueles que já têm bom acesso aos serviços e a exclusão dos economicamente menos favorecidos em virtude do custo da implementação de novos meios de comunicação digital[27].

Assim, o uso dos meios digitais na prática médica envolve não apenas aspectos relacionados com a saúde, mas também econômicos e pessoais referentes ao paciente e ao médico para o melhor aproveitamento do que eles podem oferecer. Devem ser lembrados os riscos e os possíveis problemas da substituição da consulta presencial por uma intermediada por meios digitais, mesmo que não definitivamente, bem como valorizadas as vantagens do uso de mídias digitais diante do processo multifatorial que representa a comunicação digital no meio médico.

Um estudo austríaco interrogou médicos, instituições e pacientes para avaliar quais seriam, para eles, os principais benefícios e obstáculos ao uso de mídias digitais na saúde (Quadro 7.1). Os autores chegaram à conclusão de que o grupo de médicos foi o mais

Quadro 7.1 Principais benefícios e obstáculos ao uso de mídias digitais na saúde

Principais benefícios (em ordem decrescente)	Principais obstáculos (em ordem decrescente)
Melhoria da relação médico-paciente	Falta de aceitação da conjuntura tecnológica por parte dos profissionais
Aprimoramento do conhecimento dos pacientes acerca da doença	Dúvidas sobre a manutenção da privacidade das informações divulgadas em rede
Aumento da qualidade do serviço prestado	Questionamento acerca da segurança na transmissão das informações
Redução de gastos com o cuidado em saúde	Necessidade de pré-requisitos técnicos e de padrões para regular os meios de comunicação
Melhoria do padrão de vida	

pessimista em relação à implementação das tecnologias da comunicação nas práticas da saúde [7,28] e foi o único a ter integrantes que, mesmo em pequeno número, afirmaram que não haveria nenhum avanço com a inserção dessas tecnologias na assistência[7], o que torna claro o quanto a implantação dessa prática ainda é considerada um tabu no meio médico.

SUGESTÕES PARA USO RACIONAL DA COMUNICAÇÃO DIGITAL EM SAÚDE

Com a criação e a utilização de informações *online* e o uso generalizado de plataformas digitais, os médicos precisam cada vez mais procurar a melhor maneira de proteger os interesses de seus pacientes e aplicar os princípios do profissionalismo e da ética em suas relações virtuais[29]. Demonstrar respeito com os pacientes e estabelecer limites apropriados são fundamentais para manter a privacidade e a confidencialidade das informações[30]. De acordo com um estudo realizado em Israel[31], a investigação, uma estreita cooperação e responsabilidades mútuas entre médicos e pacientes são fatores-chave para a comunicação eletrônica.

Antes de expandir a interação para os meios digitais, o médico deve avaliar a finalidade da expansão, o tema das conversas, como serão gerenciadas as emergências e urgências, o quão imediata será a mídia adotada e quais as expectativas geradas[7]. Após balanço acurado dos aspectos negativos e positivos, devem ser avaliadas a confiabilidade e a confidencialidade do meio escolhido. Por fim, a escolha deve ser discutida com o paciente, visando ao esclarecimento dos objetivos e à avaliação do desejo de uso desse instrumental. Convém ter em mente, ainda, que a consultoria prestada por qualquer meio escolhido integra o processo de atendimento do paciente, devendo ser registrada em prontuário, seja por argumentos jurídicos, seja para melhor acompanhamento do paciente (Quadro 7.2).

As ferramentas que vêm sendo implementadas para a comunicação digital, visando dinamizar a transmissão de informações em saúde, apresentam um potencial enorme para a promoção de profundas mudanças nas práticas médicas. Por facilitar a discussão acadêmica e o acompanhamento médico ou por ampliar a cobertura de saúde, essas estratégias promovem benefícios paulatinamente introduzidos nos grupos sociais. No entanto, a implementação de uma comunicação virtual efetiva no meio médico ainda está sendo elaborada e muitos entraves precisam ser superados.

O Quadro 7.3 mostra alguns tipos de interação entre os médicos e os pacientes por meio das mídias digitais com os maiores benefícios e entraves e as possíveis recomendações aos profissionais e estudantes da área para agirem de maneira ética e segura e desfrutar dos fatores positivos da comunicação digital.

Quadro 7.2 Orientações gerais importantes

Principais orientações gerais
Buscar o estabelecimento de relação médico-paciente presencial prévia e continuada
Avaliar a confiabilidade do meio escolhido
Avaliar o objetivo da adoção dessa estratégia e o que se espera dela
Registrar em prontuário todas as "consultorias" prestadas
Preferencialmente, criar perfil profissional para redes sociais que não contenham informações pessoais
Delimitar a disponibilidade para o paciente

Quadro 7.3 Atividades médicas *online*: potenciais benefícios, ciladas e recomendações de segurança nessas ações*

Tipo de interação	Potenciais benefícios	Principais ciladas	Recomendações de segurança
Comunicações com pacientes através de *email* e mensagens de texto instantâneas	Maior acessibilidade Respostas imediatas às questões não urgentes	Preocupações quanto à confidencialidade Substituição da interação face a face pela interação por telefone Ambiguidade ou má interpretação a partir da interação digital	Estabelecer diretrizes para problemas apropriados à abordagem digital Reservar a comunicação digital apenas para pacientes que mantêm o seguimento clínico fisicamente
Uso de *sites* de mídia social para obter informações sobre pacientes (perfis dos pacientes)	Observar e aconselhar os pacientes sobre comportamentos de risco ou prejudiciais à saúde Intervir em caso de emergência Documentar achados que auxiliem terapias contínuas	Ameaçar a confiança na relação médico-paciente e os limites entre a barreira pessoal e a profissional	Considerar a intenção de procura e aplicação da descoberta da informação (certificar-se de que não se trata de mera curiosidade, por exemplo) Considerar benefícios para terapias contínuas
Uso de recursos educacionais *online* e divulgação de informações cujo público-alvo são os pacientes	Incentivar a educação dos pacientes a respeito das doenças Aumentar a quantidade de ambientes de transferência de informações confiáveis	Materiais não revisados podem fornecer informações imprecisas Pacientes podem divulgar falsas informações sobre terapias e diagnósticos	Encaminhar os pacientes apenas para *sites* de boas fontes e reputação Examinar cada informação antes de publicar ou recomendar para garantir a acurácia do conteúdo
Blogs e *microblogs* produzidos por médicos e comentários de médicos em postagens	Adiciona uma voz médica a esses meios de comunicação, podendo ajudar a disseminar informações sobre saúde	Usar o meio de comunicação para desabafo ou para estabelecer um discurso retórico de autovalorização que deprecie outros profissionais	Sempre parar e pensar antes de postar Considerar que o meio usado retrata quem é o médico que está escrevendo do ponto de vista pessoal e profissional
Publicação de informações pessoais de médicos em *sites* públicos de mídias sociais	Estabelece redes e comunicação Fatores primordiais nas relações atuais	Tem impacto sobre a representação pessoal e profissional do médico Atenua a fronteira entre o profissional e o pessoal	Manter separados aspectos pessoais e profissionais no comportamento social *online* Examinar o material que está disponibilizando
Uso por parte do médico de ambientes digitais (por exemplo, *Web*) para se comunicar com colegas sobre o atendimento ao paciente	Fácil comunicação entre colegas	Preocupações quanto à confidencialidade (determinada informação a respeito do paciente pode ou deve ser compartilhada com os demais profissionais?) Insegurança das redes usadas e das informações de saúde (as informações estarão efetivamente protegidas para não caírem em domínio público?)	Implementar soluções tecnológicas para garantir a segurança no compartilhamento de informações Seguir a prática institucional para acesso remoto na tentativa de sempre manter as informações protegidas

*Fonte: adaptado de "Online Medical Professionalism: Patient and Public Relationships: Policy Statement."

CONSIDERAÇÕES FINAIS

Parece essencial entendermos o panorama referente à aplicabilidade da comunicação digital no âmbito da saúde para que possamos aprimorar seu uso e nos adaptarmos à revolução que essa nova forma de comunicação vem gerando dentro e fora dos hospitais, como a necessidade de lidar com os trâmites legais relacionados com os meios digitais. Assim, otimizar, evitar as consequências negativas da aplicação das mídias sociais no campo médico e aproveitar mais as positivas pode nos levar a atingir o equilíbrio adequado para desfrutar de seus recursos.

Os desafios são muitos, e as perspectivas, inúmeras. No entanto, o caminho consiste em uma prática médica individualizada, pautada em preceitos éticos e morais e no bom senso de todos os membros envolvidos no estabelecimento e na manutenção dessas novas formas de comunicação com o próximo.

Referências

1. Parker E, Short J, Williams E, Christie B. The social psychology of telecommunications. Contemporary Sociology 1978;7(1):32.
2. Dizon D, Graham D, Thompson M et al. Practical guidance: the use of social media in oncology practice. Journal of Oncology Practice 2012; 8(5):e114-e124.
3. Sahama T, Liang J, Iannella R. Impact of the social networking applications for health information management for patients and physicians. Studies in Health Technology and Informatics 2012; 180:803-7.
4. Lewis M, Dicker A. Social media and oncology: the past, present, and future of electronic communication between physician and patient. Seminars in Oncology 2015; 42(5):764-71.
5. Huxley C, Atherton H, Watkins J, Griffiths F. Digital communication between clinician and patient and the impact on marginalised groups: a realist review in general practice. British Journal of General Practice 2015; 65(641):e813-e821.
6. The power of information: Putting all of us in control of the health and care information we need [Internet]. 2012 [cited 4 January 2017].
7. Haluza D, Jungwirth D. ICT and the future of health care: aspects of doctor-patient communication. International Journal of Technology Assessment in Health Care 2014; 30(03):298-305.
8. Matusitz J, Spear J. Effective doctor–patient communication: an updated examination. Social Work in Public Health 2014; 29(3):252-66.
9. Chaudhry B. Systematic review: impact of health information technology on quality, efficiency, and costs of medical care. Annals of Internal Medicine 2006; 144(10):742.
10. Farnan J. Online medical professionalism: patient and public relationships: policy statement from the American College of Physicians and the Federation of State Medical Boards. Annals of Internal Medicine 2013; 158(8):620.
11. CrowdMed [Internet]. Crowdmed.com. 2017 [acesso em 7 maio 2017]. Disponível em: https://www.crowdmed.com/.
12. Kumar S Jamwal N. Smarter palliative care for cancer: use of smartphone applications. Indian Journal of Palliative Care 2016; 22(1):108.
13. Naslund J, Aschbrenner K, Marsch L, Bartels S. The future of mental health care: peer-to-peer support and social media. Epidemiol Psychiatr Sci 2016; 25(02):113-22.
14. Wamala D, Augustine K. A meta-analysis of telemedicine success in Africa. Journal of Pathology Informatics 2013; 4(1):6.
15. Pearson D, Bond M, Kegg J et al. Evaluation of social media use by emergency medicine residents and faculty. Western Journal of Emergency Medicine 2015; 16(5):715-20.
16. Antunes M, Silva C, Guimarães M, Rabaço M. Monitoramento de informação em mídias sociais: o e-Monitor Dengue. Transinformação 2014; 26(1):9-18.
17. Chew C, Eysenbach G. Pandemics in the age of Twitter: content analysis of tweets during the 2009 H1N1 outbreak. PLoS ONE 2010; 5(11):e14118.
18. Denecke K, Bamidis P, Bond C et al. Ethical issues of social media usage in healthcare. IMIA Yearbook. 2015; 10(1):137-47.

19. Pesquisa brasileira de mídia 2015 – hábitos de consumo de mídia pela população brasileira [Internet]. 2017 [acesso em 7 maio 2017]. Disponível em: http://www.secom.gov.br/atuacao/pesquisa/lista-de-pesquisas-quantita-tivas-e-qualitativas-de-contratos-atuais/pesquisa-brasileira-de-midia-pbm-2015.pdf.

20. Exame. 87% dos médicos no Brasil usam WhatsApp com pacientes | EXAME.com - Negócios, economia, tecnologia e carreira [Internet]. 2017 [acesso em 11 set 2016]. Disponível em: http://exame.abril.com.br/tecno-logia/noticias/87-dos-medicos-no-brasil-usam-whatsapp-com-pacientes.

21. Wiener L, Crum C, Grady C, Merchant M. To friend or not to friend: the use of social media in clinical onco-logy. Journal of Oncology Practice 2012; 8(2):103-6.

22. Secondary Traumatic Stress | National Child Traumatic Stress Network – Child Trauma Home [Internet]. Nctsn.org. 2017 [Acesso em 7 maio 2017]. Disponível em: http://www.nctsn.org/resources/topics/secon-dary-trauma-tic-stress.

23. What is Compassion Fatigue? | TEND® [Internet]. Tendacademy.ca. 2017 [acesso em 7 maio 2017]. Dispo-nível em: https://www.tendacademy. ca/what-is-compassion-fatigue.

24. Ueckert F, Goerz M, Ataian M, Tessmann S, Prokosch H. Empowerment of patients and communication with health care professionals through an electronic health record. International Journal of Medical Informa-tics 2003; 70(2-3):99-108.

25. Chaudhry B. Systematic Review: impact of health information technology on quality, efficiency, and costs of medical care. Annals of Internal Medicine 2006; 144(10):742

26. Cabieses B, Faba G, Espinoza M, Santorelli G. The link between information and communication technol-ogies and global public health: pushing forward. Telemedicine and e-Health 2013; 19(11):879-87.

27. Boeltzig H, Pilling D. Bridging the digital divide for hard-to-reach groups [Internet]. The IBM Centre for the Business of Government 2007 [acesso em 7 maio 2017].

28. Lupiáñez-Villanueva F, Hardey M, Torrent J, Ficapal P. The integration of information and communication technology into medical practice. International Journal of Medical Informatics 2010;79(7):478-91.

29. Farnan J, Paro J, Higa J, Reddy S, Humphrey H, Arora V. Commentary: the relationship status of digital media and professionalism: It's complicated. Academic Medicine 2009; 84(11):1479-81.

30. Thompson L, Dawson K, Ferdig R Coutts J et al. The intersection of online social networking with medical professionalism. Journal of General Internal Medicine 2008; 23(7):954-7.

31. Breen G, Wan T, Zhang N, Marathe S, Seblega B, Paek S. Improving doctor–patient communication: exam-ining innovative modalities vis-à-vis effective patient-centric care management technology. J Med Syst 2008; 33(2):155-62.

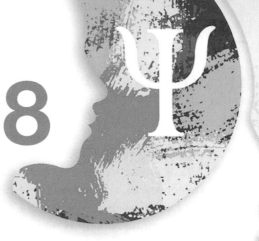

A Relação entre Profissionais e Pacientes no Ambiente Institucional

Luiz Evandro de Lima Filho
Leonardo Machado

INTRODUÇÃO

O cenário é o seguinte: você está em uma Unidade de Pronto Atendimento (UPA) com estimativa de atendimento (em 24 horas) de uma quantidade maior de pacientes que a capacidade suportada. Você é um médico clínico e participa do plantão com mais três médicos, também clínicos. Nesse momento você se encontra atendendo pacientes na "área verde" (que concentra pacientes de menor risco). São 10 horas da manhã de um sábado, e até o momento você só havia atendido pacientes de baixa complexidade, quando entra em sua sala uma senhora chamada Maria, de 72 anos, em cadeira de rodas, apresentando dispneia moderada e que passou à frente dos outros atendimentos por ser classificada como urgência.

Após exame físico e anamnese, você diagnostica edema agudo de pulmão (EAP) hipertensivo, solicita a aplicação das medicações adequadas e a transferência para a "área vermelha" (para pacientes de risco maior), além de um eletrocardiograma (ECG). Você sai da sala acompanhando a senhora, pois está preocupado com a possibilidade de o ECG evidenciar um infarto agudo do miocárdio (IAM). Ao sair, você já percebe que a população que aguardava atendimento de baixa complexidade se multiplicou e começa a reclamar de sua saída do atendimento. Nesse momento, um de seus colegas continua atendendo na "área verde". Outro colega, a essa hora, já realizou a evolução dos 14 leitos de observação para pacientes de média complexidade (sala amarela) e solicitou transferência para continuar tratamento especializado para oito desses pacientes. Por fim, você encontra seu último colega clínico na sala vermelha, realizando a evolução de dois pacientes entubados com necessidade de cuidados especiais e que há 2 dias aguardam vagas em UTI.

Enquanto a equipe acomoda Dona Maria e providencia as medicações e o ECG, você tenta ajudar seu colega a resolver os problemas relativos aos pacientes da sala vermelha. Um deles é um diabético, com 40 anos de idade, que entrou em coma por falta de medicação na Unidade de Saúde da Família (USF) e que apresenta uma série de distúrbios hidroeletrolíticos, sobre os quais você não poderá intervir com rapidez, uma vez que os parâmetros clínicos são imprecisos, você não dispõe de gasometria arterial e os exames laboratoriais demoram cerca de 4 horas para ficar prontos. O outro paciente é um senhor de 84 anos com sepse de origem respiratória, que iniciou quadro de tosse 3 semanas antes com piora gradual sem que a família ou mesmo o sistema de saúde (pois ele mora em área descoberta das ações das USF) percebesse.

Antes mesmo que o resultado do ECG de Dona Maria fique pronto, entra na sala vermelha um novo paciente, que apresenta hemoptise volumosa, e todos se impressionam com a quantidade de sangue perdida. Nesse momento, você e a equipe voltam a atenção para tentar entubação e acesso venoso com urgência. O paciente está apresentando baixa na saturação e o sangramento não cessa. Você chama o colega que estava na sala amarela para ajudar. Ele entra em contato com a central de regulação de leitos do Estado para identificar onde há uma vaga para levar esse paciente rapidamente. Você nunca presenciou um sangramento de tamanho volume e está preocupado ao imaginar qual será o próximo passo após a entubação, pois na UPA não há como realizar transfusão sanguínea, muito menos qualquer procedimento que possa identificar o sítio hemorrágico para o devido controle.

Logo após a entubação com sucesso, você consegue avaliar o ECG e percebe que Dona Maria está com um IAM com supradesnivelamento do segmento ST e necessita de novos medicamentos, bem como de transferência urgente para o setor de cardiologia. São 12 horas, e todos estão empenhados em transferir o quanto antes os pacientes. Você percebe que não há respirador para esse novo entubado e que a equipe terá de se revezar para manter ventilação com AMBU; além disso, mesmo com a senha da transferência, a única ambulância da UPA não está disponível, pois saiu com três pacientes e até o momento não foi liberada para retornar à unidade.

Enquanto isso, a sala verde já está abarrotada de pacientes irritados, aguardando o atendimento interrompido para atender às prioridades de emergência. Não há guardas para proteger a equipe ou os pacientes. As pessoas, ao lhe verem, comentam que você chegou ao plantão naquele momento ou que estava dormindo. Enquanto seus colegas cuidam de Dona Maria e do paciente em hemoptise, você segue as recomendações da UPA e da Secretaria de Saúde e tenta ligar para o Serviço de Atendimento Móvel de Urgência (SAMU) para efetuar as transferências. O médico do SAMU sabe que a função do serviço em que trabalha é realizar atendimento pré-hospitalar e que, apesar disso, sempre ocorreu esse desvio de função para as transferências em razão das deficiências da rede pública, porém, nesse dia especificamente, esse tipo de transferência não poderá ser realizado porque há um grande número de ambulâncias desativadas para conserto.

Enquanto isso, seus colegas relatam não ter conseguido senha na central de regulação de leitos para a transferência de Dona Maria, uma vez que todos os hospitais de cardiologia da Região Metropolitana estão com seus plantões fechados por falta de vagas e de fontes de oxigênio para comportar os pacientes dispneicos. Mesmo assim, você tenta ligar para os três hospitais da capital, e a resposta é que não há possibilidade de recebê-la. Um dos médicos lançou o argumento maior:"Você tem ao menos como fornecer oxigênio para ela; aqui ela vai morrer logo por hipoxia."

São 15 horas da tarde, a assistente social conseguiu contratar um serviço de ambulância particular para levar o paciente com hemoptise (você descobre que ele se chama Manoel). Após quase 5 horas de sangramento e ainda com pulso (fino), você acha que aconteceu mesmo um milagre, porém sua esperança de que Manoel consiga sobreviver está diminuindo, pois seu colega médico da equipe da ambulância lhe diz que o estado de saúde impede qualquer transporte. Você não quer aceitar que todos os seus esforços para vencer os entraves do sistema de saúde foram em vão, mas o paciente acaba em óbito às 17 horas, no mesmo momento em que a ambulância retorna à unidade e um de seus colegas de plantão leva a notícia de que conseguiu falar novamente com uma das emergências cardiológicas e que Dona Maria foi autorizada a seguir para a emergência. Você sai às pressas e consegue chegar à urgência cardiológica às 18 horas; enfim, parece que você conseguiu "burlar" a falta de estrutura nas urgências e emergências públicas.

Você entra na sala de emergência e praticamente não encontra vagas. Os corredores já estão povoados com macas e cadeiras ocupadas. Apesar de tudo, você entende que conseguiu fazer o melhor por Dona Maria e que ela receberá um tratamento mais adequado. Assim, sua expressão de alívio por ter conseguido transferir a paciente antes que viesse a morrer contrasta com a expressão de angústia do cardiologista plantonista (Fernando).

Fernando já passou todo o plantão com condições mínimas de trabalho (mais cedo o hospital em que ele trabalha não podia sequer receber pacientes por falta de suporte de oxigênio) e está prestes a receber mais uma paciente grave. Fernando ainda não reclamou com você porque ainda não descobriu que Dona Maria começou a sentir dispneia às 5 horas da manhã e foi atendida na UPA às 10 horas, mas que só chegou ao destino às 18 horas. Quando você forneceu essas informações, Fernando não o elogiou por ter administrado todas as medicações necessárias disponíveis ou por ter conseguido estabilizar o quadro clínico de Dona Maria enquanto tentava o transporte. Ele o acusa de irresponsável e de negligenciar a paciente em virtude da demora no socorro. Fernando, assim como você, não quer se responsabilizar por mais um óbito.

Você volta à UPA pensando que no mesmo dia teve sobrecarga de trabalho, que teve seu trabalho prejudicado pela ineficiência do sistema público e que outras pessoas o culparam por isso, se expôs a adquirir uma doença infecciosa, irritou-se, ficou ansioso por questões que não dependem de você, correu o risco de ser agredido por pacientes e acompanhantes, foi xingado por eles e, por fim, seu trabalho não foi reconhecido por outros colegas. Você sente fome e lembra que não almoçou. Diante desse cenário, podemos pensar que a instituição pode interferir em como se processam as relações médico-paciente? Pode interferir na relação do médico com outro médico? Pode interferir nas relações do médico com outros profissionais?

A RELAÇÃO PACIENTE-INSTITUIÇÃO

O estabelecimento de uma nova relação do paciente com a instituição/sistema de saúde pode ser embasada na própria experiência do paciente, em atendimentos anteriores, ou pode ser construída mediante a observação da experiência de terceiros (mídia, vizinhos e parentes), ou seja, a partir das expectativas. No entanto, a confirmação ou não dessas expectativas se processa apenas diante da vivência da nova experiência de relacionamento. Não raramente, os pacientes demonstram surpresa diante da frustração de suas expectativas. Servem como exemplos comuns os relatos dos pacientes que receberam atendimento imediato em hospitais da rede pública ou daqueles que esperaram muitas horas para serem atendidos nos hospitais da rede privada.

A aferição dos fatores relacionados com a satisfação dos pacientes em relação ao atendimento recebido nos serviços de saúde é uma importante maneira de mensurar a qualidade da assistência à saúde e, para tanto, diversos instrumentos têm sido criados[1]. Um grupo espanhol criou uma nova escala de satisfação dos pacientes[2] e a validou com a aplicação desse instrumento em uma população de 7.207 usuários de nove hospitais públicos. Após a análise multivariada, apenas três dimensões (competência profissional, comportamento interpessoal e informações) revelaram ter relação com o grau de satisfação. Isso significa que os pacientes, independentemente de fatores sociodemográficos, se sentiam mais satisfeitos quando eram bem tratados (com atenção/educação), acreditavam que recebiam informações suficientes sobre seu estado de saúde e os procedimentos a serem realizados e consideravam o profissionalismo do corpo clínico que os atendeu.

No Brasil, um estudo realizado em um hospital público na cidade de Belém do Pará[3] identificou que os principais fatores relacionados com a satisfação dos pacientes foram: a capacitação do corpo médico, o desempenho interpessoal, a demonstração de interesse dos profissionais médicos por sua saúde, a aparência profissional da equipe hospitalar e a educação no atendimento e fornecimento de informações claras e precisas na recepção do hospital. Em relação à clínica privada, um estudo desenvolvido na cidade de João Pessoa, Paraíba, observou que os pacientes consideram como os maiores atrativos para a escolha do hospital: a segurança técnica e assistencial (também relacionada com as características de estrutura física e o uso de tecnologias), a humanização do atendimento e o controle epidemiológico e de infecção hospitalar (principalmente evidenciado pelo aspecto de limpeza das unidades)[4].

Percebe-se certa ligação entre os principais fatores de satisfação dos pacientes e o tempo despendido para o atendimento. Prestar informações adequadamente e um tratamento com cordialidade são fatores básicos e importantes para uma boa relação médico-paciente. E quando o médico se encontra sobrecarregado e não dispõe de tempo suficiente para exercer suas habilidades de comunicação? De onde surge o fator "pouco tempo de atendimento"? Seria este um fator relacionado com os investimentos em saúde?

Um trabalho publicado recentemente[5], o primeiro a comparar a satisfação dos pacientes de 31 países europeus com os indicadores econômicos de cada local, verificou que o efeito do PIB *per capita* (renda) sobre os gastos com a saúde pública é significativamente positivo, a ponto de a chance de um habitante de um país de alta renda estar satisfeito com o sistema de saúde ser cerca de 3.400 vezes maior em comparação com o nível de satisfação do paciente de um país de baixa renda. Por outro lado, os gastos maiores com a saúde privada revelam uma relação negativa com a satisfação do paciente, visto que os cidadãos só irão investir em saúde privada quando o sistema de saúde público (que já recebeu suas contribuições através de impostos) falha em fornecer um atendimento adequado. Outras conclusões do estudo revelam uma forte associação entre o nível de satisfação do paciente e o número de leitos hospitalares, enfermeiros e médicos por 100.000 habitantes, sendo os idosos mais propensos a fazer uma avaliação positiva dos sistemas de saúde (possivelmente porque os países de renda mais alta contem com populações mais idosas). Esses dados reforçam a ideia de que fatores gerados no âmbito administrativo podem ser determinantes na relação médico-paciente.

A RELAÇÃO MÉDICO-PACIENTE NO CONTEXTO INSTITUCIONAL

A boa relação entre os profissionais da saúde e o paciente tem sido considerada por diversos autores um fator importante para melhorar os desfechos clínicos e oferecer maior satisfação aos pacientes[6-9]. Nesse sentido, pesquisas realizadas na Ásia e no Oriente Médio identificaram que a estrutura ineficiente e a sobrecarga de atendimentos eram os fatores que influíam mais negativamente na relação médico-paciente[6,9].

Outro conceito estudado que pode ajudar a compreender melhor essa relação no contexto institucional é o de confiança. Alguns autores[10-12] buscaram compreender como se desenvolve a confiança/desconfiança dos pacientes com relação aos sistemas de saúde.

Para entender melhor esses estudos, inicialmente é preciso definir confiança. Uma das melhores definições a compreende como

> a aceitação otimista da situação de vulnerabilidade na qual o *confiante* (paciente) acredita que o *confiador* (profissional da saúde) irá cuidar de interesses do *confiante*, com este sendo obrigado a aceitar os riscos associados, com o tipo e a profundidade da interdependência inerente a uma determinada relação[10].

Esse é um conceito que difere de satisfação, uma vez que a confiança se estabelece antes do término da experiência, enquanto a satisfação retrata uma avaliação posterior à experiência total. No entanto, esses conceitos se relacionam, tendo em vista que uma boa experiência produzirá satisfação e aumentará as chances de uma maior confiança no profissional/sistema de saúde em contatos futuros.

A confiança que se estabelece individualmente nos profissionais que trabalham no serviço público pode, inicialmente, representar a confiança nos políticos e nos governos (confiança institucional), assim como a confiança nos que trabalham no serviço privado pode ser reflexo da confiança no plano de saúde e nos hospitais privados a que se tem acesso[11]. Esses dois tipos de confiança (individual e institucional) se relacionam, porém não são interdependentes, pois os pacientes podem confiar no profissional que trabalha em um sistema pouco confiável ou desconfiar de profissionais que trabalham em um sistema confiável[10,12].

Um estudo australiano[10] avaliou a confiança/desconfiança dos pacientes que se utilizam de serviços oferecidos por hospitais públicos ou privados e identificou que os níveis de confiança nos dois sistemas eram igualmente altos. Os usuários da rede pública geralmente avaliavam seus médicos como dispostos a oferecer o melhor atendimento mesmo diante de circunstâncias adversas. Paralelamente, os pacientes julgavam que os médicos da rede privada estavam dispostos a "fazer o melhor" para manutenção da reputação e do destaque diante da concorrência com outros profissionais. Além disso, esse estudo observou que os pacientes da rede pública não tinham a opção de escolher os médicos que iriam atendê-los, o que os tornava simplesmente dependentes. Por outro lado, os pacientes da rede privada geralmente realizavam várias buscas por informações para definir a escolha do médico com quem iriam se consultar e, quando a confiança era quebrada por um mau comportamento do médico, a culpa pela má escolha também era parcialmente sentida pelo próprio paciente.

Na Inglaterra e no País de Gales foi conduzida uma avaliação com 1.187 pessoas por meio de questionário estruturado para a análise de dados sobre a confiança no sistema de saúde pública. Os fatores relacionados com o aumento da desconfiança dos participantes foram, principalmente, o modo como o serviço de saúde era administrado e financiado, o tempo de espera para atendimento e as consequências para os pacientes dos cortes de financiamento em saúde. Por outro lado, o aumento da confiança parece estar associado à boa qualidade técnica do médico (geralmente ao estabelecer o diagnóstico correto) e a aspectos da "medicina centrada no paciente", como ser escutado, ser levado a sério, disponibilidade de tempo do médico e tratamento cordial. Novamente, os fatores econômicos e administrativos foram identificados como importantes para a desconfiança da população, enquanto os fatores relacionados com a boa relação médico-paciente foram considerados importantes para a confiança no sistema de saúde[13].

Portanto, parece razoável sugerir que, quando as condições de trabalho são favoráveis e o médico pode praticar a medicina de maneira adequada, são maiores os índices de satisfação e confiança dos pacientes não em relação à figura do médico em si, mas em todo o sistema de saúde, e o inverso também parece ser verdadeiro.

A RELAÇÃO MÉDICO-INSTITUIÇÃO

Instituições particulares e públicas

As instituições médicas particulares podem ser divididas em instituições sem fins lucrativos, ou filantrópicas, e instituições com fins lucrativos. Apesar da diferença na denominação, os hospitais norte-americanos sem fins lucrativos encabeçaram a lista do ano de 2016 dos dez hospitais mais lucrativos do país[14]. Esse dado sugere que, no geral, as instituições com ou sem fins lucrativos diferem muito pouco entre si quanto ao modo de gestão. Assim, neste capítulo esses dois subtipos serão analisados em conjunto como instituições particulares. Apesar disso, no Brasil, as instituições de saúde administradas por empresas filantrópicas atendem predominantemente o público do Sistema Único de Saúde (SUS) e, em geral, podem ser consideradas instituições públicas do ponto de vista estrutural e de logística da saúde.

As instituições particulares no Brasil respondem pelo atendimento de aproximadamente 25% da população brasileira. Em 2014, segundo estimativa do Instituto Brasileiro de Geografia e Estatística (IBGE), o país tinha uma população de 201.032.714 habitantes[15]. Em agosto de 2015, a Agência Nacional de Saúde Suplementar (ANS) divulgou que os clientes de planos de saúde correspondiam a 50.516.992 filiados[16]. Assim, cerca de 75% da população depende exclusivamente de serviços financiados pelo SUS. Com relação ao trabalho médico, um inquérito publicado em 2015[17] revelou que 21,6% dos médicos trabalham apenas no setor público, enquanto 26,9% estão exclusivamente no setor privado. Por outro lado, 51,5%, dos médicos atuam concomitantemente nas esferas pública e privada. Consequentemente, 78,4% dos médicos têm algum vínculo com o setor privado e 73,1%, com o setor público.

Para tentar compreender melhor os fatores que levam o médico a preferir trabalhar no setor público ou privado, a Noruega, país com predomínio de hospitais públicos (em 2004, 96,5% das admissões hospitalares foram públicas), realizou um estudo em 2006[18] e constatou que as principais motivações dos médicos para a escolha do serviço público foram baseadas nos valores profissionais (interesse acadêmico, oportunidade de utilizar novos métodos de tratamento e trabalhos mais estimulantes), enquanto a escolha pelo serviço privado foi influenciada principalmente pela autonomia profissional (flexibilidade de horários e possibilidade de montar a própria agenda).

No Brasil, o inquérito que avaliou a demografia médica em 2015 perguntou a 1.235 médicos de todo o país em qual setor prefeririam trabalhar caso as condições de trabalho e remuneração fossem as mesmas, e 58,2% dos médicos do país optaram por atuar no setor público, ao passo que os outros 41,8% prefeririam a esfera privada[17]. Esse estudo, no entanto, não avaliou os motivos pelos quais os médicos brasileiros preferem trabalhar nos setores públicos ou privados, levando em consideração as condições reais no momento da entrevista. Apesar da falta de dados para a análise específica desses fatores, podemos tentar compreender a escolha do ambiente de trabalho por meio da análise dos fatores relacionados com o estresse profissional e dos fatores de insatisfação com a profissão que serão explorados mais adiante neste capítulo.

Dificuldades para o trabalho médico

Oferta de leitos para internamento

Segundo estimativas da Associação Nacional de Hospitais Privados (ANAHP), a oferta de leitos para internamento hospitalar corresponde a uma média de 2,4 leitos para 1.000 habitantes – considerando a oferta de leitos disponíveis pelo SUS (2,1 para cada 1.000 habitantes) e os dos hospitais privados (2,6 para cada 1.000 beneficiários de planos de saúde)[19]. O índice não atinge o preconizado pela OMS, de 3 a 5 leitos para cada 1.000 habitantes.

Isso significa que tanto as instituições particulares como as públicas podem conviver com negativas frequentes de internação a pacientes com reais necessidades dessa modalidade de tratamento. As diferenças na forma de lidar com essa situação variam entre os setores e sempre dificultam o trabalho médico. Na rede pública, o cenário de superlotação com pacientes amontoados nos corredores dos grandes hospitais é velho conhecido dos brasileiros e demonstra que a solução imediata adotada para esse problema é a acomodação em locais de tratamento inapropriados. Por outro lado, a rede privada não exibe esse cenário, mas pode adotar regras de internamento rígidas e sem embasamento médico com o objetivo de limitar a indicação de internações por parte de seus funcionários médicos ou mesmo pode recorrer a transferências de seus pacientes para os hospitais do SUS.

104 Seção II Dimensão Reflexiva

Nas duas situações, apesar de não ter criado o problema, é o médico quem termina por sofrer a pressão de diversas hierarquias para que se responsabilize, no final das contas, por resolver os conflitos gerados pela restrita disponibilidade de leitos. O resultado desse ponto de tensão, geralmente, envolve desentendimentos entre os próprios médicos e entre os médicos e os pacientes ou outros profissionais da saúde.

Disponibilidade de recursos diagnósticos e terapêuticos

Os métodos complementares de diagnóstico são uma importante ferramenta para definição da conduta médica. A disponibilidade rápida desses exames pode, muitas vezes, ser um diferencial para o prognóstico do paciente. Nas situações de urgência/emergência, a falta desses métodos se torna ainda mais grave, pois pode levar o médico a optar por condutas erradas, por vezes prejudiciais, ou a retardar muito o tratamento considerado adequado para o paciente, agravando seu estado de saúde.

Nesse contexto de indisponibilidade de exames complementares indispensáveis, qualquer que seja a escolha do médico, será uma escolha carregada de ansiedade e que poderá gerar a sensação de improdutividade e insatisfação com o trabalho. Na grande maioria dos casos o médico é, também, a figura que informa ao paciente ou ao familiar a impossibilidade da realização dos exames ou da promoção do tratamento no tempo ideal.

No sistema público, com frequência, existem dificuldades de acesso aos métodos diagnósticos e terapêuticos em virtude da indisponibilidade, da manutenção demorada e do sucateamento dos aparelhos ou da falta de mão de obra qualificada para o manuseio dos equipamentos. Nos ambulatórios do SUS, a demora para marcação de exames de alto custo (como ressonância magnética) pode ser grande o suficiente para determinar o tempo de retorno dos pacientes à consulta em torno de 3 a 6 meses ou para forçar o médico assistente a solicitar internamento hospitalar com o único objetivo de realizar os exames.

No sistema privado, as maiores dificuldades residem no custo dos procedimentos para os pacientes ou nas dificuldades impostas por seguradoras de saúde. Neste último caso, as seguradoras podem exigir do médico assistente relatórios ou mesmo negar deliberadamente procedimentos necessários, ainda que de urgência, sob a alegação de questões contratuais.

Vínculo empregatício, remunerações e carga de trabalho

A informalidade na contratação de médicos é uma prática comum no Brasil. As propostas de emprego mais estáveis geralmente oferecem remunerações baixas. Com frequência, os médicos são expostos a ofertas de emprego com salários um pouco mais altos que, no entanto, não asseguram direitos trabalhistas, como férias e décimo terceiro salário. Da mesma maneira, não asseguram qualquer estabilidade ou garantia de recebimento mensal. Essa prática é observada mesmo em prefeituras, principalmente fora das capitais. Por vezes, o atraso dos salários pode durar mais de 3 meses (ou eventualmente nunca ocorrer o pagamento), e é natural a frustração com a administração. Esse cenário de vínculo trabalhista precário, baixa remuneração e falta de garantia do pagamento mensal é um dos motivos pelos quais alguns médicos tendem a buscar mais de uma fonte de renda.

No Brasil, pouco mais de 75% dos médicos trabalham mais de 40 horas semanais, e cerca de um terço trabalha mais de 60 horas semanais. Se forem considerados apenas os médicos de até 35 anos de idade, cerca de um quarto tem carga horária semanal de 80 horas ou mais[17]. Ao mesmo tempo, nos EUA, cerca de 37,9% dos médicos trabalham mais de 60 horas semanais, comparados com 10,6% de trabalhadores de outras áreas[20]. Na China, um estudo com 1.537 médicos de 10 hospitais do país identificou que médicos com carga horária de mais de 60 horas semanais e com mais de 40 pacientes atendidos diariamente apresentavam escores maiores da síndrome de *burnout*. Além disso, esses dois fatores aumentaram o risco independentemente para a ocorrência de erro médico[21].

A RELAÇÃO DO MÉDICO COM OUTROS PROFISSIONAIS NO CONTEXTO INSTITUCIONAL

Em serviços de saúde, o médico frequentemente estabelece relação com outros profissionais. O médico nunca desenvolve seu trabalho sozinho. Direta ou indiretamente, ele sempre estará se relacionando com outros profissionais. Por isso, é importante um trabalho de colaboração entre os profissionais da assistência para que sejam maiores os benefícios para os pacientes.

As parcerias mais frequentes dos médicos são estabelecidas com outros médicos, com a equipe de enfermagem e com a assistência social. No entanto, essas parcerias variam muito de acordo com a complexidade do problema que cada paciente apresenta e do ambiente de trabalho. Em caso de problemas na área da psiquiatria e da geriatria, por exemplo, a equipe de profissionais envolvidos pode incluir terapeutas ocupacionais, fisioterapeutas, psicólogos, nutricionistas, educadores físicos, enfermeiros, fonoaudiólogos e assistentes sociais. No ambiente de urgência, por sua vez, a divisão clara de funções se faz ainda mais necessária e favorece o aumento de sobrevida dos pacientes. Uma triagem eficiente, por exemplo, reduz consideravelmente o tempo de espera por atendimento médico[22].

A organização e a liderança dessas equipes podem surgir naturalmente de algum integrante independentemente de sua formação. Contudo, o médico costuma ter um papel importante na integração e na definição das prioridades dessas ações. É importante que a equipe conheça as diferenças entre as funções de cada componente para não entrar em conflito com as exercidas pelos outros profissionais, bem como para respeitar e apoiar os trabalhos desenvolvidos. Confiar nos profissionais e no trabalho que desenvolvem é essencial para fortalecer a confiança do paciente na equipe. Igualmente importante é que a equipe desenvolva e discuta planos de ação de maneira integrada para cada ocasião. A boa habilidade de comunicação pode funcionar como um forte agregador da equipe, porém a falta de algum desses elementos pode ser um forte desagregador.

O relacionamento entre os médicos é outro fator importante na percepção da continuidade dos cuidados com a saúde do paciente. Nos serviços de urgência/emergência a integração ultrapassa o âmbito profissional, pois, além de somarem esforços para a execução do trabalho, os colegas plantonistas compartilham os horários de almoço e dormem no mesmo quarto. Uma relação ruim ou a desconfiança no trabalho do colega pode levar à falta de continuidade no tratamento dos pacientes, à sobrecarga de trabalho, à insatisfação com o trabalho realizado e a uma sensação maior de estresse[23].

Outra situação que pode gerar desentendimentos entre os médicos consiste na transferência de pacientes entre as unidades de saúde (a exemplo do cenário apresentado no início deste capítulo). Nas urgências públicas, as transferências causam ansiedade, pois muitas vezes contribuem para a superlotação de pacientes graves nos hospitais de maior complexidade. Os desentendimentos são ocasionados, entre outros motivos, pelas condições de superlotação da unidade receptora, pela falta de compreensão sobre o funcionamento da unidade responsável pela transferência e pela ausência de um plano de ação com critérios bem definidos para cada caso.

Vinheta clínica

Um paciente se encontrava em uma UPA de uma grande capital do Brasil após sofrer acidente de motocicleta por dirigir alcoolizado. Havia sofrido traumatismo cranioencefálico (TCE), passado por sutura em região frontal e ficado em observação para recuperação do escore de Glasgow, que inicialmente era 13. O paciente evoluiu 4 horas após a admissão com redução do escore para 10 e foi transferido para hospital de trauma de referência com acompanhamento médico durante o percurso. Ao chegar à urgência de trauma, foi recebido "aos gritos" por plantonista da unidade, que tratou seu colega da UPA desrespeitosamente, e ouviu que aquela unidade não foi feita para receber paciente "bêbado" e que este seria o motivo de superlotação da unidade. Prontamente, o médico da UPA retrucou, dizendo que não haveria problema algum, que voltaria sem demora com o paciente para a UPA, bastava que autorizasse sua saída. O médico da unidade respondeu: "Não, agora que ele está aqui, nós vamos fazer a tomografia."

Neste exemplo, caso não houvesse a superlotação do serviço, possivelmente não haveria agressividade por parte do plantonista que recebeu o paciente ou, se os critérios para transferência (protocolo) fossem claros, a simples checagem não deixaria dúvida quanto à interpretação da conduta a ser tomada. Por outro lado, se o médico da unidade não daria alta ao paciente sem que fosse realizada a tomografia (motivo da transferência), por que recriminou o colega?

Outro fator tem demonstrado importância na colaboração interprofissional dos médicos: a empatia. Colocar-se no lugar do colega e pensar no que faria se estivesse na mesma situação pode evitar conflitos desnecessários. Um estudo avaliou 156 médicos residentes na Espanha e observou uma relação positiva entre empatia e habilidades de trabalho colaborativo multidisciplinar[24]. Nesse contexto de urgência, é muito difícil separar os desentendimentos causados por falta de empatia daqueles deflagrados por estresse no ambiente de trabalho.

FATORES RELACIONADOS COM A INSATISFAÇÃO COM O TRABALHO E COM O *BURNOUT*

Considerando as adversidades para a boa prática da medicina, muitos médicos podem desenvolver sentimentos de insatisfação e desgaste emocional com o trabalho ou mesmo com a profissão. A prevalência de desgaste emocional varia de acordo com a especialidade e a região. Muitos estudos[20,21,23,25-29] têm sido realizados em todo o mundo com o objetivo de estimar a prevalência e os fatores relacionados com a insatisfação e com a síndrome de *burnout* entre os profissionais da saúde, uma vez que existem evidências de que o trabalho nessa área seria mais desgastante do que nas demais.

Um estudo norte-americano[20] avaliou 7.288 médicos por meio do questionário de Maslach para *burnout* e os comparou com uma população de 3.442 trabalhadores de uma mesma região, mas de diferentes áreas. Os resultados mostraram que 45,8% dos médicos apresentaram ao menos um sintoma de *burnout* e que os médicos se mostravam mais suscetíveis a esses sintomas do que os outros trabalhadores (37,9% *vs.* 27,8%), trabalhavam em média 10 horas por semana a mais e estavam mais insatisfeitos com o desequilíbrio entre o trabalho e a vida pessoal (40,2% *vs.* 23,2%). Esse estudo também identificou que níveis maiores de graduação protegem contra os sintomas de *burnout*, porém apenas entre os não médicos. Além disso, as especialidades médicas com atuação na "linha de frente" das "portas de entrada" dos serviços de saúde (medicina de emergência, clínica médica e medicina da família) apresentaram o maior risco para esses sintomas.

Esses dados, contudo, não refletem apenas as peculiaridades da medicina, como o contato com o sofrimento e com o morrer, mas também os problemas relacionados diretamente com o ambiente de trabalho. Como ressaltado previamente neste capítulo, a sobrecarga de trabalho pode ser fruto de um financiamento deficiente do sistema de saúde e tende a levar a uma distorção na relação médico-paciente, ocasionando desentendimentos com os pacientes, além de insatisfação e menor confiança do paciente em seu médico. Quais, no entanto, seriam os principais fatores relacionados com a insatisfação e o desgaste emocional do médico em relação ao próprio trabalho?

Na Índia, 74% dos médicos pareciam estar satisfeitos com o trabalho, e suas respostas apontavam que se sentiam mais satisfeitos quando havia a cooperação de seus companheiros de trabalho e do chefe, quando eram pagos por salário e quando o hospital estava disposto a ouvir suas sugestões[26].

No Brasil, especificamente em Belo Horizonte[27], um estudo com 232 médicos identificou um nível de satisfação com o trabalho em torno de 65% e revelou que os fatores mais fortemente relacionados com a satisfação foram:

- idade > 40 anos
- ter um parceiro
- ter um ou dois filhos
- ser especialista
- ter mestrado ou doutorado
- ter tempo para atividades de lazer
- praticar exercício físico três ou mais vezes por semana
- ter mais de 10 anos trabalhando em serviço público
- ter mais de 2 anos trabalhando na unidade de saúde atual
- estar trabalhando entre 20 e 40 horas por semana
- realizar trabalho diurno
- receber grande apoio social no trabalho
- trabalhar em condições de baixa tensão
- ser comprometido com o trabalho

Por outro lado, os fatores relacionados com índices menores de satisfação com o trabalho foram:

- idade entre 30 e 39 anos
- trabalhar em uma unidade de emergência
- ser um servidor público estadual ou federal que presta serviço para o município
- não ter recursos materiais suficientes para executar as tarefas na área de trabalho
- sentir a segurança pessoal ameaçada no trabalho
- declarar um incidente ou ameaça de agressão cometido por chefes ou colegas de trabalho contra outro colega de trabalho
- apresentar sintomas depressivos ou ansiosos
- ter licença médica ou ausência do trabalho nos últimos 12 meses

Na China, as variáveis mais relacionadas com as respostas aos três principais domínios da escala de Maslach para *burnout* foram[28]:

1. **Exaustão emocional:** alto esforço para realização do trabalho, insatisfação com a relação médico-paciente, grande comprometimento com os problemas do trabalho, mais de 40 horas de trabalho por semana, recompensa baixa e grande demanda de trabalho psicológico.
2. **Despersonalização:** grande esforço para realização do trabalho, baixa recompensa, insatisfação com a relação médico-paciente, grande comprometimento com os problemas do trabalho, pouca autoridade para decisão, pequeno apoio do supervisor e pouca liberdade para uso de suas habilidades.
3. **Baixa realização pessoal:** exigências elevadas, grande esforço para execução do trabalho, pouca autoridade para decisão, baixa recompensa e insatisfação com a relação médico-paciente.

Uma revisão da literatura realizada em 2015[25] alerta que os médicos com sintomas de *burnout* são mais propensos a abusar de substâncias, a se tornar ofensivos ou violentos no trabalho, a desenvolver depressão, além de apresentar taxas de suicídio mais elevadas. Alerta também que os fatores mais frequentemente relacionados com o *burnout* são:

- carga de trabalho excessiva e perda do controle na própria profissão
- má organização do sistema de prestação de cuidados
- política de saúde ineficiente
- maior idealização e expectativas irreais sobre os resultados do trabalho
- maior característica de personalidade perfeccionista ou com grande senso de responsabilidade nos primeiros 5 anos da carreira
- sofrer agressão do paciente
- contato prolongado com o paciente
- desenvolver uma relação familiar com o paciente
- piora do estado de saúde do paciente

É POSSÍVEL AMENIZAR O IMPACTO NEGATIVO DAS MÁS EXPERIÊNCIAS?

O desenvolvimento de problemas de saúde física e mental em decorrência do trabalho deve ser encarado como um problema sério pelo profissional e pelo sistema de saúde. O acompanhamento psicológico deveria ser considerado indispensável para os profissionais que lidam com dilemas éticos e situações de estresse no contexto diário de suas práticas. Grupos com abordagens psicológicas frequentados por profissionais que trabalham nos hospitais, como sessões de grupo Balint, *mindfulness* e intervenções direcionadas ao manejo do estresse, parecem produzir bons resultados na prevenção de sintomas de *burnout*[29].

Compreender a influência/interferência dos fatores ambientais (institucionais) sobre o modo como se desenvolve a atuação profissional no nível individual pode ajudar o médico a dividir as responsabilidades com os sistemas que integra, bem como ajudá-lo a mobilizar suas forças para modificação dos focos mais prováveis das problemáticas que enfrenta no contexto do trabalho. Responsabilizar apenas os pacientes pelo mau uso dos serviços de saúde pode ser tão improdutivo em estimular modificações no ambiente de trabalho quanto responsabilizar apenas os médicos pelo mau atendimento aos pacientes nos diversos contextos de sua prática.

Identificar, alertar, denunciar e combater situações precárias de trabalho faz parte do papel social do médico e pode produzir efeitos positivos sobre o sistema de saúde.

Vinheta clínica

Um médico atuava em um ambulatório público e já contava com alguns meses de acompanhamento dos pacientes. Em determinado momento, duas das medicações fornecidas pela Prefeitura faltaram durante 2 meses consecutivos. Como consequência, os pacientes não conseguiram comprar a medicação e tiveram agravado seu estado de saúde. Os pacientes relataram que a falta era algo comum. O médico orientou os pacientes de que nada adiantaria reclamar com os funcionários da farmácia, os quais eram subordinados aos possíveis responsáveis pela falta da medicação e que, portanto, não poderiam cobrar por essa má administração. O médico, então, forneceu o telefone do Ministério Público e orientou seus pacientes a fazerem uma denúncia formal a fim de resolver o problema. De todos os pacientes que o médico orientou, apenas dois fizeram a denúncia; no entanto, isso foi suficiente para que dentro de 1 mês a medicação voltasse a ser fornecida. O médico deixou de trabalhar no ambulatório, mas recebeu telefonema de um de seus pacientes cerca de 2 anos depois e foi informado de que naquela unidade não houve mais falta da medicação, apesar de ter conhecimento de que em outras unidades a falta da mesma medicação ocorreu mais de uma vez durante o mesmo período.

Por outro lado, a complacência com relação às situações precárias de trabalho pode ser interpretada (consciente ou inconscientemente) pelos pacientes como conivência com o distrato e a falta de interesse por sua saúde. Por exemplo, o simples ato de anotar no livro de plantão todos os empecilhos à boa prática da medicina presentes em determinado ambiente de trabalho já obriga os coordenadores e diretores a justificarem o andamento das soluções, pressiona a administração por resoluções mais urgentes e retira do médico plantonista o peso da "conivência" com situações impróprias para o exercício ideal da medicina.

Além disso, conhecer o Código de Ética Médica pode ajudar o médico a adotar uma atitude de não aceitação de determinadas condições ou exigências impostas por órgãos hierarquicamente superiores que desrespeitem as necessidades e os interesses dos pacientes.

110 Seção II Dimensão Reflexiva

Itens do Código de Ética Médica mais relacionados com o tema deste capítulo

Princípios Fundamentais

III – Para exercer a Medicina com honra e dignidade, o médico necessita ter boas condições de trabalho e ser remunerado de forma justa.

IV – Ao médico cabe zelar e trabalhar pelo perfeito desempenho ético da Medicina, bem como pelo prestígio e bom conceito da profissão.

VIII – O médico não pode, em nenhuma circunstância ou sob nenhum pretexto, renunciar à sua liberdade profissional, nem permitir quaisquer restrições ou imposições que possam prejudicar a eficiência e a correção de seu trabalho.

XIV – O médico empenhar-se-á em melhorar os padrões dos serviços médicos e em assumir sua responsabilidade em relação à saúde pública, à educação sanitária e à legislação referente à saúde.

XVI – Nenhuma disposição estatutária ou regimental de hospital ou de instituição, pública ou privada, limitará a escolha, pelo médico, dos meios cientificamente reconhecidos a serem praticados para o estabelecimento do diagnóstico e da execução do tratamento, salvo quando em benefício do paciente.

CONSIDERAÇÕES FINAIS

Estimular a formação ética durante a graduação, bem como as habilidades de comunicação dos estudantes, pode ser um caminho para fortalecer a relação do médico com o paciente e com outros profissionais de saúde. Pode, portanto, favorecer maiores oportunidades de modificação dos ambientes insalubres de trabalho ou pelo menos ajudar a prevenir o adoecimento dos médicos. Desse modo, a discussão do assunto já é um bom começo.

Referências

1. Pai YP, Chary ST. Dimensions of hospital service quality: a critical review: perspective of patients from global studies. Int J Heal Care Qual Assur [Internet] 2013; 26(4):308-40.
2. Más A, Parra P, Bermejo RM, Hidalgo MD, Calle JE. Improving quality in healthcare: What makes a satisfied patient? Rev Calid Asist [Internet] 2015; 31(4):196-203.
3. Matttos CAC, Santos DCG, Corrêa A de C, Gomes SC. Serviços médico-hospitalares: fatores de satisfação dos pacientes de um hospital público de Belém-PA. Pretexto [Internet] 2010; 6983:90-110.
4. Vieira RD. Um estudo dos fatores motivadores dos médicos e pacientes/clientes na decisão de escolha de prestadores de serviço da rede hospitalar privada. Programa pós-graduação em ADM. Ppga Mestr Prof Em Adm 2011; 96:0-97.
5. Xesfingi S, Vozikis A. Patient satisfaction with the healthcare system: assessing the impact of socio-economic and healthcare provision factors. BMC Health Serv Res [Internet] 2016; 16(1):94.
6. He AJ, Qian J. Explaining medical disputes in Chinese public hospitals: the doctor-patient relationship and its implications for health policy reforms. Heal Econ Policy Law [Internet] 2016; 11(4):359-78.
7. Shrivastava SR, Shrivastava PS, Ramasamy J. Exploring the dimensions of doctor-patient relationship in clinical practice in hospital settings. Int J Heal Policy Manag 2014; 2(4):159-60.
8. Chen H, Li M, Wang J et al. Factors influencing inpatients' satisfaction with hospitalization service in public hospitals in Shanghai, People's Republic of China. Patient Prefer Adherence 2016; (10):469-77.
9. Sadati AK, Tabei SZ, Ebrahimzade N, Zohri M, Argasi H, Lankarani KB. The paradigm model of distorted doctor-patient relationship in Southern Iran: a grounded theory study. J Med Ethics Hist Med 2016; 9(2):1-11.
10. Ward PR, Rokkas P, Cenko C et al. A qualitative study of patient (dis)trust in public and private hospitals: the importance of choice and pragmatic acceptance for trust considerations in South Australia. BMC Health Serv Res [Internet] 2015; 15:297.
11. Abelson J, Miller FA, Giacomini M. What does it mean to trust a health system? A qualitative study of Canadian health care values. Health Policy (New York) 2009; 91(1):63-70.
12. Calnan MW, Sanford E. Public trust in health care: the system or the doctor? Qual Saf Health Care [Internet] 2004; 13(2):92-7.
13. Armstrong K, Rose A, Peters N, Long JA, McMurphy S, Shea JA. Distrust of the health care system and self-reported health in the United States. J Gen Intern Med [Internet] 2006; 21(4):292-7.

14. Meyer H. Not-for-profits dominate top-10 list of hospitals with biggest surpluses [Internet]. Modern Healthcare 2016. Disponível em: http://www.modernhealthcare.com.
15. Instituto Brasileiro de Geografia e Estatística (IBGE). Estimativa da população dos municípios brasileiros. 2013. Disponível em: ftp.ibge.gov.br.
16. Agência Nacional de Saúde Suplementar (ANS). ANS disponibiliza dados atualizados do setor [Internet]. 2015. Disponível em: http://www.ans.gov.br.
17. CFM, CREMESP. Demografia Médica No Brasil [Internet] 2011; 1. 155 p.
18. Midttun L. Private or public? An empirical analysis of the importance of work values for work sector choice among Norwegian medical specialists. Soc Sci Med 2007; 64(6):1265-77.
19. A Associação Nacional de Hospitais Privados (ANAHP). Livro Branco da Saúde – Propostas – A sustentabilidade do sistema de saúde brasileiro [Internet]. 2015.
20. Shanafelt TD, Boone S, Tan L et al. Burnout and satisfaction with work-life balance among US physicians relative to the general US population. Arch Intern Med [Internet] 2012; 172(18):1377-85.
21. Wen J, Cheng Y, Hu X, Yuan P, Hao T, Shi Y. Workload, burnout, and medical mistakes among physicians in China: a cross-sectional study. Biosci Trends 2016; 10(1):27-33.
22. McPhail SM, Vivanti A, Robinson K. Development of the Rapid Assessment, Prioritisation and Referral Tool (RAPaRT) for multidisciplinary teams in emergency care settings. Emerg Med J [Internet] 2014 Dec 15; 32(1):26 LP-31.
23. Santos CDLM, Rodrigues CLP, Silva LB Da, Bakke HA, Leite ASDM, Leal MMDA. Fatores de estresse na atividade de médicos em João Pessoa (PB, Brasil). Produção [Internet] 2011; 21(1):181-9.
24. San-Martín M, Roig-Carrera H, Villalonga-Vadell RM, et al. Empatía, habilidades de colaboración interprofesional y aprendizaje médico permanente en residentes españoles y latinoamericanos que inician los programas de formación médica especializada en España. Resultados preliminares. Atención Primaria [Internet] 2016.
25. Lee YY, Medford ARL, Halim AS. Burnout in physicians. J R Coll Physicians Edinb 2015; 45(2):104-7.
26. Sharma M, Goel S, Singh SK, Sharma R, Gupta PK. Determinants of Indian physicians' satisfaction & dissatisfaction from their job. Indian J Med Res 2014; 139(MAR):409-17.
27. Ribeiro RBN, Assunção AA, de Araújo TM. Factors associated with job satisfaction among public-sector physicians in Belo Horizonte, Brazil. Int J Heal Serv Planning, Adm Eval [Internet] 2014; 44(4):787-804.
28. Wu H, Liu L, Wang Y, Gao F, Zhao X, Wang L. Factors associated with burnout among Chinese hospital doctors: a cross-sectional study. BMC Public Health [Internet] 2013; 13(1):786.
29. West CP, Dyrbye LN, Erwin PJ, Shanafelt TD. Interventions to prevent and reduce physician burnout: a systematic review and meta-analysis. Lancet [Internet] 2016; 388(10057):2272-81.

9

Quando Estudar também Adoece – O Estudante de Medicina como Paciente

Felipe de Assunção Cordeiro
Leonardo Machado

INTRODUÇÃO

Os médicos estão mais propensos a sofrer adoecimento relacionado com o trabalho do que outros profissionais, e essa realidade é internacionalmente reconhecida[1,2]. Por exemplo, os índices de suicídio e dependência química são particularmente elevados[2-4]. Além disso, estudos demonstram que as dificuldades na área da saúde, representadas pela incidência elevada de *burnout*, depressão, fadiga e sonolência, são grandes entre os médicos residentes[5] e estudantes de medicina[6]. Do mesmo modo, um dos fatores mais implicados no adoecimento dessa população é a carga horária excessiva[5,6].

Entre os estudantes de medicina, particularmente, a prevalência de transtornos de ansiedade (em torno de 50%), depressão (cerca de 28%) e síndrome de *burnout* (35%-50%) é considerada globalmente alta[7-9]. Em artigo recente do *JAMA*, Rotenstein e cols.[10] encontraram a prevalência de 27,2% de depressão ou sintomas depressivos entre os estudantes de medicina. Outra metanálise, conduzida por Puthran e cols.[11] e publicada no início de 2016, encontrou prevalência semelhante (28%). Ambos os estudos evidenciaram que a proporção média de estudantes de medicina com depressão que estavam se tratando era de quase a metade, ou seja, 15,7% e 12,9%, respectivamente.

Em geral, a saúde mental dos estudantes de medicina piora ao longo da formação, e eles tendem a adotar estratégias de enfrentamento mais perigosas, como uso de álcool, e a buscar menos ajuda médica para seus problemas psíquicos, apesar de inseridos nos ambientes de saúde[12].

Esses dados são preocupantes, uma vez que o adoecimento mental e o índice elevado de estresse psicológico estão associados a dificuldades na relação médico-paciente[13,14] e no desempenho acadêmico[13,15]. Assim, essa problemática deve ser encarada não apenas como uma questão educacional, mas como uma preocupação da saúde pública, uma vez que influenciará a relação médico-paciente e a qualidade assistencial dos futuros médicos.

QUEM SÃO OS ESTUDANTES DE MEDICINA?

O futuro médico que entra na faculdade para encarar um curso integral é, na maioria das vezes, um jovem que está saindo da adolescência com as mudanças e as contradições inerentes a essa etapa da vida. Na verdade, quando se leva em conta que a estrutura social atual dilatou o período da adolescência com a extensão das metas educacionais e o estímulo para que os jovens adiem a tomada de responsabilidades adultas, a maioria dos futuros profissionais ainda é constituída de adolescentes que entram no curso médico[6].

Além da juventude, cada estudante traz também para a universidade influências endógenas, como gênero e personalidade, e fatores exógenos, como suporte social e prática ou ausência de atividades de lazer. Essas bagagens podem definir as diferenças individuais no nível de sofrimento psicológico no contexto educacional[7].

OS DESAFIOS DA MEDICINA E DO CURSO MÉDICO

A escolha da profissão médica é uma decisão desafiadora e, em geral, isso só é percebido com o passar dos anos, ao longo do exercício profissional, quando se dá o primeiro diagnóstico de uma doença incurável; quando se faz a primeira massagem cardíaca sem sucesso; quando se é questionado: "Doutor, quanto tempo de vida eu tenho?"; quando se vê um marido chorando discretamente ao ouvir a mulher dizendo, à beira da morte, que ainda desejaria viver até ver os netinhos crescerem.

Não é à toa que a educação médica pode ser considerada ameaçadora, uma vez que cria um ambiente de toxicidade psicológica[17]. Os desafios psicológicos no âmbito da medicina são variados, mesmo que alguns passem toda sua vida profissional sem admiti-los ou percebê-los. Aliás, o próprio ano (ou anos) de vestibular que precede(m) a entrada do jovem no curso médico é(são) por si uma grande fonte de estresse acumulado na economia psíquica do estudante. Some-se a isso o fato de, desde o primeiro dia de aula, o curso médico ter uma carga horária exaustiva, novas formas de estudo, uma avalanche de provas, contato com situações críticas, inseguranças e conteúdos extensivos[18]. Isso cria um ambiente de estresse que se constitui em um dos principais fatores que reduzem a qualidade de vida dos estudantes, sendo inclusive fator de risco para o surgimento de transtornos como ansiedade e depressão[19].

Paralelamente, a profissão médica dá poder e *status*, muitas vezes refletindo o papel do médico na sociedade, mas também inúmeras responsabilidades[17]. A pressão para aprender, a grande quantidade de novas informações, a falta de tempo para as atividades sociais e o contato com doenças graves e com a morte no cuidado clínico com os pacientes podem contribuir para o surgimento de sintomas depressivos nos estudantes de medicina[20]. Pesquisas sugerem que já no primeiro ano do curso os estudantes apresentam um déficit de horas de sono, atividade física e interação social[21].

Inúmeros fatores são apontados como causadores de estresse com impacto negativo na qualidade de vida (falta de tempo[22], contato com a doença e a morte, rotinas longas[20] etc.).

O principal fator está relacionado com o ambiente de aprendizagem (problemas relacionados com o treinamento médico foram considerados mais significativos do que problemas pessoais)[23]. Professores com pouco preparo, aulas sem didática e treinamento inadequado foram apontados pelos estudantes como os principais fatores de insegurança e estresse [17,23].

Apesar disso, o que sente um estudante de medicina?

Apesar de todos os percalços de um estudante ou médico (jornadas exaustivas, desgaste profissional, multiplicidade de atividades etc.), a profissão continua atraindo milhares de jovens no Brasil[22]. Embora 6 anos de curso possam alterar a qualidade de vida dos estudantes[24], estar em posição de ajudar os outros tem sido associado a menos estresse[25]. Para cada aula sem didática ou tempo perdido[21] há uma possibilidade de construção e aprendizado[17]. Para cada momento desagradável, um conceito entendido, um conhecimento aplicado, um caso clínico resolvido, uma vida salva ou melhorada faz mais diferença e serve como um estímulo para continuar. Por isso, a medicina é tão assustadora e encantadora, diversa e única, pesada e suave, convidando todos os envolvidos a percorrer essa jornada de aventura e conhecimento que é a vida humana.

Além disso, embora as experiências vividas durante o curso médico estejam relacionadas à toxicidade psicológica e ao estresse, tendo impacto negativo em nossas vidas, elas também podem promover nosso crescimento pessoal e profissional. Como nos disse um certo professor, se tomarmos o exemplo de um campo de batalha, a faculdade de medicina pode se assemelhar a um treinamento de guerra e nos tornar bons combatentes.

MAS, AFINAL, O QUE É ESTRESSE?

Estresse foi um termo cunhado pelo endocrinologista Hans Selye na década de 1930 para caracterizar uma série de respostas autônomas a situações de adversidade[26]. Em uma série de experimentos animais, ele caracterizou um padrão de respostas a estímulos nocivos diversos, que chamou de síndrome da adaptação geral. Esse padrão era caracterizado por três fases: alarme (identificação do estressor), resistência (o organismo tenta lidar e se adaptar ao fator estressor) e exaustão (em vigência do estímulo nocivo, o organismo não mais consegue manter sua homeostase). O estresse está diretamente relacionado com a ativação do sistema nervoso autônomo, do eixo hipotálamo-hipófise-adrenal e com os níveis de catecolamina endógena e cortisol. Essa ativação constante tem sido implicada em doenças diversas, desde a depressão maior e a demência até o infarto agudo do miocárdio e os acidentes vasculares encefálicos[27] (para maiores informações, veja o Capítulo 2, *Psiconeuroimunologia*).

Há uma relação não linear entre estresse e *performance* em tarefas complexas. Pouco estresse ou estresse demais podem resultar em baixo desempenho, enquanto um equilíbrio suficiente de estresse rende um ótimo desempenho [28].

A reação de uma pessoa a uma situação estressante é influenciada pelo julgamento da situação. Inicialmente, ela avalia as exigências para atingir o objetivo determinado e, então, analisa os recursos (pessoais e ambientais) disponíveis para alcançar o objetivo. Se os recursos são considerados suficientes, a situação é compreendida como um desafio. Caso os recursos sejam avaliados como insuficientes, a pessoa se considera em uma situação de ameaça[29]. Eventos encarados como desafio tendem a estimular respostas positivas (estudar mais, por exemplo), enquanto aqueles vistos como uma ameaça produzem respostas negativas (como evitação ou desistência)[30].

116 Seção II Dimensão Reflexiva

O que para uma pessoa pode ser estimulante pode se tornar algo amedrontador para outra. Alguns aceitam tranquilamente conseguir um acesso central, enquanto outros evitam até mesmo uma sutura. Logo, uma situação percebida como estressante para uma pessoa pode não ser assim encarada por outrem[31]. Em outras palavras, o estresse é pessoal e intransferível.

A percepção do estresse também depende de fatores como estratégias de *coping*, suporte social e se há relação entre o fator de estresse e o objetivo desejado. Se o agente estressor está relacionado com o objetivo final (ou seja, estou estressado porque quero passar em uma prova), pode haver efeito benéfico. Se por outro lado o estressor não está relacionado com o objetivo final (quero passar na prova, mas estou preocupado porque briguei com um amigo), o desempenho pode ser prejudicado. Isso tem explicação, uma vez que o estresse relacionado com o objetivo ajuda a direcionar mais atenção para aquela tarefa específica, criando, portanto, um potencial para melhor *performance*. Por outro lado, um estresse sem vínculo com a tarefa desvia a atenção da tarefa para a fonte do estresse[29].

Tarefas que exigem atenção dividida, integração de informação de diferentes fontes, memória de trabalho, recordação de informação e tomada de decisão são mais vulneráveis aos efeitos do estresse[29].

Estratégias de *coping* e apoio social também podem influenciar a percepção do estresse. Pessoas que tiveram acesso ao apoio psicológico durante situações estressantes apresentaram melhores desfechos em saúde mental do que aquelas que não receberam nenhum apoio significativo[32]. O estresse também pode ser moderado por meio de técnicas que ensinam a pessoa a regular eventos internos, como emoções e cognição[33-36].

Vamos falar de enfrentamento do estresse?
O que é *coping* (estratégias de enfrentamento)?

Coping se caracteriza como uma série de pensamentos e comportamentos usados por um indivíduo para enfrentar as demandas internas e externas em situações consideradas estressantes[34]. Os estilos de *coping* podem ser determinados pela personalidade, mas também são modificáveis de acordo com o contexto social[32]. Embora haja alguma divergência sobre a classificação, são considerados pelo menos três estilos de enfrentamento:

- **Foco no problema:** consiste em entender o problema que está causando o sofrimento e elaborar um plano de ação para resolvê-lo. Normalmente, é o mais efetivo para situações resolvíveis[35].
- **Foco na emoção:** o objetivo dessa estratégia é reduzir ou manejar o sofrimento associado à situação (procurar suporte emocional, desabafar etc.). É uma estratégia válida para problemas de curta duração ou situações que não podem ser controladas[36].
- **Evitação:** consiste em evitar ou se distrair em relação à situação-problema (procurar diversão social ou atividades amenas). Embora associada a níveis menores de estresse individual, cursa com maiores níveis de cortisol, bem como pode prejudicar a *performance* quando em atividades estressantes[35].

Para mais informações sobre as estratégias de enfrentamento, veja o Capítulo 18, *Resiliência: para o paciente, para o médico e para a vida.*

SÍNDROME DE *BURNOUT*

A síndrome de *burnout* consiste em um estado de esgotamento físico e mental, despersonalização e exaustão emocional[37] e é caracterizada como uma resposta prolongada a estressores crônicos e não solucionáveis relacionados com o trabalho [16,38]. Assim, os fatores preditores apontados como mais fortemente relacionados com o desenvolvimento da síndrome de *burnout* são a falta de controle nas atividades desenvolvidas e o excesso de horas de trabalho, mas idade, sexo e especialidade médica não mostraram relações estatisticamente significativas[39].

Ao mesmo tempo, essa enfermidade é o principal preditor de insatisfação com a carreira profissional[16,39] e está associada a diversos desfechos negativos em saúde (por exemplo, depressão, ansiedade, doença coronariana)[40]. Embora não seja caracterizada como uma entidade nosológica nos manuais psiquiátricos[41], é considerada fator importante de perda de rendimento no trabalho e abandono de emprego[42].

A síndrome de *burnout* é comum entre os profissionais que lidam diretamente com o público (comunicadores, médicos, enfermeiros e assistentes sociais, entre outros). As pessoas com predisposição para desenvolver *burnout* normalmente são muito exigentes e perfeccionistas, além de demonstrarem a necessidade de imediatismo e de fazerem tudo sozinhas. Essa combinação de altos padrões de excelência e isolamento leva frequentemente à frustração por não terem suas metas realizadas e à sensação de esgotamento e depressão. Com o tempo, de uma atividade produtiva o trabalho se transforma no único fardo que o indivíduo carrega, gerando sobrecargas e decepções a médio e longo prazo[37]. Diante disso, não é difícil entender as altas taxas de síndrome de *burnout* entre os estudantes, os quais lidam com situações que promovem a sensação de grande falta de controle do ambiente e apresentam deterioração da qualidade de vida durante o curso médico[24]. Um pouco mais sobre a síndrome de *burnout* pode ser encontrado no Capítulo 8, *A relação entre profissionais e pacientes no ambiente institucional.*

RELACIONAMENTOS QUE PROTEGEM E QUE ADOECEM

O apoio social é tão importante que os estudantes que contam com menos amparo social e menor resiliência emocional estão sob risco maior de desenvolver grande nível de sofrimento psicológico, incluindo depressão, ansiedade, estresse e *burnout*[7]. Pessoas em situação de vulnerabilidade social também correm esse risco. Pesquisa realizada na Austrália[43] evidenciou que os estudantes homossexuais e bissexuais relatam maior sofrimento mental do que os heterossexuais. Paralelamente, evidenciou-se que o suporte social e a resiliência emocional são fatores-chave para manejar e minimizar o sofrimento psicológico, bem como para melhorar a percepção a respeito da qualidade de vida[7]. De certo modo, sentir-se inserido e acolhido também é importante para ser capaz de ouvir e acolher os pacientes.

A relação com os professores também mostrou ter um duplo papel no bem-estar dos estudantes de medicina. Assim como professores comprometidos e aulas com didática foram apontados como alguns dos principais fatores relacionados com uma boa qualidade de vida durante o curso, professores malpreparados e aulas maçantes ou atividades que não promovem ganho intelectual ou social para os estudantes foram apontados como elementos de estresse mental[7]. Muitas dessas atividades são consideradas perda de tempo pelos estudantes, os quais não se sentem mais autônomos quanto ao próprio tempo, não podendo mais servir aos próprios desejos ou vontades, mas sim aos outros contra sua própria vontade[44]. Estudo quantitativo com 800 estudantes evidenciou que a falta de tempo é encarada como fator modificador da percepção quanto à qualidade de vida[23].

O modelo de vida do professor, quando ética e profissionalmente adequado, é transmitido com mais convicção aos estudantes[45]. Com frequência, os professores se tornam modelos para o estudante. Além disso, o papel social e político do professor promove interação, orientação e formação de opinião. O professor é um educador, mas também um cuidador na medida em que identifica as necessidades e dificuldades de seus alunos[45].

AS GRATIFICAÇÕES DA MEDICINA

Nem só de desafio e de estresse vive a medicina. Vincular-se à medicina em seus vários níveis é também certeza de gratificações. Em um nível aparentemente mais atraente existem as gratificações mais vinculadas ao setor econômico. Apesar de tudo, a medicina ainda *é* uma atividade de grande prestígio social. Igualmente, é uma profissão essencial para a população. Desse modo, mesmo em fases de crise econômica profunda, mesmo que a remuneração diminua, não costuma faltar trabalho para os médicos. Enquanto outros recém-formados lidam com o duplo desafio da transição aluno-profissional e de conseguir emprego, o médico recém-formado habitualmente só precisa lidar com o desafio de deixar de ser estudante e de assumir a responsabilidade profissional. Em geral, não falta trabalho. Igualmente, apesar dos altos e baixos ao longo dos anos e das gerações, a profissão médica traz retorno financeiro.

Além dessas vantagens, outras gratificações, principalmente no nível psicológico, ganham destaque no fazer médico, como aliviar a dor e o sofrimento e, às vezes, até mesmo curar doenças, salvar vidas, estabelecer diagnósticos corretos, ensinar e aconselhar em saúde, prevenir doenças e receber reconhecimento e gratidão de pacientes e familiares. Tudo isso pode levar ao surgimento de um certo narcisismo, que pode ser profundamente terapêutico se bem conduzido no sentido de fazer com que o estudante de medicina e o médico se sintam competentes e melhorem sua autoestima.

Vinheta socrática[46]

Filho de Sofronisco, Sócrates aprendera o ofício da escultura com o pai. Era, portanto, um escultor. Ao que parece, porém, à medida que se dedicava à filosofia, ia diminuindo a tarefa de esculpir.

Naquele dia, entretanto, não parecia estar ali no intuito de filosofar. Ao menos desse modo pensou Alcino. Por isso mesmo, vencendo o silêncio da espera, aproximou-se do sábio e indagou:

– Percebo que és Sócrates, o filósofo que ensina os jovens...

– Na verdade, não me considero um professor, e o que faço, muito mais do que ensinar, é auxiliar, a tantos quantos se interessem, no caminho de busca das ideias verdadeiras.

O mercador escutou interessado e continuou perguntando:

– Compreendo... bem, chamo-me Alcino e comercializo o azeite de oliva. E tu, o que fazes aqui? Não pareces ter vindo filosofar – completou jocosamente.

– Meu jovem, a filosofia não é uma prática de alguns instantes, mas um ato contínuo de buscar. Venho, porém, como escultor...

Naquele instante, a conversa foi interrompida pela chegada do que seria hoje o prefeito de Atenas. Depois de cordiais apresentações e cumprimentos, este abordou o sábio nestes termos:

– Sócrates, sabendo que és exímio escultor, venho solicitar teus serviços artísticos para a confecção de um conjunto de ninfas que deverá ficar na entrada da nossa Acrópole.

– Será um prazer participar desta empreitada.

– Deves, porém, trabalhá-las em mármore branco. De acordo?

– Sim.

Logo em seguida, a uma ordem do político, adentrou o recinto um grupo de escravos carregando alguns blocos brutos de mármore.

Sócrates, a seu turno, observou as pedras e, para o espanto de todos os presentes, deixou-se emocionar, observando estaticamente o mineral. Houve um certo burburinho, certamente de incompreensão por parte das pessoas – *Como chorar de admiração por simples pedregulhos sem beleza?*, provavelmente pensaram muitos, inclusive Alcino.

O fato é que o filósofo permaneceu em silêncio e, dentro de alguns dias, depois de mentalizar intensamente as ninfas, passou a trabalhar o mármore. Valeu-se do martelo, em seguida do cinzel e por último de finíssimo esmeril, e foi desbastando a rocha, dando-lhe a delicadeza das mulheres.

Ao final, depois de um tempo relativamente curto, as ninfas de pedra pareceram ganhar vida. Assemelhavam-se ao imaginário dos antigos em relação às divindades dos bosques e das águas. Tão leves eram os seus aspectos que era possível vê-las flutuar livremente no ar.

De retorno à sala do prefeito, os presentes, ao verem as estátuas finalizadas, emocionaram-se. Foi o político que, também sensibilizado e quebrando a comoção geral, resumiu os pensamentos de todos:

– Sócrates, como conseguiste esculpir tão belas obras de arte? E em tão pouco tempo? Sem dúvida alguma, a Acrópole muito ganhará com esta beleza que fizeste.

Com o seu olhar penetrante, o filósofo escultor olhou em volta e, ao final, dirigindo-se ao governante, respondeu:

– Prefeito, eu não fiz nada.

– Como assim? – redarguiu o prefeito. – Não estava acordado que serias tu o escultor e não outra pessoa?

– Sim, de fato, fui eu quem esculpiu. Entretanto, não fui eu quem fez as ninfas... Explico-me: elas já estavam ocultas nos blocos de mármore muito antes de serem visíveis para todos. Eu, porém, já conseguia vê-las desde aquele primeiro dia de nosso contato, quando somente vias a rocha morta e fria. A única tarefa que me coube, portanto, foi retirar as pedras que as encobriam. Nada acrescentei. Nada criei. Apenas retirei. Mas elas já estavam prontas na natureza.

CONSIDERAÇÕES FINAIS

Vale a pena caminhar pela medicina. É verdade que inúmeros desafios são encontrados ao longo da jornada: uns vinculados ao curso médico, outros à personalidade do médico e muitos à própria natureza da medicina. Apesar disso, muitas oportunidades de crescimento psicológico e de aprendizado podem ser recolhidas nessa caminhada.

Para isso faz-se mister mudar o olhar para conseguir ver a ninfa oculta no bloco de mármore. No entanto, inúmeros personagens precisarão estar engajados nessa mudança de percepção. As faculdades médicas, por exemplo, proporcionando programas de apoio psicológico. Os estudantes de medicina, por exemplo, aumentando a assunção de suas dificuldades e buscando apoio profissional. A família do estudante, por exemplo, diminuindo a cota de cobrança exposta ou velada sob o bojo das expectativas. E, em última análise, a própria sociedade, percebendo o estudante de medicina, e também o médico, com um olhar mais empático e menos idealizado. Até lá... continuar.

120 Seção II Dimensão Reflexiva

Referências

1. Cohen D, Marfell N, Greene G. Standards for "Health for Health Professionals" services in the UK. Occup Med (Lond) [Internet] 2014 Mar; 64(2):126-32.
2. Peckham C. Medscape Psychiatrist Lifestyle Report 2015 [Internet] Medscape 2015.
3. Legha R. A history of physician suicide in America. J Med Humanit 2012; 33(4):219-44.
4. Yellowlees PM, Campbell MD, Rose JS et al. Psychiatrists with substance use disorders: positive treatment outcomes from physician health programs. Psychiatr Serv [Internet] 2014 Oct 1; 65(12):1492-5.
5. Lourenção L, Moscardini A, Soler Z. Saúde e qualidade de vida de médicos residentes. Rev Assoc Med Bras 2010; 56(5):81-91.
6. Fiedler PT. Avaliação da qualidade de vida do estudante de medicina e da influência exercida pela formação acadêmica. Universidade de São Paulo, 2008.
7. Bore M, Kelly B, Nair B. Potential predictors of psychological distress and well-being in medical students: a cross-sectional pilot study. Adv Med Educ Pract 2016; 7:125-35.
8. Dyrbye LN, West CP, Satele D et al. Burnout among U.S. medical students, residents, and early career physicians relative to the general U.S. population. Acad Med [Internet] 2014; 89(3):443-51.
9. Wood DF. Mens sana in corpore sano: Student well-being and the development of resilience. Med Educ 2016; 50(1):20-3.
10. Rotenstein LS, Ramos MA, Torre M et al. Prevalence of depression, depressive symptoms, and suicidal ideation among medical students. JAMA [Internet] 2016; 316(21):2214.
11. Puthran R, Zhang MWB, Tam WW, Ho RC. Prevalence of depression amongst medical students: a meta--analysis. Med Educ 2016; 50(4):456-68.
12. Schwenk TL, Davis L, Wimsatt LA. Depression, stigma, and suicidal ideation in medical students. JAMA 2010; 304(11):1181-90.
13. Nuria PG, Attilio RR, Marcela BC. Aplicando psicología positiva en educación médica. Rev Med Chile 2011; 139:941-9.
14. Shi M, Liu L, Wang ZY, Wang L. Prevalence of depressive symptoms and its correlations with positive psychological variables among Chinese medical students: an exploratory cross-sectional study. BMC Psychiatry 2016; 16(3):1-8.
15. Yusoff MSB, Abdul Rahim AF, Baba AA, Ismail SB, Mat Pa MN, Esa AR. Prevalence and associated factors of stress, anxiety and depression among prospective medical students. Asian J Psychiatr [Internet] 2013; 6(2):128-33.
16. Piko BF. Burnout, role conflict, job satisfaction and psychosocial health among Hungarian health care staff: a questionnaire survey. [Internet] International journal of Nursing Studies 2006; 43:311-8.
17. Tempski P et al. What do medical students think about their quality of life? A qualitative study. BMC Medical Education 2012; 12(1):106.
18. Frenk J et al. Health professionals for a new century: transforming education to strengthen health systems in an interdependent world. The Lancet 2010; 376(9756):1923-58.
19. Dyrbye LN, Thomas MR, Shanafelt TD. Systematic review of depression, anxiety, and other indicators of psychological distress among U.S. and Canadian medical students. Academic Medicine 2006; 81(4):354-73.
20. Enns MW et al. Adaptive and maladaptive perfectionism in medical students: a longitudinal investigation. Medical Education 2001; 35(11):1034-42.
21. Tempski P, Perotta B, Pose R, Vieira J. A questionnaire on the quality of life of medical students. Medical Education 2009; 43(11):1107-8.
22. Barbosa G. A saúde dos médicos do Brasil. Brasília, DF: Conselho Federal de Medicina, 2007.
23. Moffat KJ et al. First year medical student stress and coping in a problem-based learning medical curriculum. Medical Education 2004; 38(5):482-91.
24. Alves J et al. Qualidade de vida em estudantes de Medicina no início e final do curso: avaliação pelo Who-qol-bref. Revista Brasileira de Educação Médica, 2010; 34(1):91-6.
25. Poulin M, Brown S, Dillard A, Smith D. Giving to others and the association between stress and mortality. American Journal of Public Health 2013; 103(9):1649-55.
26. Selye H. A syndrome produced by diverse nocuous agents. J Neuropsychiatr 1998; 10:230-1.
27. Tsigos C, Chrousos GP. Hypothalamicpituitary-adrenal axis, neuroendocrine factors and stress. J Psychosomat Stress 2002; 53:865-71.
28. Yerkes RM, Dodson JD. The relation of strength of stimulus to rapidity of habit-formation. Journal of Comparative Neurology and Psychology, 1908; 18(5):459-82.
29. LeBlanc VR. The effects of acute stress on performance: implications for health professions education. Acad Med 2009; 84(10 Suppl):S25-33.

30. Shields N. Stress, active coping, and academic performance among persisting and nonpersisting college students. Journal of Applied Biobehavioral Research 2001; 6(2):65-81.
31. Robotham D. Stress among higher education students: towards a research agenda. Higher Education 2008; 56(6):735-46.
32. Dunn LB, Iglewicz A, Moutier C. A conceptual model of medical student well-being: promoting resilience and preventing burnout. Academic Psychiatry 2008; 32(1):44-53.
33. Akgun S, Ciarrochi J. Learned resourcefulness moderates the relationship between academic stress and academic performance. Educational Psychology 23 (January 2016):287-94.
34. Folkman S, Moskowitz JT. Coping: pitfalls and promise. Annu Rev Psychol 2004; 55:745-74.
35. LeBlanc VR et al. The relationship between coping styles, performance, and responses to stressful scenarios in police recruits. International Journal of Stress Management 2008; 15(1):76-93.
36. Kaloupek DG, Stoupakis T. Coping with a stressful medical procedure: further investigation with volunteer blood donors. Journal of Behavioral Medicine 1985; 8(2):131.
37. Freudenberger HJ, Richelson G. Burn-out: the high cost of high achievement. 1. ed. Toronto: Bantam Books, 1981.
38. Maslach C, Schaufeli WB, Leiter MP. Job burnout. Annu Rev Psychol 2001; 52:397-422.
39. Keeton K, Fenner DE, Johnson TRB, Hayward RA. Predictors of physician career satisfaction, work-life balance, and burnout. [Internet] Obstetrics and Gynecology 2007; 109:949-55.
40. Toker S et al. Burnout and risk of coronary heart disease: a prospective study of 8838 employees. Psychosom Med 2012; 74(8):840-7.
41. American Psychiatric Association, 2013. DSM.
42. Friberg T. Burnout: from popular culture to psychiatric diagnosis in Sweden. Cult Med Psychiatry 2009; 33:538-58.
43. Said D, Kypri K, Bowman J. Risk factors for mental disorder among university students in Australia: findings from a web-based cross-sectional survey. Social Psychiatry and Psychiatric Epidemiology 2013; 48(6):935-44.
44. Schraiber LB. [Scholastic preparation, professional training, and quality of health services] [Article in Spanish]. Educ Med Salud 1994; 28:157-70.
45. Freire P. Pedagogy of freedom: ethics, democracy and civic courage. Lanham:Rowman & Littlefield Publishers Inc, 1998.
46. Machado L. Os últimos dias do sábio. 1. ed. Porto Alegre: Francisco Spinelli, FERGS, 2012. 136 p.

SEÇÃO III

Dimensão Prática

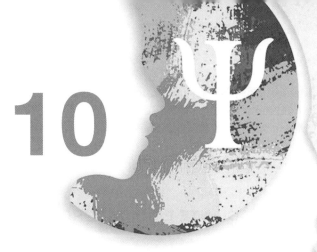

10
A Comunicação de Notícias Difíceis

Catarina Moraes Braga
John Anthony Lima

Febre, hemoptise, dispneia e suores noturnos
A vida inteira que podia ter sido e não foi
Tosse, tosse, tosse.
Mandou chamar o médico:
– Diga trinta e três.
– Trinta e três...trinta e três... trinta e três...
– Respire.
– O senhor tem uma escavação no pulmão esquerdo e o pulmão direito infiltrado.
– Então, doutor, não é possível tentar o pneumotórax?
– Não. A única coisa a fazer é tocar um tango argentino.

(Manuel Bandeira)[1]

INTRODUÇÃO

Notificar diagnósticos negativos e prognósticos sombrios pode alterar de maneira contundente a vida do paciente ainda antes que a doença o faça. Conviver com o sofrimento, a dor e a expectativa de morte é avassalador. Se os pacientes não estão prontos para receber esse tipo de notícia, o profissional pode estar igualmente despreparado para transmitir a informação. Entender a doença, seus possíveis desfechos e tratamento compõe apenas uma parcela do que o médico deve dominar antes de fazer comunicados dolorosos.

Más notícias podem ser definidas como informações desagradáveis que alteram direta ou indiretamente a qualidade de vida do indivíduo e de sua família[2,3]. Nessas situações há um sentimento de desesperança diante do risco de instabilidade de um estilo de vida estabelecido, ameaçando o bem-estar físico e/ou mental de uma pessoa, ou uma determinada informação transmitida a um indivíduo repercute em escolhas mais restritas em sua vida[4,5].

MÉDICO, PACIENTE E CUIDADORES: MÁS NOTÍCIAS PARA QUEM?

Médico

Informar más notícias ao paciente é uma das mais difíceis tarefas na prática médica[3,5-7]. Grande parte dos profissionais se sente desconfortável ao abordar o paciente sobre o prognóstico e a falha terapêutica[3,8]. Essa função engloba não apenas os diagnósticos terminais, mas várias situações adversas, as quais se traduzem em sofrimento para o paciente: quando a ultrassonografia de uma gestante aponta a perda do feto, quando uma mulher de meia-idade é diagnosticada com esclerose múltipla ou quando a polidipsia e a perda de peso sugerem o diagnóstico de diabetes em um adolescente.

Várias angústias permeiam o médico, as quais podem ser divididas em etapas:

Antes da comunicação das más notícias

Nesse momento, o profissional caracteriza, a partir de questões biopsicossociais, algum diagnóstico e/ou desfecho como de caráter danoso ao paciente e/ou aos familiares:

- Sequela ou fatalidade consequente a determinado evento súbito (traumas, acidentes, acidentes vasculares encefálicos, entre outros).
- Falha terapêutica em paciente portador de doença crônica.
- Inviabilidade tanto da gravidez como do feto durante a gestação.
- Impossibilidade de tratamento e/ou cura (por exemplo, pacientes com dificuldades financeiras para custear as despesas geradas pela doença ou com doença bastante avançada).

Pode surgir o sentimento de culpa em relação à impossibilidade de cura, a identificação por se imaginar no lugar do paciente ou a evocação de memórias de situações dolorosas. Esses pensamentos despertam insegurança, tristeza, culpa e medo de adoecer. O médico se depara com as próprias finitude e infalibilidade. Uma consequência seria o distanciamento afetivo do paciente e dos familiares com a intenção de evitar o próprio sofrimento.

Durante a comunicação das más notícias

Há incerteza quanto à adequação do próprio discurso às reações comportamentais do paciente e dos cuidadores. O médico pode pensar: "Sou ineficiente", "Não sei como conduzir". Assim, pode sentir insegurança, tristeza, culpa, frustração (quando a reação do paciente difere das expectativas do profissional) ou impotência. Os sentimentos negativos muitas vezes levam o profissional ao conformismo, dificultando a procura por capacitação ou outras abordagens.

O médico, quando despreparado, pode reagir de diversas maneiras. Omitir informações da família é um erro possível. Tomados pelo sentimento de culpa, alguns médicos podem elaborar seu discurso no tom de desculpas. Outros podem responsabilizar a família ou até mesmo ignorar a situação.

Após a comunicação de más notícias

Além das sensações surgidas nos minutos anteriores, há ainda o momento em que o médico relata o constrangimento de não saber como conduzir determinados questionamentos em virtude da necessidade imediata do próprio paciente: "Tem certeza do meu diagnóstico?; "Eu vou morrer?"; "Tem cura?";" Tenho quanto tempo?".

Diante de uma situação desagradável, vários pensamentos permeiam o imaginário do profissional: "Eu não quero passar por isso de novo"; "Se eu pudesse voltar atrás..."; "Como concluo?...". O médico portador de más notícias pode se sentir culpado e impotente. A cronicidade de tais eventos pode acarretar pouca empatia ou a dessensibilização diante de situações de contato extremo com a dor e com a iminência de discutir a morte e o morrer.

Cabe ressaltar que a expressão *más notícias* não é aplicada apenas em contextos caracterizados como de má repercussão para o paciente, ou seja, nem sempre o que o médico classifica como boa notícia é bem interpretado pelo paciente. É possível perceber, por exemplo, quando um médico se frustra ao relatar à paciente que ela está grávida e ouvi-la dizer, logo após a informação, que não deseja prosseguir com a gestação.

Alguns profissionais apresentam tendência maior de "proteger" os pacientes de más notícias, divulgando as informações de maneira otimista e irreal. Infelizmente, desejar um bom resultado não é suficiente para produzi-lo. Ao tomar essa atitude, o médico impossibilita que o paciente obtenha a informação, a interprete e reaja à sua própria maneira. Quando é oferecida uma notícia otimista e o paciente percebe, com o evoluir da doença, que a informação era falsa, ele pode relacionar o controle da informação pelo médico com o controle da doença em si. Assim, pode passar a associar o médico ao avanço e não mais ao combate à patologia[2].

Quando o paciente faz o tratamento com uma proposta curativa, recomenda-se que o médico esclareça que existe a chance de insucesso. Não se deve afirmar que houve cura inquestionável. Quando a doença retorna sem que o paciente tenha sido previamente preparado, o médico se sente culpado e passa a evitar o contato, o que é extremamente prejudicial ao acompanhamento[3].

Paciente

O modo de cada paciente reagir é influenciado pelo tipo de personalidade, o diagnóstico atual, o modo como a informação é transmitida pelo médico e o contexto psicossocial do indivíduo[2,7,9]. O diagnóstico pode parecer mais simples, mas informado em um momento inoportuno, por exemplo, quando um paciente com angina instável precisa realizar uma angioplastia na semana do casamento de sua filha, quando ocorre incompatibilidade entre a doença e alguma atividade desenvolvida pelo paciente (por exemplo, um cantor acometido por alguma laringopatia), ou em caso de um cirurgião com tremor nas mãos, entre outros:

- Personalidade
- Cultura
- Religião
- Tipo de diagnóstico
- Modo de transmissão da má notícia
- Contexto psicossocial do paciente

Cuidadores/familiares

Educação

Em virtude da dificuldade de fazer comunicados dolorosos, é fundamental o preparo dos profissionais e estudantes. Falar sobre o tema tem por objetivo diminuir a angústia dos médicos no exercício da tarefa, além de oferecer melhor suporte ao enfermo.

Ao longo do curso, os estudantes recebem vastos ensinamentos sobre doenças, métodos diagnósticos e tratamentos. No entanto, a comunicação e as habilidades interpessoais são deixadas em segundo plano[5,6,10]. Assim, os jovens profissionais se deparam com situações práticas com os pacientes antes mesmo de estarem adequadamente preparados para isso[3]. Ainda que a morte seja recorrente no trabalho de médicos, estudantes e demais profissionais da saúde, essa questão é pouco explorada durante a formação[5,6,10]. Por isso, a abordagem pode ser inadequada e aumentar o sofrimento e a insegurança do médico e do paciente, em especial daqueles com prognóstico reservado[4,11,12].

Estudo realizado em Botucatu, São Paulo, sugere que é maior a preocupação atual em preparar o profissional para comunicar notícias dolorosas. No estudo, todos os recém-formados e metade dos formados nos últimos 10 anos relataram ter discutido o tema ao longo do curso. Por outro lado, apenas 25% dos médicos formados há mais de 10 anos foram expostos ao tema durante sua formação[13].

Estudo realizado no serviço de Clínica Médica do Hospital das Clínicas da Faculdade de Medicina da Universidade de São Paulo mostra que o desejo de saber o diagnóstico e participar das decisões terapêuticas varia com o sexo e a idade. No estudo em questão, 92,6% dos homens e 96,1% das mulheres mostraram o desejo de receber informações sobre o diagnóstico de câncer. Quanto à comunicação aos familiares, 87,7% das mulheres e 84,2% dos homens expressaram o desejo de que a família fosse informada. Por outro lado, pessoas com mais de 60 anos parecem menos propensas a ter interesse em participar das decisões terapêuticas[14].

AS CRIANÇAS PODEM RECEBER MÁS NOTÍCIAS?

Apresentar más notícias às crianças sobre elas próprias ou sobre outras pessoas está associado à saúde mental do menor e, consequentemente, à adaptação psicológica necessária à adversidade apresentada[12,13]. Para transmissão desse tipo de informação costuma ser essencial contar com o auxílio de um especialista; no entanto, isso não é possível em grande parte das vezes em virtude da falta de recursos humanos.

Buckman identificou cinco princípios para a informação de más notícias às crianças:

- Um adulto, de preferência um familiar mais próximo, deve estar sempre presente, e deve ser realizada uma abordagem de comum acordo. Os familiares podem passar detalhes sobre o comportamento da criança como forma de evitar surpresas inesperadas durante o momento. Só se deve conversar sozinho com o menor excepcionalmente, em situações de urgência, quando não exista nenhuma possibilidade de contar com a presença de um familiar ou pessoa mais próxima.

- Retomar frequentemente com a criança o entendimento da informação que está sendo transmitida. A percepção da criança do que está sendo dito pode ser muito diferente. Convém fornecer a informação em linguagem que responda às questões levantadas pela criança.
- Ter paciência. É comum ser questionado várias vezes sobre a mesma situação, o que representa uma maneira habitual de a criança ter certeza de que entendeu corretamente o que está sendo dito.
- As crianças apresentam o chamado "pensamento mágico". Várias acreditam que o fato de pensarem algo é suficiente para que se torne realidade. Elas podem se sentir responsáveis caso alguém próximo fique doente. Apesar de não ser o tipo de pensamento óbvio, será preciso esclarecer a potencial culpa: "Qualquer pessoa pode ficar doente"; "Não é culpa de seu pai, nem nossa culpa ou sua culpa"; "Às vezes as coisas apenas acontecem".
- Se o profissional está inseguro ou se considera inexperiente, cabe encontrar ajuda o mais rápido possível.

IMPORTÂNCIA

Será que é apenas uma questão de "eu tenho bom senso"?

Partindo de uma situação geral, o modo como qualquer informação é transmitida influencia a maneira como o destinatário irá assimilar e reagir. Rotineiramente, observamos nossa própria reação ao desejar adquirir um produto divulgado em propagandas bem elaboradas e *slogans* chamativos. Ora, se o estudo da comunicação com o objetivo de ganho individual (para si) é considerado rotineiro e aceitável pelo profissional do "bom senso", por que não se utilizar de recursos semelhantes para estabelecer melhores ganhos individualizados para o outro? Se é exigido empenho em melhorar a qualidade com que um vendedor se comunica sobre um produto (inanimado), por que essa exigência não é observada na área da saúde?

Infelizmente, em nosso meio a questão do "bom senso" tem sido interpretada e praticada rotineiramente como sinônimo de improviso, fazendo com que as situações delicadas na relação médico-paciente (por exemplo, comunicação de más notícias) sejam conduzidas de maneira aleatória, resultado de moldes pessoais com base em erros e acertos. Assim, tornam-se corriqueiras as situações de vulnerabilidade às quais são expostos os pacientes.

Em sua maioria, os estudantes e profissionais da saúde apresentam, além de desconforto, poucas habilidades para transmitir informações delicadas aos pacientes. Vários fatores contribuem para isso, como a sensação de responsabilidade pela má situação do paciente, pensamentos de fracasso, problemas pessoais não resolvidos sobre a morte e o morrer e a preocupação com a própria resposta emocional e, principalmente, com a resposta do paciente a determinada adversidade.

Além disso, observa-se a carência no ensino acadêmico do médico em relação à comunicação de más notícias. Desse modo, muitos profissionais relatam que o aprendizado na área da comunicação com o paciente ocorreu por meio de erros e acertos na prática médica (após sua formação) ou, na melhor das hipóteses, a partir da observação de seus preceptores (durante a formação...), com os quais também não tiveram contato prévio durante o período de graduação. Assim, os "modelos" falhos para notificar más notícias acabam sendo bastante comuns, resultando em um padrão de comunicação incompatível com a situação e, principalmente, com a realidade do paciente.

Por isso, tem surgido uma considerável produção literária e até mesmo diretrizes sobre as habilidades necessárias para uma comunicação mais efetiva de más notícias que forneça mais segurança ao profissional de saúde. Contudo, a literatura não é suficiente. São necessários métodos de ensino eficazes durante a graduação e a formação médica que transmitam a necessidade de aprendizado e melhora constante na qualidade da relação médico-paciente. Assim, a obtenção dessas habilidades será favorecida com o surgimento de novas oportunidades para os estudantes e profissionais da saúde discutirem temas relevantes sobre a área da comunicação, possibilitando a prática desses métodos durante o processo de aprendizagem.

Abordagem e protocolos

> **Vinheta da vida real**
>
> No meu primeiro mês como residente de ginecologia recebi uma paciente na enfermaria com sangramento vaginal crônico e de grande volume. K.S. tinha apenas 33 anos e veio sozinha, pois morava na rua e não tinha muitos familiares próximos. Durante a investigação foi colhida uma biópsia de seu colo uterino, onde havia uma lesão vegetante. Além disso, no exame físico foram percebidos paramétrios acometidos. O resultado da biópsia foi conclusivo: neoplasia epitelial de colo uterino. Prognóstico extremamente reservado. E agora? Como vou dizer para a paciente?

Ao longo dos anos, diversos protocolos foram desenvolvidos com o intuito de orientar os profissionais sobre a comunicação de notícias desagradáveis. De modo geral, esses protocolos visam garantir a transmissão da mensagem de maneira compreensível, eliminar dúvidas e oferecer a perspectiva de um tratamento, seja ele paliativo ou não.

São vários os objetivos na abordagem adequada ao paciente a respeito de sua doença. Entre eles, podem ser ressaltados: minimizar o sentimento de solidão e desamparo, elucidar dúvidas assim que surgirem e demonstrar a continuidade do acompanhamento, além de acessar o risco de suicídio[15].

Robert Buckman, oncologista inglês da Universidade St. John's, em Cambridge, escreveu em 1992 um livro sobre os comunicados dolorosos (*How to break bad news: a guide for healthcare professionals* – Como contar notícias ruins: um guia para profissionais de saúde). Em seu livro, Buckman ressalta pontos importantes na comunicação de notícias dolorosas, como os citados a seguir:

- Escolher um momento adequado em que o paciente e o médico estejam descansados e disponíveis.
- Questionar sobre o estado emocional e psicológico do paciente antes e depois de receber a notícia.

- Preparar o paciente para receber a notícia.
- Usar linguagem simples. Evitar jargão médico e linguagem técnica.
- Mostrar empatia em relação ao sofrimento do paciente.
- Dar a informação conforme a aceitação do paciente; se necessário, marcar mais de um encontro.
- Ser franco, evitando, porém, tirar todas as esperanças.
- Garantir a continuidade do acompanhamento e dos cuidados.
- Buscar que o paciente encontre suporte emocional de parentes e amigos.

Em artigo escrito em 1984, Buckman refere que o paciente não espera que o médico seja onisciente e onipotente. Uma escuta atenta e empática e a oportunidade de expressar seus sentimentos podem ser suficientes[2,3].

O protocolo SPIKES, amplamente utilizado na prática médica, foi desenvolvido no Texas. São seis etapas que têm por objetivo final reconhecer informações a respeito dos pacientes, comunicar dados médicos e diagnósticos, oferecer suporte ao paciente e à família e viabilizar o desenvolvimento conjunto de plano do tratamento para o futuro[11,16]. Cada etapa representa uma letra do mnemônico que dá nome ao protocolo.

A primeira etapa – *Set up the interview* – consiste em se preparar e também preparar o ambiente para a transmissão da notícia. Idealmente, deve ser procurado um ambiente tranquilo, com alguma privacidade, e com um local para que o paciente e o profissional estejam sentados. Caso o paciente esteja no hospital ou tenha acabado de ser examinado, é importante que ele tenha a chance de se vestir ou se cobrir antes do início da conversa. Recomenda-se envolver pessoas próximas ao paciente, caso ele permita. Manter contato visual e tocar a mão do paciente pode ajudar a estabelecer uma conexão. O celular deve ser colocado no modo silencioso e de preferência não deve haver interrupção.

Em seguida, devem ser avaliados a percepção – *Perception* – e o entendimento do doente a respeito da doença: saber o quanto ele entende a respeito da gravidade, dos exames já realizados e de seu estado atual. Além disso, esse momento é importante para verificar se o paciente apresenta algum grau de negação da doença, como pensamento mágico, ou expectativas falsas em relação às possibilidades do tratamento.

A próxima etapa – *Invitation* – consiste em esperar o convite, o desejo do paciente de saber mais sobre sua condição. Ele próprio poderá perguntar sobre o que foi descoberto em seguida ou sobre os resultados dos exames. Um modo de se preparar para esse momento consiste em perguntar ao paciente, antes do exame, como ele gostaria de ser informado a respeito do resultado. Apesar da importância das informações sobre a doença para que o paciente possa se programar, às vezes ele manifesta o desejo de não ser informado. Nesse caso, é possível comunicar apenas aos familiares e colocar-se à disposição do paciente caso ele tenha alguma dúvida ou mude de ideia.

Talvez a parte mais desafiadora seja a seguinte – *Knowledge* – o momento de oferecer informação e conhecimento sobre a doença. Antes de começar a fornecer as informações, o paciente deve ser preparado para o que virá. Frases como "Infelizmente, não tenho boas notícias" ou "Sinto dizer que..." podem preparar o paciente e facilitar o entendimento. Nesse momento, o médico pode falar mais diretamente e devagar, garantindo que o paciente compreendeu. Convém usar vocabulário de fácil entendimento e evitar a terminologia técnica. É importante evitar frases como "Não há mais nada que possamos fazer por você" ou "Você tem um câncer muito agressivo e precisa começar o tratamento imediatamente para não morrer".

As reações dos pacientes podem variar. Alguns podem ficar em silêncio, enquanto outros podem gritar, chorar ou manifestar raiva. Nesse momento, o médico deve abordar as emoções do paciente e responder afetivamente – *Emotion*. Ao paciente que não expressa seus sentimentos ou que os manifesta de maneira discreta, o médico pode perguntar como ele está se sentindo. É importante reforçar que sentir-se triste é normal e esperado ao receber notícias ruins.

Para concluir, o médico deve fornecer algum direcionamento quanto às opções de tratamento, falando das estratégias – *Strategy and summary* – e das possibilidades terapêuticas. Antes, deve ser perguntado ao paciente se ele gostaria de discutir o tratamento em outro momento e, se necessário, agendar outro dia para isso. Esse também é o momento de verificar se restou alguma dúvida e resumir as informações (Quadro 10.1)[11,16].

Estudo iraniano publicado em 2016 registrou que 69% dos 154 entrevistados demonstraram insatisfação com a abordagem na comunicação de diagnóstico de HIV/AIDS, enquanto o restante da amostra considerou importante o uso do protocolo SPIKES. O estudo ressalta ainda a importância do aconselhamento antes do resultado do exame, concluindo que o treinamento dos profissionais para comunicar más notícias é importante para o seguimento e o acompanhamento bem-sucedidos[11].

O uso do protocolo SPIKES por estudantes se revelou positivo. Os estudantes acreditam que o protocolo é didático e simples, facilitando a transmissão de más notícias. Restam alguns questionamentos pertinentes, como qual seria o período do curso mais adequado para promover esse tipo de treinamento[16].

Vinheta da vida real

A assistente social conseguiu contato com uma prima da paciente. Falamos com ela por telefone sobre a gravidade do quadro sem muitos detalhes. A prima se colocou à disposição para acompanhar K.S. durante o internamento e recebê-la em casa após a alta. Optei por esperar que a acompanhante estivesse no hospital para informar K.S. de sua condição. Esperei também a marcação com a oncologia para poder falar não apenas sobre o diagnóstico, mas sobre o próximo passo, a próxima consulta. Esvaziei a enfermaria, deixando apenas a paciente e sua acompanhante, sentei-me junto ao leito e perguntei o que ela sabia de sua doença. Ela me disse que era grave e já era suficiente.

Quadro 10.1 Protocolo SPIKES

	Nome da etapa	O que fazer?
S	*Set up the interview*	Preparar a entrevista, escolher o ambiente
P	*Perception*	Verificar o entendimento do paciente acerca da doença
I	*Invitation*	Esperar o "convite" do paciente para uma discussão mais profunda
K	*Knowledge*	Oferecer informações
E	*Emotion*	Acessar as emoções do paciente de maneira empática
S	*Strategy and summary*	Resumir a conversa, sanar as dúvidas e sugerir estratégias de acompanhamento

CONSIDERAÇÕES FINAIS

Vinheta da vida real

Um amigo está passando por momentos doloridos: seu irmão está vivendo talvez os últimos dias numa cama de hospital. Mas a tristeza de meu amigo e da família é acrescida pela insensibilidade arrogante do médico que cuida do seu irmão. Meu amigo quer ver o resultado dos exames de laboratório. Eu também gostaria. Pois o dito médico determinou que somente ele, médico, pode ter acesso aos exames. A família permanece na ignorância. Esse é um dos horrores possíveis no caso de uma internação hospitalar: a perda dos direitos sobre o próprio corpo. Fica-se à mercê de um outro, desconhecido. Infelizmente ainda há médicos que, possuídos de arrogância e onipotência, se julgam donos do doente. Pois eu acho que quem é o dono é o doente, dono dos procedimentos médicos que ele pode aceitar ou rejeitar, dono das informações que ele passa ao médico, se assim o desejar. Essa é uma questão muito séria e julgo que os médicos deveriam estudá-la como parte da ética médica. O doente, por ser doente, não está reduzido à condição de um nabo cozido. Ele continua a ser um ser humano, dono de si mesmo. (...) É preciso que os médicos estejam conscientes de que não são donos do doente, mas servos do doente. Uma das condições essenciais para o exercício da medicina é a humildade.

Trecho do livro _Do Universo à Jabuticaba_, de Rubem Alves

Ainda que não seja uma tarefa simples, informar o paciente acerca de sua doença e dos prováveis desfechos é responsabilidade do médico. Uma boa abordagem é crucial para a manutenção do vínculo médico-paciente e, consequentemente, para o acompanhamento adequado. A medicina não se esgota quando não há possibilidade de cura. Ainda existe o cuidado. É impossível prever a repercussão de uma notícia dolorosa na vida do paciente. O médico precisa estar preparado para lidar com as emoções do paciente e de sua família de maneira empática. O uso de protocolos para treinamento dos profissionais ainda na faculdade oferece aos alunos melhor preparo, prevenindo situações futuras de ansiedade e desgaste. Protocolos são guias para ajudar a diminuir a insegurança e o desconforto, principalmente de médicos inexperientes. Escutar o paciente, tirar suas dúvidas e deixá-lo expressar seus sentimentos é crucial para uma boa comunicação de más notícias.

Referências

1. Bandeira M. Cinquenta poemas escolhidos pelo autor. Os cadernos de cultura do Ministério da Educação e Cultura. Rio de Janeiro: Departamento de Imprensa Nacional, 1955:11-2 p.
2. Buckman R. How to break bad news: a guide for health care professionals. 1. ed. Baltimore: The Johns Hopkins University Press, 1992.
3. Buckman R. Breaking bad news: why is it still so difficult? Br Med J (Clin Res Ed) [Internet] 1984; 288(May): 1597-9. Disponível em: http://www.pubmedcentral.nih.gov/articlerender.fcgi?artid=1441225&tool=pmcentrez&rendertype=abstract.
4. Bor R, Miller R, Goldman E, Scher I. The meaning of bad news in HIV disease: counselling about dreaded issues revisited. Couns Psychol Q 1993; 6 (Dec 2014):96-9.
5. Rosenbaum ME, Ferguson KJ, Lobas JG. Teaching medical students and residents skills for delivering bad news: a review of strategies. Acad Med 2004; 79(2):107-17.
6. Kiluk JV, Dessureault SQG. Teaching medical students how to break bad news with standardized patients. J Cancer Educ 2012; 27(2):277-80.
7. VandeKieft GK. Breaking bad news. Am Fam Physician 2001; 64(12):1975-8.
8. Fujimori M, Uchitomi Y. Preferences of cancer patients regarding communication of bad news: a systematic literature review. Jpn J Clin Oncol 2009; 39(4):201-16.
9. Clark RE, LaBeff EE. Death telling: managing the delivery of bad news. J Health Soc Behav [Internet] 1982; 23(4):366-80. Disponível em: http://www.jstor.org/stable/2136494.

10. Schildmann J, Härlein J, Burchardi N, Schlögl M, Vollmann J. Breaking bad news: evaluation study on self-perceived competences and views of medical and nursing students taking part in a collaborative workshop. Support Care Cancer 2006; 14(11):1157-61.
11. Koochak HE, Yazdi F, Abdolbaghi MH, Salehi MR, Shadloo B, Rahimi-Movaghar A. Breaking HIV news to clients: SPIKES strategy in post-test counseling session. Acta Med Iran 2016; 54(5):313-7.
12. Dehn RW, Asprey DP. Essential clinical procedure. 2. ed. Philadelphia: Elsevier, 2007.
13. Perosa GB, Ranzani PM. Notícias à criança. Medicina (B Aires) 32(4):468-73.
14. Gulinelli A, Aisawa R, Konno S, Morinaga C. Desejo de informação e participação nas decisões terapêuticas em caso de doenças graves em pacientes atendidos em um hospital universitário. Rev Assoc Med Bras 2004; 50(1):41-7.
15. Quill T, Townsend R. Bad news: delivery, dialogue, and dilemmas. Arch Intern Med 1991; 151(3):463-8.
16. Lino CA, Augusto KL, Oliveira RAS de, Feitosa LB, Caprara A. Uso do protocolo SPIKES no ensino de habilidades em transmissão de más notícias. Rev Bras Educ Med 2011; 35(1):52-7.

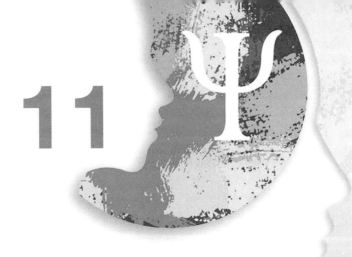

Adesão ao Tratamento

Saulo Vandevelde
Antonio Peregrino

*Keep watch also on the faults of the patients,
which often make them lie about the taking of things prescribed.*

(Hipócrates, Ilha de Kós, Grécia, 450 a.C.)

INTRODUÇÃO

A citação acima é atribuída a Hipócrates[1]. Dela se supõe que o antigo médico já conhecia o fenômeno da adesão ao tratamento e alertava para os fatores que estariam envolvidos. Entretanto, é recente o interesse científico pelo conceito: os primeiros artigos sobre o assunto datam das décadas de 1950 e 1960[2,3]. À época, um dos primeiros estudos mostrou que 50% dos pacientes com tuberculose não apresentavam testes comprobatórios compatíveis na urina, ou seja, não havia evidência de que usavam os medicamentos[3]. Desde então, o tema vem ganhando popularidade e sendo objeto de vários estudos que buscam entender seus mecanismos e influências, bem como maneiras de desenvolvê-lo em favor do paciente.

Sabe-se que no cenário de promoção à saúde os pacientes que aderem têm mais chances de experimentar resultados satisfatórios, melhorando as taxas de morbidade e mortalidade[4]. No entanto, uma parcela considerável não adere, o que não só tende a prejudicá-los, mas também aos sistemas de saúde e à sociedade em geral. A não adesão pode ocasionar progressão da enfermidade, internamentos desnecessários e demanda

136 Seção III Dimensão Prática

exagerada de recursos dos serviços de saúde e dos próprios pacientes. Quando não há compromisso real com o tratamento, a doença avança e se faz necessária a utilização de setores assistenciais mais complexos que demandam mais tecnologia e profissionais mais especializados e em maior número.

Os problemas com a adesão terapêutica impactam também a sociedade de maneira geral. No ambiente de produção científica, as falhas de adesão nos ensaios clínicos (estudos controlados), por exemplo, podem produzir evidências conflitantes e dificultar a divulgação de dados confiáveis[5]. Já na prática médica diária, a descontinuação prematura de antibióticos pode aumentar a resistência aos antimicrobianos utilizados[6].

Conceitualmente, a Organização Mundial da Saúde (OMS) define a adesão como

> [...] o grau em que o comportamento de uma pessoa – tomar o medicamento, seguir um regime alimentar e/ou executar mudanças no estilo de vida – corresponde às recomendações acordadas com um prestador de cuidados de saúde[7].

Esse conceito tem servido como referência para diversos trabalhos científicos. As pesquisas o utilizam para estudo em vários campos da medicina, principalmente em doenças de longo curso, como hipertensão, diabetes, dislipidemia, depressão e asma[2]. Contudo, surpreendentemente, até mesmo em situações ameaçadoras é observado o fenômeno da não adesão, e uma quantidade substancial de pacientes não segue regimes de tratamento que poderiam lhes salvar a vida[3].

Apesar da definição bem estabelecida e dos estudos teóricos na área, permanece a dificuldade em entender o assunto na prática. A adesão é um problema para 50% a 60% de todos os pacientes afetados por doenças crônicas[2] e entre 30% e 50% dos pacientes não aderem ao tratamento dessas condições em países desenvolvidos[2]. Em 2003, a OMS estimou a média de adesão em 50% entre os pacientes portadores de condições crônicas[8] e observou que menos de 30% executam integralmente as mudanças que reduziriam as consequências negativas dessas condições[3]. Esses percentuais tendem a ser mais expressivos nos países em desenvolvimento[2].

A adesão é um assunto ainda negligenciado, mas de muita importância para o sucesso do tratamento. Tamanha é sua relevância que a própria OMS chegou a declarar que "melhorar as intervenções focadas na adesão traria mais benefício à saúde do que qualquer progresso biomédico"[7].

Vinheta clínica

Na sala do ambulatório entram um paciente idoso e sua esposa para o retorno depois da primeira consulta. Na primeira visita, o paciente havia ido desacompanhado:

- Bom dia, doutor! – diz a mulher.
- Bom dia, senhora! Bom dia, senhor Elias! – responde o médico.
- Doutor, eu queria dizer logo que ele não melhorou nadinha, viu? – apressa-se a esposa.
- Mas tomou o remédio?
- Tomou.
- E tomou direito?
- Do jeito que o senhor mandou.

- Como foi esse jeito?
- Do jeito que tinha na receita, olhe aqui.
- E como é que tem aí na receita?
- Deixe eu dizer aqui, espere um pouco.

Após alguns segundos, a esposa analisa o receituário e conclui:

- Eita, doutor! É que letra de médico às vezes não dá pra entender direito, o senhor sabe, não é? Mas ele tomou direitinho, como o senhor mandou.
- O médico, resignado com as respostas, vira-se para o paciente e diz:
- Na última consulta, Seu Elias, o senhor compreendeu tudo o que lhe comuniquei sobre a posologia e os efeitos terapêuticos do medicamento?
- Efeito de quê, doutor?

ASPECTOS ENVOLVIDOS

O conhecimento médico atual provê incessantemente o cotidiano dos profissionais de saúde de evidências aplicáveis à prática diária. Os tratamentos veiculados pelas publicações científicas são promissores e efetivos em praticamente todas as áreas da medicina. Entretanto, os resultados clínicos produzidos no ambiente de pesquisa muitas vezes decepcionam no *setting* médico do "mundo real"[9]. Por quê?

Uma explicação estaria nas características amostrais. Os pacientes envolvidos em pesquisas científicas diferem dos encontrados no dia a dia. Isso é um fato. Boa parte dos ensaios clínicos recruta voluntários que não compartilham, por exemplo, características sociais e étnicas com os pacientes do cotidiano. Mas só isso não explicaria o fracasso de muitos tratamentos com diagnóstico preciso e cujos meios estão disponíveis para executar a terapêutica.

O que acontece na prática é que a adesão ao tratamento está intrinsecamente implicada com o êxito do próprio tratamento. Esse fenômeno entra em cena não só quando favorece a terapêutica, mas, sobretudo, quando os resultados esperados pelo planejamento proposto não são alcançados satisfatoriamente. Mesmo sem se dar conta, o paciente é capaz de agir em seu próprio desfavor. Isso pode constatado quando os pacientes falham em cumprir agendamentos, recomendações médicas, planos dietéticos, programas de exercícios físicos ou simples mudanças comportamentais, e os médicos presenciam esses comportamentos com certa frequência no cotidiano. A situação acontece de maneira intencional, quando o paciente toma uma decisão ativa (que seria o reflexo de suas crenças sobre o tratamento)[10], ou de modo não intencional, quando, por exemplo, a falta de cuidado e/ou o esquecimento estão implicados no processo[11]. De qualquer maneira, hábitos assim promovem um aproveitamento incompleto do potencial terapêutico e geram mais gastos com saúde.

É preciso notar que, diante dessas falhas e sem o devido cuidado, é possível que o paciente seja responsabilizado pelo fracasso terapêutico decorrente de sua má adesão[7]. Isso acontece se for dada atenção exclusiva aos fatores que dependem do doente, como se fossem os únicos implicados na questão. De fato, o indivíduo que se presta a receber cuidados é senhor de sua vontade, mas não se pode depositar nele todo o ônus do insu-

Quadro 11.1 Dimensões envolvidas na adesão ao tratamento

Dimensão	Exemplos
Socioeconômica	Distância do local de assistência, apoio familiar, estar casado, estar empregado
Serviço de saúde	Múltipla assistência (vários especialistas), organização administrativa, aliança terapêutica, habilidade de comunicação do médico
Paciente	Funcionamento cognitivo, motivação, conhecimento em saúde, humor, deficiência física, abuso de substâncias
Condição médica	Cronicidade, gravidade e sintomas
Terapia	Complexidade da recomendação, custo, efeitos adversos, polifarmácia, posologia dos medicamentos

cesso. Os pacientes devem ser apoiados, não culpados[7]. Além do mais, enfrentamos um fenômeno complexo e multifatorial. Para demonstrar essa realidade, a OMS reuniu os fatores envolvidos nas cinco dimensões apresentadas no Quadro 11.1.

Mesmo diante das múltiplas interferências, obviamente as razões para uma atitude de não adesão recaem em parte nos comportamentos ou em características específicas dos pacientes. São exemplos: esquecimento, medo da interação com álcool e outras drogas, baixa escolaridade, comorbidades que interferem na motivação ou na cognição e até mesmo o desconhecimento da necessidade de continuação do tratamento[12]. No entanto, há determinantes que não dependem do comportamento individual e são igualmente relevantes[2,12]. O número de doenças do paciente, a interação médico-paciente, as habilidades do médico para entrevistar a acessibilidade e a organização do serviço de saúde (distância do domicílio, logística de marcação das consultas, dinâmica de dispensação de remédios) são alguns deles.

O próprio tratamento encerra em si dificuldades para os pacientes. Custo, duração e complexidade da terapêutica podem ser barreiras iniciais[8]. Falta de confiança no profissional, práticas prescritivas onerosas e de difícil entendimento[8,13], além de aspectos relacionados com os medicamentos, como polifarmácia, tolerabilidade aos efeitos adversos e posologia, representam mais uma parte dos empecilhos enfrentados pelos pacientes[2,11,14]. Todas essas são razões pelas quais os pacientes não seguem o recomendado. Em geral, a gravidade e a cronicidade das doenças estão associadas a níveis de adesão maiores, embora esses níveis possam diminuir na dependência do tempo e da gravidade dos sintomas[11].

Aspectos sociodemográficos também são contributivos. Apesar de apresentarem informações inconsistentes, alguns estudos relacionam gênero, raça e etnia (incluindo características culturais) à adesão ao tratamento[11,15]. Outros estudos sugerem que indivíduos sem cônjuge ou que moram sozinhos (o que pode ser compreendido como menor apoio social) apresentam declínios nas taxas de adesão medicamentosa, bem como menor persistência no tratamento[11,14].

Ainda no contexto da influência social, pacientes de baixa renda, sobre os quais a problemática do custo do transporte e dos medicamentos incide mais fortemente, apresentam taxas maiores de não adesão primária, ou seja, após receberem a prescrição, não chegam a utilizá-la na farmácia[14]. No estudo desse fenômeno em várias doenças (osteoporose, diabetes, depressão, artrite reumatoide, hipertensão), o custo do tratamento também foi relacio-

Capítulo 11 Adesão ao Tratamento **139**

nado com a má adesão[11]. Baixo nível de escolaridade e de conhecimento em saúde, além de barreiras religiosas, também foi associado às menores taxas de adesão[8,11].

Desse modo, é fácil concluir que um fenômeno influenciado por determinantes tão diversos carreia certa dificuldade para avaliação e estudo. O conceito é pouco objetivo e está sujeito a uma interpretação ampla, o que pode tornar o processo de aferição algo questionável. Talvez por isso, muito esforço por parte dos pesquisadores vem sendo empregado com o propósito de mensurar a adesão de maneira acurada, já que o ambiente de investigação científica demanda a utilização de ferramentas de medida.

Não há um critério padrão para a aferição[15]. No entanto, mesmo com limitações, as avaliações do uso dos medicamentos são realizadas de maneira subjetiva e objetiva[8,16]. As primeiras incluem questionários validados, (por exemplo, *Beliefs about Medication Questionnaire* e *The Morisky Medication Adherence Scale*[8,10]) e os relatos do próprio paciente (os mais utilizados). Além de sua utilização em pesquisas, esses questionários poderiam fornecer valiosas informações aos médicos no contexto prático se fossem aplicados, por exemplo, por outro profissional antes do atendimento. A segunda maneira de mensuração é feita por meio da contagem de comprimidos, do uso de microprocessadores que gravam a frequência de abertura dos recipientes (padrão-ouro) e de registros pela farmácia[8]. Quando se trata de avaliar a adesão a métodos terapêuticos não farmacológicos, como atendimentos psicossociais, existe muita variação entre os estudos[16].

Vários aspectos da saúde do indivíduo estão relacionados com a noção de adesão[8]. Há até quem relacione o comportamento de adesão às orientações médicas a traços de caráter. Significaria dizer que determinados pacientes aderem simplesmente por terem o hábito de obedecer, no geral, às recomendações que lhes são dadas, e esse comportamento extrapolaria para o ambiente da consulta. Outros não alcançariam o mesmo êxito por estarem no grupo das pessoas que "não são" motivadas. A desmotivação, seguindo esse raciocínio, seria um traço de caráter prejudicial à adesão. Para se ter uma ideia da influência do estado de ânimo no engajamento no tratamento, um estudo observou que um terço dos pacientes obesos alegou "falta de vontade" para justificar o não cumprimento de uma dieta prescrita[17]. Segundo esse raciocínio, a desmotivação seria um traço de caráter prejudicial à adesão.

Os pacientes com alguma doença psiquiátrica são alvos da influência da doença mental no processo de adesão. Disforia, desesperança e preocupações exageradas podem reduzir a motivação intrínseca para o tratamento. A ausência de consciência de morbidade nos transtornos delirantes, as crenças negativas ou catastróficas na ansiedade ou ainda a desmotivação na depressão maior geralmente dificultam o engajamento em qualquer tipo de regime terapêutico.

Até a intenção do paciente em se comprometer com o tratamento parece influir em seus resultados. Algumas pesquisas demonstraram que, mesmo ingerindo placebo, os pacientes que o fizeram seguindo rigorosamente as recomendações médicas alcançaram sucesso maior no tratamento (melhoraram sua condição de saúde e obtiveram menor taxa de mortalidade, por exemplo) se comparados aos que não seguiram corretamente a recomendação[17].

Concordar e comprometer-se com um regime de tratamento exige, na maioria das vezes, que o paciente, antes de decidir, reflita sobre as consequências de seu adoecimento e pondere sobre o risco-benefício de agir contra a doença[5]. Esse processo, para alguns penoso, pode ser facilitado mediante o fornecimento de informações. Para tanto, o médico deve ser capaz de transmitir o conhecimento especializado de uma maneira compreensível a seu paciente. Além disso, deve ser habilidoso o suficiente para captar as informações relevantes disponibilizadas pelo paciente, já que este é também um especialista no que se refere a aspectos íntimos de sua vida funcional[5]. Com isso em mente, a informação é compartilhada e tende a fornecer o necessário para que se encontre o melhor tratamento possível para cada paciente individualmente.

Outros aspectos da vida mental do paciente estão implicados no processo. Além da baixa escolaridade, o baixo conhecimento em saúde, preocupações sobre efeitos colaterais dos medicamentos e dúvidas sobre seus benefícios influenciam o mau uso do que foi prescrito[13]. As crenças dos pacientes, às vezes distorcidas, ganham relevância nesse cenário, pois vão embasar comportamentos. Diante de um diagnóstico inesperado, por exemplo, os pacientes podem negar a doença, o que limitaria bastante as possibilidades de engajamento[4,7]. Afinal, nem todos estão preparados para aceitar uma inesperada e desfavorável realidade.

Um estudo com pacientes de uma clínica de medicina da família mostrou que aqueles com baixa adesão apresentavam nível elevado de preocupações acerca das medicações. Acreditavam que eram utilizadas em excesso e que poderiam causar danos ou dependência. O mesmo artigo também relacionou a adesão medicamentosa à disponibilidade de informação para os pacientes. A insuficiência de informações fornecidas estava relacionada com a baixa adesão[9].

É tamanha a influência das crenças que os pacientes, ao desenvolverem complicações decorrentes de suas doenças, podem aumentar seu comprometimento com o tratamento por perceberem uma forte relação entre o risco de eventos adversos e a adesão aos medicamentos[11]. De maneira parecida, ao constatar que os sintomas foram resolvidos, considerável parcela dos doentes conclui que não mais precisará dos remédios[11].

Outro ponto a ser considerado diz respeito à função da relação que se estabelece entre o paciente e o médico. Uma relação de confiança produz cooperação mútua, é essencial para a comunicação eficaz e proporciona ao paciente a possibilidade de discussão sobre seus valores, questões inerentes a sua cultura, suas preferências e suas expectativas sobre o tratamento[4,7], e isso tem impacto na adesão.

RECOMENDAÇÕES

Apesar da vasta literatura em torno do tema, ainda existe dificuldade em definir precisamente as características do paciente que influenciam o fenômeno da adesão[15]. No entanto, como salientado previamente, vários são os aspectos que podem ser considerados pelo médico no sentido de avaliar seu paciente e conduzi-lo a uma boa adesão, melhorando, assim, suas chances de conseguir um comportamento mais cooperativo. As ações que visam a esse propósito não se limitam à conduta médica na sala de atendimento, mas também se direcionam para os setores da assistência que são complementares no cuidado. Intervenções junto à farmácia, nas áreas sociais e de gestão, já se mostraram comprovadamente eficazes.

A orientação para que a pessoa adote na prática o que lhe foi recomendado está ligada a sua disponibilidade e motivação, e isso, fora do ambiente de atendimento, independe da presença física do profissional de saúde[18]. Seria como dizer que fora do consultório médico é o paciente quem conduzirá o rumo do tratamento, decidindo ele próprio, na maioria das vezes, de que maneira executará tudo o que lhe foi recomendado, sob pena de não atingir plenos resultados caso não realize o que foi proposto ou, melhor dizendo, o que foi acordado. Evidentemente, pacientes psiquiátricos ou que dependam de cuidadores, ou ainda os analfabetos, não disporão desse grau de autonomia, mas a maioria dos pacientes precisa entender que eles são elemento fundamental da terapêutica. O médico, portanto, deve tanto conduzir ativamente o paciente a um nível ótimo de adesão como inseri-lo como corresponsável no processo de intervenção.

Mesmo diante dessa responsabilidade (e é preciso que isso lhe seja exposto), o paciente em muitas situações deseja transferir integralmente para seu médico a resolução de seu problema. Isso pode representar uma dificuldade se o médico conduzir a situação de modo unilateral sem considerar as demandas e potencialidades de seu paciente. É mais indicado que, conforme orienta a OMS, o médico exerça o papel de colaborador no processo de tomada de decisão durante o tratamento de seu paciente[7].

A importância da discussão sobre a adesão no contexto prático da consulta é inquestionável, mas os clínicos raramente abordam esse assunto, sem esquecer que na maioria das vezes nem mesmo cogitam quais de seus pacientes podem ter problemas para aderir[19]. Isso talvez reflita alguma relutância por parte dos profissionais em confrontar seus pacientes com comportamentos de não adesão, o que se soma ao fato de os pacientes, grande parte das vezes, não revelarem espontaneamente suas falhas de adesão[19-21]. Além do mais, boa parte deles não entende completamente o que o profissional quer transmitir. Na verdade, há estudos mostrando que os pacientes entendem algo em torno de 50% do que lhes "passa" o médico[20].

Esse assunto deve permear o momento da consulta através da boa relação entre as partes. Perguntar, por exemplo, como o paciente está encarando as orientações que lhe foram dadas ou se está enfrentando alguma dificuldade para realizar o que lhe foi proposto pode introduzir o tema de uma maneira bastante conveniente.

A comunicação médico-paciente se mostra um determinante poderoso na adesão, e o modo como os médicos utilizam essa ferramenta na consulta pode influenciar as decisões e os resultados obtidos pelos pacientes[21]. Melhorá-la em favor do paciente deve ser sempre o objetivo. Entretanto, isso não significa apenas simplificar o linguajar técnico quando preciso. O médico reage às emoções do paciente e este, por sua vez, é influenciado pela postura não verbal do profissional[6,22]. A maneira como o médico faz as perguntas e escuta o relato é crucial para aclarar o enigma clínico e envolver o doente no processo terapêutico[6,23]. Se o paciente está apreensivo e se encontra com discurso inibido ou é interrompido precocemente em seu relato (em razão da ansiedade do profissional), alguma informação relevante pode ser perdida[23]. Por isso, devem ser sempre estimuladas as habilidades que favoreçam um bom diálogo e, consequentemente, uma boa entrevista[4].

Às vezes, um momento de maior passividade do médico no início de uma consulta (permitindo que o paciente fale livremente) pode ajudar a diminuir os níveis de tensão e aumentar a sensação de liberdade[24]. Outras vezes, o modo como é feito o interrogatório é ferramenta útil no processo. Os psiquiatras, por exemplo, utilizam várias formas de questionamento para extrair informações de seus pacientes e, ao mudarem a estrutura da pergunta, podem obter melhores resultados em termos de aliança terapêutica, comunicação e adesão. Perguntas declarativas, ou seja, que buscam do paciente uma confirmação ou negação por meio de sugestão, já foram vinculadas à melhora na adesão ao tratamento[25]. Ao observar um paciente apreensivo, o médico pode perguntar, por exemplo: "Então, você se sente um pouco ansioso?".

Sabendo que ao final o paciente é quem decidirá o rumo do tratamento – em outras palavras, seu grau de engajamento e aceitação a remédios – é bem coerente envolvê-lo já no início em um processo de tomada de decisão compartilhada. É por isso que o médico, de algum modo, deve encará-lo como "sócio" no empreendimento terapêutico. Esse modo de condução possibilita que o paciente receba conhecimento e eleve sua confiança, atingindo assim um nível maior de comprometimento[21]. Quando os pacientes percebem seu envolvimento na ação decisória e são integrados ao plano de cuidado, assumem responsabilidade sobre o processo e tendem a continuar o tratamento[7]. Agir dessa maneira não é apenas eficaz, mas também produz satisfação no paciente.

Em se tratando da qualidade da assistência, os pacientes consideram a empatia elemento fundamental na relação médico-paciente[22]. No contexto médico, a empatia representa a habilidade do médico em entender os sentimentos do paciente, da perspectiva do enfermo, sendo capaz de expressar esse entendimento por meio de um comportamento adequado[22]. Em outras palavras, seria não apenas sintonizar com o estado de ânimo do paciente, mas também deixar transparecer essa sintonia. Essa habilidade pode ser vista como uma característica inata de alguns profissionais, mas também pode ser alcançada, ao menos em parte, ou desenvolvida quando o médico é comprometido com atividades de aprimoramento humanístico. Essas atividades envolveriam o contato com a literatura e filmes de relevância, a leitura de artigos técnicos e a própria troca de informações entre os profissionais mais experientes da área. Vale lembrar também que a capacidade de entender o paciente e sua dinâmica psicológica pode ser construída no processo de treinamento formal do médico nas universidades (contato com docentes que apresentem essa habilidade) ou em atividades paralelas de educação continuada (especializações, encontros em jornadas, congressos etc.).

Parte dos esforços para resolver o problema da má adesão consiste em harmonizar as intervenções às características individuais dos pacientes. De que adianta, por exemplo, propor um tratamento oneroso sem discutir a relevância dos custos para o paciente? Está muito mais indicado adequar o plano terapêutico ao perfil do paciente, não o contrário. Para citar outro exemplo, alguns pacientes podem necessitar de consultas de retorno com maior brevidade, pois podem estar inseguros quanto à tomada de decisão, enquanto outros, diferentemente, se beneficiam de intervalos maiores porque residem distante. Manejar o intervalo entre as consultas pode ser de grande utilidade para otimizar o comportamento de adesão. Na prática, realizar a próxima consulta precocemente após o início de um novo tratamento ou aumentar a frequência de acompanhamento para aqueles pacientes que não estão respondendo bem já se mostraram atitudes coerentes e vantajosas[4,8,26].

Revisões recentes apontam para medidas amplas e integrativas quando o assunto é melhorar a adesão[4,13,19]. Isso significa que o sucesso dependeria de uma abordagem focada nos pacientes, nos familiares, nos profissionais e em toda a rede de assistência à saúde (hospitais, farmácias, ambulatórios, centros gestores etc.) Assim, é lógico dizer que o estágio ótimo de adesão é um alvo móvel que envolve comportamentos complexos do paciente, desafios multifatoriais e implementação de estratégias direcionadas ao próprio paciente, ao médico, às equipes e aos sistemas assistenciais[27].

Uma metanálise de 2015 estudou trabalhos que apresentavam intervenções direcionadas a profissionais e serviços de saúde com o objetivo de melhorar a adesão aos medicamentos. Além da busca por descobrir fatores de má adesão e tentar solucioná-los, as ações incluíam integrar os profissionais envolvidos (médicos, enfermeiros etc.) e estimular o treinamento de habilidades clínicas (escutar e questionar). Outras intervenções envolviam o compartilhamento de decisões com o paciente, o aumento do tempo de consulta e a descentralização da assistência (diminuindo as distâncias e melhorando a acessibilidade). Analisadas conjuntamente, essas intervenções foram relacionadas com a melhora da adesão[19].

Para além do foco nos profissionais da saúde, setores como o da farmácia deveriam ser alvo de intervenções, uma vez que já demonstraram eficácia no processo de adesão:

1. Utilizar um sistema de dispensação de medicamentos com controle de uso (recipientes com quantidades diárias pré-definidas entregues aos usuários) junto com estratégias de educação e de auxílio aos pacientes (dispositivos de organização de ˜omprimidos e lembretes por telefone) reduz erros na utilização de medicamentos[4,12].

2. Possibilitar que farmacêuticos atuem como facilitadores em questões burocráticas (estratégias para redução de custos) e no esclarecimento da prescrição medicamentosa aumenta as taxas de adesão[13].

3. Em hospitais, consultas com farmacêuticos durante o internamento melhoraram a adesão no período pós-alta. Além de transmitir informações sobre os medicamentos, esse profissional se torna uma espécie de mediador entre o hospital e os serviços de saúde próximos à comunidade[20]. Há uma tendência atual de inserção de farmacêuticos no processo de implementação do cuidado, sobretudo no sentido de melhorar a compreensão do tratamento farmacológico e com isso assegurar o engajamento do paciente[18]. Em resumo, permitir que os serviços de farmácia não apenas liberem produtos, mas auxiliem, eduquem e monitorem os pacientes quanto ao uso dos medicamentos parece ser o caminho para a atuação eficaz desse setor[12].

Os avanços tecnológicos, obviamente, não podem ser esquecidos, pois ajudam os serviços a otimizar atividades repetitivas e burocráticas. É verdade que os sistemas eletrônicos de prontuários e de prescrições e a integração de dados via internet ainda não são a regra nos serviços de saúde brasileiros, mas a tecnologia de informação em saúde ganha cada vez mais espaço em virtude de sua capacidade de simplificar os serviços e aumentar a eficácia. Essa ferramenta torna possível interligar os setores e com isso verifica, por exemplo, se o paciente acessou a farmácia e utilizou a receita prescrita, ou ainda, quando são conhecidos os fatores de risco, é possível identificar os pacientes em risco de não adesão mediante análises de dados do prontuário[20]. As vantagens da tecnologia também estão disponíveis aos pacientes. Em 2013 foram encontrados mais de 150 aplicativos para *smartphones* relacionados com a adesão medicamentosa. A maior parte utilizava calendários e lembretes como ferramenta para melhorar a adesão[8].

A FIGURA DO MÉDICO

Como em qualquer intervenção terapêutica, ao interagir com o paciente o médico quase sempre ajuda, mas também pode produzir efeitos adversos[28]. A adesão ao tratamento é muito influenciada pela relação que se estabelece entre o profissional e o paciente. O psicanalista Michael Balint dizia que, nos casos em que é necessária a medicação, o paciente "toma o remédio", mas também "toma a figura de quem o prescreveu"[18]. Disso se depreende a importância do médico isoladamente para o sucesso do tratamento. Evidentemente, boa parte desse sucesso reside em uma sólida aliança médico-paciente, e o médico constrói essa aliança quando adota uma postura acolhedora e compromissada com o bem-estar do paciente já no primeiro encontro[26,29].

É pertinente dizer que esse episódio, o do primeiro contato médico-paciente, é um encontro de expectativas. Sentimentos como dúvida e ansiedade são de algum modo mútua e veladamente compartilhados. Enquanto o paciente deseja ser compreendido, o médico anseia por resolver a situação que lhe é apresentada. É interessante notar que muitas vezes uma segunda consulta está associada à satisfação do paciente com a primeira. Ao perceber isso, o médico se torna de alguma maneira responsável pela continuidade do processo. O paciente pode não retornar caso perceba que o ambiente (personificado pelo profissional e suas atitudes) não era suficientemente adequado para seu regresso. Diante dessa responsabilidade, é preciso que o bom clínico se conscientize de suas concepções mais íntimas, impeça que elas interfiram negativamente na relação (por exemplo, pré-julgamentos podem ser desastrosos) e consiga harmonizar as expectativas de seu paciente com os fatos da realidade prática, o que diminuiria bastante as decepções do paciente com o tratamento.

Nessa construção de uma relação exitosa em termos de aderência, é indicado que o médico fale claramente sobre o papel da adesão para que sejam alcançadas as metas terapêuticas. Isso inclui promover discussões regulares sobre o assunto, identificar os obstáculos, avaliar periodicamente os níveis de motivação e adotar uma postura isenta de julgamento moral perante as falhas de adesão[29]. É prudente que ele adote comportamentos que transmitam empatia e demonstrem apoio ao paciente, suscitando confiança, sem apresentar exigências. Deve reforçar positivamente cada atitude adequada e, após o atendimento, resumir e aclarar as informações. Esses procedimentos já foram vinculados à melhora no comprometimento do paciente, bem como ao aumento de sua satisfação[11].

A investigação da adesão deve fazer parte do atendimento. Na anamnese, o médico também deve buscar barreiras à adesão, sejam elas modificáveis ou não. Dessa maneira será mais fácil identificar oportunidades de intervenção. Por exemplo, ao se deparar com pacientes com crenças equivocadas sobre as medicações ou sobre as doenças, pode implementar medidas educativas ou, em outros cenários, propor um tratamento factível, mesmo que não seja o ideal, caso perceba alguma impossibilidade (por exemplo, o paciente mora distante do local de assistência)[26].

É interessante também que o médico seja capaz de utilizar métodos persuasivos na consulta sem que isso, obviamente, afronte a autonomia do paciente[6]. Pensando que muitos pacientes se afligem por não conseguir se comportar da maneira como gostariam quando se trata de sua saúde, o médico pode ajudá-los a decidir em favor de seus próprios interesses. Várias estratégias de *influência* já foram estudadas em pesquisas no campo da psicologia e são facilmente compreendidas em contextos como o das negociações comerciais. No ambiente médico, essas ferramentas psicológicas são pouco exploradas e quase não são difundidas, mas algumas podem ser utilizadas com o objetivo de melhorar a adesão e com isso beneficiar o paciente[6].

Já foi observado que, no geral, existe uma tendência arraigada nas pessoas de buscar nos outros indícios do comportamento a ser seguido, como uma espécie de aprovação social. Trazendo esse pressuposto para o contexto da consulta, é mais provável que um paciente aceite determinada recomendação se o médico ressaltar que aquela orientação foi benéfica para outros pacientes. Ele pode dizer: "Boa parte dos pacientes conseguiu um bom resultado..." e em seguida sugerir o que crê ser o mais indicado para aquele paciente. Obviamente, esse método não deve servir de pretexto para invencionices, mas para aumentar o potencial persuasivo da orientação terapêutica. De outro modo, o profissional também pode obter mais atenção quando recomenda de maneira amistosa e sociável. Isso é explicado segundo o preceito da *afeição*, ou seja, as pessoas preferem acatar pedidos de quem gostam. Por último, seria possível ainda que o médico obtivesse resultados favoráveis em suas orientações se fosse cuidadoso com sua imagem. Essa afirmação se baseia no fato de que pessoas de bom aspecto tendem a ser avaliadas como detentoras de características positivas. Em outras palavras, a aparência de quem solicita tem influência marcante no processo decisório[6].

Perceber o perfil do paciente também ajuda o médico a se portar de maneira acolhedora e influente. Ao prescrever um tratamento, na prática diária, os médicos se deparam, no momento do ato, com o impacto de suas recomendações sobre seus pacientes. Uns se mostram cooperativos, outros relutantes e alguns indecisos. Na comunicação, é preciso estar atento aos sinais de cada situação para poder agir de maneira coerente. Diante de pessoas desmotivadas, são bem-vindos métodos de entrevista motivacional. Se o problema recai sobre o paciente que habitualmente age de modo "desobediente" ou "desafiador", é esperada do médico uma postura menos contestadora e mais passiva (sem submissão) ao propor orientações. No caso de pacientes ansiosos ou que não antecipam os benefícios do tratamento a longo prazo, talvez seja necessário estabelecer metas de curto prazo, menos abstratas e mais "alcançáveis"[17]. Ao se deparar com indecisos, talvez a solução seja ser paciente, instruir e fornecer materiais educativos.

Uma das maneiras eficazes de melhorar os índices de adesão consiste em investir na assistência educacional dos pacientes[10,12], como demonstrado em vários estudos. Seguindo esse raciocínio, o médico pode auxiliar o paciente a entender sua situação clínica utilizando as seguintes estratégias educativas[4]:

1. Apresentar as informações de maneira apropriada para o grau de escolaridade e de conhecimento em saúde do paciente.

2. Fornecê-las em vários formatos: verbal, visual, por escrito.
3 Limitar o número de instruções a duas ou três por consulta no sentido de aumentar a possibilidade de entendimento.
4. Oferecer material selecionado de leitura para o paciente (biblioterapia).
5. Solicitar que o paciente comente como acha que a intervenção médica lhe será útil ou pedir que explique como entendeu o que deve ser feito.

Diante disso, é possível notar que o médico ocupa uma posição privilegiada no processo de adesão, uma vez que compreende os aspectos envolvidos. Utilizando as estratégias adequadas, ele pode perceber comportamentos de não adesão e intervir para a mudança no rumo do tratamento, garantindo, assim, a melhor cooperação do paciente.

CONSIDERAÇÕES FINAIS

Diante dos profundos efeitos no custo (maior utilização de serviços médicos) e na saúde do indivíduo (menor produtividade, pior qualidade de vida e aumento da mortalidade), entender e melhorar a adesão é tão importante quanto realizar um diagnóstico acurado e prescrever o melhor tratamento[4,8,11]. Ademais, a prática médica mostra diariamente que é falta grave ignorar esse aspecto no atendimento ao paciente (afinal, o sucesso do tratamento pode depender de nuances relacionadas com a adesão).

Em anos de pesquisa sobre o tema, muitos fatores foram identificados, como características específicas dos pacientes, barreiras socioeconômicas, aspectos específicos de algumas doenças, a relação médico-paciente e a dinâmica do próprio sistema de saúde. No entanto, o que a identificação desses quesitos nos mostra na prática é que a maioria dos pacientes precisará de intervenções multidimensionais e de abordagens individualizadas.

Boa parte dos esforços direcionados a esse propósito recai sobre o médico. No entanto, ele enfrenta dificuldades. Isso porque o contato com o doente por vezes é curto e o tempo para enfocar o tema compete com o tempo necessário para elaborar o diagnóstico e gerenciar o plano terapêutico[19]. Por isso, as intervenções na promoção de uma boa adesão se projetam para além do consultório, e não se espera que o médico administre toda a cadeia de estratégias voltadas para melhorar a adesão. Contudo, conhecendo seu potencial nesse processo e se amparando na influência que exerce sobre o paciente, ele é capaz de agir, por exemplo, por meio da educação e da motivação de seus pacientes, simplificando regimes terapêuticos e cultivando uma boa relação médico-paciente. Os demais aspectos que completariam o conjunto de medidas para uma adesão ideal estão principalmente relacionados com a adequação dos sistemas de saúde: capacitação de profissionais, setorização de tarefas, serviços de assistência social e farmácia desenvolvidos, boa comunicação entre os diversos profissionais, informatização de dados, integração dos centros de assistência etc.

Mesmo com o que foi apresentado e dentro do contexto da medicina baseada em evidências, é bom frisar que o tema está longe de ser esgotado e as evidências levantadas resultam de estudos com algumas limitações. Primeiro, existe certa predileção dos estudos por algumas doenças crônicas, excluindo outras. Segundo, a melhora nas taxas de adesão não produz necessariamente melhora clínica (pelo menos alguns trabalhos não deixam clara essa relação)[2]. Por último, as taxas de adesão são sempre variáveis entre as populações, uma vez que os métodos de definição e avaliação não são uniformes (escalas de aferição diferentes e variações comportamentais relacionadas com a cultura dificultam a homogeneidade)[4].

Outro ponto é que ainda não há um modelo teórico que explique a não adesão de maneira abrangente. Existem detalhes relacionados com a dinâmica de adesão que são próprios de cada especialidade médica. O comportamento em relação ao adoecer muda segundo o perfil dos pacientes. Por exemplo, na pediatria há a atuação do imaginário infantil e a presença de um terceiro responsável; na psiquiatria existe a influência de sentimentos e sensações exacerbados ou minimizados; nos pacientes idosos pode haver alguma limitação física ou cognitiva, além da ingerência do cuidador, e na oncologia alguns pacientes enfrentam a *terminalidade* com mais intensidade. Todas as maneiras de reagir ao adoecimento vão influenciar a interação com o médico e o nível de adesão às recomendações.

Essas dificuldades não devem de maneira alguma servir de desestímulo à atuação do médico nesse campo. Justificariam apenas o estudo continuado a respeito do tema e a persistência nas buscas por conclusões mais robustas. Afinal, motivar os pacientes para que sigam um tratamento médico faz parte da história da medicina[2].

Desse modo, é natural supor que a adesão continua a representar um desafio para os profissionais da saúde, pesquisadores e para os próprios pacientes. A multiplicidade de fatores implicados com a má adesão pode minar as possibilidades de êxito nessa área. Entretanto, entender os mecanismos envolvidos no fenômeno é certamente o caminho para realizar intervenções em variadas áreas, produzindo resultados positivos no combate ao adoecimento, na redução das despesas em saúde e, principalmente, na saúde de cada paciente.

Referências

1. Olivieri NF. Adherence to deferoxamine therapy: heeding Hippocrates and Osler. Am. J. Hematol. 2004.
2. Costa E, Giardini A, Savin M et al. Interventional tools to improve medication adherence: review of literature. Patient Prefer Adherence 2015.
3. Zuckoff A. "Why won't my patients do what's good for them ?" Motivational interviewing and treatment adherence. Surg. Obes. Relat. Dis. 2012; 8(5):514-521.
4. Roberts ME, Wheeler KJ, Neiheisel MB. Medication adherence part three: strategies for improving adherence. J Am Assoc Nurse Pract 2014; 26(5):281-7.
5. Arbuthnott A, Sharpe D. The effect of physician-patient collaboration on patient adherence in non-psychiatric medicine. Patient Educ Couns 2009; 77(1):60-7.
6. Redelmeier DA, Cialdini RB. Problems for clinical judgement: 5. Principles of influence in medical practice. CMAJ 2002; 166(13):1680-4.
7. Organization WH. Adherence to long-term therapies. Evidence for action. 2003.
8. Ahn CS, Culp L, Huang WW et al. Adherence in dermatology. J Dermatolog Treat 2016; 6634(May).
9. Alhewiti A. Adherence to long-term therapies and beliefs about medications. Int J. Family Med 2014; 2014:479596.
10. Mukhtar O, Weinman J, Jackson SHD. Intentional non-adherence to medications by older adults. Drugs Aging 2014: 149-57.
11. Wheeler KJ, Assistant F, Roberts ME, Assistant F, Neiheisel MB. Medication adherence part two : Predictors of nonadherence and adherence. J Am Assoc Nurse Pract 2014; 26:225-32.
12. Vieira LB, Ueta J, Régis L et al. Adherence to medication before and after the use of a drug- dispensing system with usage control. Brazilian J Pharm Sci 2015; 51(2). doi:10.1590/S1984-82502015000200010.

148 Seção III Dimensão Prática

13. Kuntz JL, Safford MM, Singh JA et al. Patient education and counseling patient-centered interventions to improve medication management and adherence: a qualitative review of research findings. Patient Educ Couns 2014; 97(3):310-26. doi:10.1016/j.pec.2014.08.021.
14. Wooldridge K, Schnipper JL, Goggins K, Dittus RS, Kripalani S. Refractory primary medication nonadherence : prevalence and predictors after pharmacist counseling at hospital discharge. J Hosp Med 2016; 11(1):9-12. doi:10.1002/jhm.2446.
15. Broadwater-Holli C, Madsen TE, Porucznik CA et al. Predictors of patient adherence to follow-up recommendations after an ED visit. Am J Emerg Med 2015; 33:1368-73. doi:10.1016/j.ajem.2015.07.032.
16. Leclerc E, Noto C, Bressan RAEB. Determinants of adherence to treatment in first-episode psychosis: a comprehensive review. J Affect Disord 2013; 149(1-3):247-52. doi:10.1016/j.jad.2013.01.036.
17. Practice C. Two character traits associated with adherence to long term therapies. Diabetes Res. Clin. Pract. J. 2012; 8:3-9. doi: 10. 1016/j. diabres.2012.06.008.
18. Deslandes S. Humanização dos cuidados em saúde – conceitos, dilemas e práticas – Suely Ferreira Deslandes – Google Livros. Rio de Janeiro: Scielo Editora Fiocruz, 2006.
19. Conn VS, Ruppar TM, Enriquez M, Cooper PS, Chan KC. Healthcare provider targeted interventions to improve medication adherence: systematic review and. Int J Clin Pr 2015; (20):889-99. doi:10.1111/ijcp.12632.
20. Dubois F, Bouvet S, Kinowski J, Sotto A. Improving patient's primary medication adherence – the value of pharmaceutical counseling. Medicine (Baltimore) 2015; 94(41):1-8. doi:10.1097/MD.0000000000001805.
21. Polinski JM, Kesselheim AS, Frolkis JP, Wescott P, Fischer MA. A matter of trust: patient barriers to primary medication adherence. Health Educ Res 2014; 29(5):755-63. doi:10.1093/her/cyu023.
22. Derksen F, Bensing J, Lagro-Janssen A. Effectiveness of empathy in general practice: a systematic review. Br J Gen Pract 2013; 63(606):76-84. doi:10.3399/bjgp13X660814.
23. Groopman JE. Como os médicos pensam. Google Livros.
24. Louzã Neto MR, Elkis H. Psiquiatria básica. Artmed, 2007.
25. Thompson L, Howes C, McCabe R. Effect of questions used by psychiatrists on therapeutic alliance and adherence. Br J Psychiatry 2016; 209(1):40-7. doi:10.1192/bjp.bp.114.151910.
26. Heaton E, Levender MM, Feldman SR. Review: timing of office visits can be a powerful tool to improve adherence in the treatment of dermatologic conditions. J Dermatolog Treat 2013 (January 2011); 82-8. doi:10.3109/ 09546634.2011.588194.
27. Aiolfi R, Alvarenga RM, de Sales Moura C, Dias Renovato R. Adesão ao uso de medicamentos entre idosos hipertensos. Rev Bras Geriatr Gerontol 2015. doi:10.1590/1809-9823.2015.14035.
28. Mello-Filho J de, Burd M. Psicossomática hoje 2. ed. Grupo A – Artmed, 2000.
29. Stern TA, Fava M (Maurizio), Wilens TE, Rosenbaum JF, Jerrold F. Massachusetts General Hospital Psychopharmacology and Neurotherapeutics.

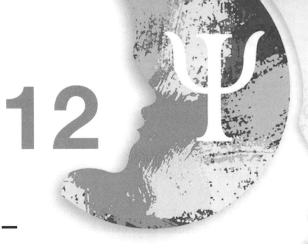

Erro Médico – Conceitos Essenciais e Aspectos Psicológicos

Rodrigo Coelho Marques

– Mas eu não sou culpado – disse K. – É um equívoco. Como é que alguém pode ser culpado de qualquer coisa? Somos todos humanos aqui, um igual ao outro.
– É verdade – respondeu o sacerdote.
– Mas é assim que os culpados costumam falar.

(Franz Kafka – *O Processo*)

O médico que mata alguém livre no tratamento ou que cega um cidadão livre terá suas mãos cortadas; se morre o escravo, paga seu preço; se ficar cego, a metade do preço.

(Código de Hamurabi)

INTRODUÇÃO

O Conselho Federal de Medicina enuncia que *erro médico* é uma contração da expressão correta *erro profissional de médico*, afirmando ainda que esse tipo de erro pode abarcar outras da área da saúde, não apenas a medicina. De qualquer modo, para as finalidades deste capítulo usaremos a já corriqueira expressão *erro médico*, definida como algum tipo de dano provocado por ação ou omissão do profissional médico sem a intenção de cometê-lo. A depender da situação, é possível que traga problemas irreversíveis para o paciente, às vezes chegando ao extremo de ocasionar o óbito.

Muitos fatores de ordem psicológica estão envolvidos em casos de erro médico. Alguns antecedem o evento e podem propiciar ou prevenir esse acontecimento. Outros têm relação com suas repercussões tanto para o médico como para o paciente. Por exemplo, pesquisas indicam que os médicos que passam por processos ético-legais por erro frequentemente padecem de sentimentos negativos, como raiva e decepção, além de estarem sob risco maior de desenvolver sintomas e transtornos psiquiátricos, como depressão, *burnout* e ideação suicida[1].

Este capítulo aborda alguns conceitos fundamentais para explicar o que é o erro médico sem, no entanto, entrar em detalhes sobre seus aspectos jurídico-legais. Será dada ênfase aos fatores psicológicos com os quais médicos e pacientes precisam lidar quando envolvidos nessa situação.

O QUE É ERRO MÉDICO?

O erro médico é um ato profissional caracterizado pela ocorrência de imprudência, imperícia e/ou negligência. Em linguagem simples, a negligência consiste em não fazer o que deveria ser feito, a imprudência consiste em fazer o que não deveria ser feito, e a imperícia, em fazer mal o que deveria ser bem feito.

Em termos práticos, há negligência quando não é oferecido o cuidado adequado ao paciente, verificando-se um componente de inação, passividade ou omissão. A imperícia geralmente ocorre quando o médico realiza conduta para a qual não é habilitado, o que corresponde a um despreparo teórico e/ou prático por insuficiência de conhecimento. Já a imprudência surge quando o procedimento adotado implica riscos para o paciente sem que haja respaldo científico que o justifique, configurando uma conduta desprovida da cautela apropriada.

Muitas nuances advindas das particularidades da profissão médica devem ser consideradas diante da possibilidade de um erro. A mais importante talvez seja o que se chama *compromisso de meios*. Essa expressão significa que a medicina presume somente a realização de atos diagnósticos ou terapêuticos com a melhor qualidade possível, sem que haja garantias absolutas acerca dos resultados, ou seja, é obrigação do médico usar a técnica adequada e lançar mão de todos os recursos disponíveis. No entanto, isso não garante que o resultado será o esperado: apesar de todos os esforços, nem sempre será alcançada a cura ou a melhora desejada.

Uma exceção importante a essa regra são as intervenções estéticas, as quais têm o resultado como compromisso. Esse fato é de grande relevância, posto que o Brasil está entre os países em que mais são realizados procedimentos dessa natureza, ficando em primeiro lugar em algumas estimativas mundiais recentes[2]. É exigida a informação clara e detalhada do paciente sobre o procedimento e suas consequências, inclusive com preenchimento de termo de compromisso, para que ele esteja completamente ciente dos riscos e também dos possíveis resultados (positivos e negativos) da intervenção.

Outras peculiaridades surgem de ocasiões especiais, próprias da prática da medicina. Por exemplo, o médico responderá da mesma maneira por um caso de erro ainda que o paciente tenha sido atendido gratuitamente (atendimento de amigos, pais, colegas etc.) ou que a situação seja de emergência fora do ambiente médico (atendimentos de rua).

Podem ser mencionados ainda os erros de ordem estrutural, os quais ocorrem principalmente quando a medicina é exercida em condições precárias e com equipamentos sucateados por descaso dos governantes ou administradores do sistema em relação à saúde. O erro estrutural ressalta o aspecto de corresponsabilidade de instâncias superiores (gestores, administradores, chefias, planos de saúde) pelo ato médico, muito embora essa relação raramente seja mencionada, cabendo quase sempre ao médico a culpabilização pelo erro, independentemente do contexto.

Um ponto essencial a ser frisado diz respeito à necessidade do registro apropriado no prontuário para todos os atendimentos. Na investigação de um suposto erro médico, os únicos dados objetivos com os quais contam a polícia, a Justiça, os conselheiros de medicina e os peritos médicos são aqueles descritos em prontuário. Se um prontuário for malfeito, inacabado ou ilegível, dará margem à conclusão de falha no atendimento prestado, tendo inclusive havido desleixo quanto aos cuidados com a anotação.

CARACTERÍSTICAS DOS PROCESSOS ÉTICO-LEGAIS CONTRA MÉDICOS

Nem todos os erros médicos terminam por suscitar reclamação ou processo. Mesmo quando isso ocorre, nem sempre a denúncia é feita pelo próprio paciente. Um levantamento de dados do Conselho Regional de Medicina do estado de Sergipe indica que apenas 40,3% dos casos foram denunciados pelo próprio paciente, havendo também muitas denúncias por parte de familiares e de outros profissionais, médicos e não médicos. Do mesmo modo, uma pesquisa que considerou as denúncias por erro médico em obstetrícia no estado de São Paulo verificou que em 50% dos casos os cônjuges atuaram conjuntamente como denunciantes[3].

Invariavelmente, o profissional mais envolvido em denúncias é o ginecologista/obstetra. Dados nacionais e regionais demonstram que essa especialidade é responsável por até 26% das denúncias no Brasil. Pediatria, clínica médica, ortopedia/traumatologia e cirurgia geral ou plástica são outras especialidades frequentemente envolvidas. Cabe observar que as especialidades mais suscetíveis a denúncias geralmente são aquelas relacionadas com os problemas e as necessidades de saúde de maior incidência na população.

De modo geral, as denúncias por erro médico são mais prováveis no contexto de urgência/emergência, após intervenções cirúrgicas e em atendimento realizado em instituições públicas. Um dado relevante obtido a partir de revisão sistemática com metanálise realizada por pesquisadores britânicos indica que o sexo masculino tem cerca de 2,5 vezes mais chance de ser alvo de um processo ético-legal do que o feminino. Um estudo brasileiro identificou 73% dos médicos denunciados como do sexo masculino, o que corrobora esse achado[4].

O "MERCADO DO ERRO MÉDICO": MITO OU REALIDADE?

Embora os primeiros estudos norte-americanos sobre o assunto datem da década de 1970, no Brasil foi principalmente a partir da década de 1990 que o número de processos ético-profissionais julgados no Conselho Federal de Medicina aumentou enormemente. Uma análise brasileira, compreendendo os anos entre 1988 e 1998, verificou cerca de seis vezes mais processos nesse período do que em décadas anteriores. Por exemplo, o Conselho Regional de Santa Catarina registrou, entre os anos de 1990 e 1996, uma quantidade de queixas correspondente a 75% do total apresentado na história desse Conselho até aquele momento[5].

Dados mais recentes demonstram que essa tendência perdura. No estado de São Paulo houve aumento de 22% nas denúncias ao Conselho Regional quando comparados os anos de 2014 e 2015. Já o Supremo Tribunal de Justiça, que julga casos em que houve recurso após decisão na primeira instância, registrou aumento de 82% no número de processos relacionados com erro médico no ano de 2015 em relação a 2010. Vale ressaltar que esses números representam um fenômeno que não se limita ao território nacional e é observado em escala global.

Embora se possa argumentar que o número de processos acompanha o aumento no número de profissionais médicos, em alguns casos possivelmente com formação deficiente em matérias clínicas e éticas, muitos autores advogam que esse fenômeno na verdade reflete uma mudança na maneira como a sociedade encara a medicina. Enquanto o médico de outrora ocupava uma posição muitas vezes idealizada, paternal, sendo romantizado como um tipo de sacerdote, hoje são esperados desse profissional resultados evidentes e invariavelmente positivos, muitas vezes cercando as condutas e os diagnósticos de expectativas irreais.

Ademais, observa-se um crescente movimento de judicialização da medicina no Brasil em consonância com o que ocorre em outros países, principalmente nos EUA. Verifica-se, então, o surgimento de uma "indústria da indenização" ou "mercado do erro médico", em que pacientes muitas vezes buscam a reparação por erros inexistentes ou mínimos, visando unicamente ao retorno financeiro derivado do processo.

É difícil aferir com certeza se o aumento no número de ações legais corresponde ou não ao número de erros verdadeiros. A constatação de ter havido ou não um erro é bastante complexa, necessitando um processo detalhado para averiguar cada caso individualmente. Além disso, muitas vezes não é possível o acesso ao resultado final desses processos. Assim, é impraticável chegar a dados concretos a partir de pesquisas científicas rigorosas, e sempre há dúvidas e questionamentos em aberto sobre o assunto.

Vejamos uma discordância entre duas publicações que ilustra bem essa dificuldade. Um estudo publicado no prestigioso *British Medical Journal* (BMJ) em maio de 2016[6] concluiu que, caso as mortes por erros médicos fossem assim notificadas, somariam uma média de 251.454/ano nos EUA, constituindo, portanto, a terceira maior causa de óbitos evitáveis naquele país. Contudo, esse número foi extrapolado a partir de dados antigos e controversos já criticados como bastante exagerados em um artigo publicado em julho de 2000 no também influente *Journal of the American Medical Association* (JAMA)[7]. O que fica claro é que há grande dificuldade em comprovar a existência do erro e de definir se a morte realmente decorreu dessa má prática médica, o que chega a inviabilizar a obtenção de resultados confiáveis sobre o assunto.

Apoiando-se nessa lacuna da certeza científica, é notória a ênfase empregada pela mídia leiga, a qual valoriza sobremaneira os casos de erro médico, frequentemente de maneira sensacionalista, visando explorar essas situações com a finalidade dupla de denunciar o

Capítulo 12 Erro Médico – Conceitos Essenciais e Aspectos Psicológicos 153

ocorrido e de promover a venda de notícias. Por um lado, é certo afirmar que pode haver subnotificação dos casos de erro médico e que alguns profissionais podem escapar de punição mesmo tendo cometido infrações, justificando assim a atenção midiática que esses casos recebem. Por outro lado, veremos como o problema é bastante complexo e que, em parte, ele decorre exatamente desse tipo de atitude, a qual, às vezes, promove um grau de exigência irreal e exerce uma pressão exagerada sobre os profissionais de área médica.

MEDICINA DEFENSIVA

Uma pesquisa envolvendo 1.028 neurocirurgiões estadunidenses constatou que 69% desses médicos consideram verdadeira a seguinte afirmação: "Eu vejo em cada paciente uma ação judicial em potencial." Levando em consideração todas as questões até aqui levantadas, não é surpresa a preocupação dos médicos em relação aos processos ético-legais, cada vez mais comuns[8]. Percebe-se um desgaste emocional dos profissionais que começa a redundar em outros problemas, como aposentadoria precoce, exagero nos pedidos de exames complementares e relutância em indicar procedimentos de maior risco, contribuindo, assim, para a consolidação de uma *medicina defensiva*.

A medicina defensiva pode ser descrita como uma postura profissional do médico composta essencialmente por dois tipos de comportamento: o positivo e o negativo. A medicina defensiva positiva ocorre quando há um exagero intencional na solicitação de exames e na indicação de condutas visando cobrir todos os possíveis desfechos, supostamente diminuindo a chance de ação litigiosa contra o médico praticante. É quando o médico, temeroso em ser de algum modo acusado de erro pelo paciente, pensa: "Vou pedir só mais um exame para ter certeza."

A medicina defensiva negativa significa evitar determinados procedimentos por conta dos riscos oferecidos, mesmo que haja indicação formal para sua realização. Por exemplo, o médico pode deixar de realizar um exame invasivo essencial para o esclarecimento de determinado quadro em virtude das possíveis complicações do procedimento, mesmo que a indicação do exame se justifique ao se considerar a relação risco/benefício.

Em ambos os casos, o objetivo principal não é realizar o melhor atendimento do paciente, fundamentando-se em evidências científicas, mas sim evitar possíveis consequências pessoais para o médico, sobretudo as legais[9].

Enquanto a prática da medicina defensiva tenha se iniciado no âmbito das especialidades de risco mais alto, como as cirúrgicas, hoje se verifica a expansão dessa postura para todas as áreas da medicina. Embora haja argumentos válidos para justificar que nem todos os atos de medicina defensiva sejam derivados do medo de uma denúncia por parte do paciente, entende-se que, sem dúvida, a "indústria da indenização" tem um papel de grande importância na gênese desse fenômeno[10].

Além dos danos à boa prática médica, uma vez que o raciocínio clínico deixa de considerar variáveis científicas para ceder a preocupações do âmbito pessoal do médico, existem dados que sugerem um aumento no custo da saúde devido a esse tipo de atitude. Estudos apontam 5% a 9% de acréscimo ao custo total em saúde nos EUA, enquanto na Itália se verifica que 10,5% do custo em saúde privada e 14% do custo da saúde pública podem ser explicados somente pela prática da medicina defensiva. No caso do sistema de saúde italiano, isso corresponde a um valor de aproximadamente 10 bilhões de euros, ou cerca de 0,75% do produto interno bruto (PIB) desse país[11].

PERCEPÇÕES DO PROFISSIONAL ALVO DE DENÚNCIA

Considerando os dados apresentados sobre erro médico e suas consequências ético-legais, percebe-se com facilidade a influência dos fatores psicológicos que permeiam a questão. Vimos como a medicina defensiva pode ser explicada, ao menos em parte, pelo medo dos médicos de passarem por um processo ético-legal, situação cada vez mais frequente na medida em que os pacientes aumentam suas expectativas em relação ao tratamento médico, aumentando, portanto, a pressão sobre esses profissionais.

Embora em alguns casos a instauração do processo possa servir como oportunidade para refletir e aprimorar habilidades clínicas e de comunicação interpessoal, frequentemente esse não é o desfecho. Em geral, a experiência de passar por uma situação de denúncia é um dos momentos mais estressantes e negativos da carreira médica, independentemente do resultado do processo. Sentimentos como impotência, estresse emocional e emoções negativas (especialmente raiva) em relação aos denunciantes e aos Conselhos são relatados por quase todos. A maioria sente que há pouco suporte para o profissional, amedrontado pelas possíveis consequências e muitas vezes se sentindo injustiçado por não concordar com a denúncia.

Contudo, os aspectos mais estressantes, mensurados por questionários e análises qualitativas, seriam a duração do processo – considerada excessivamente longa – e a percepção de que o processo está sendo mal conduzido pelo Conselho, com tendência a dar razão ao denunciante. Muitos declaram abertamente que passaram a praticar uma medicina defensiva (53,8%), ao passo que outros (38,4%) decidiram mudar de especialidade ou carreira após o processo[12].

Essas consequências para o bem-estar do médico retornam negativamente aos pacientes. Não resultam apenas em mais adeptos da medicina defensiva, como também podem ocasionar ainda mais erros, uma vez que os profissionais com saúde mental comprometida estão mais sujeitos a cometê-los. Dados de estudos com médicos e residentes constatam essa associação, além de chamarem a atenção para a tensão inerente ao ambiente de trabalho hospitalar com relações profissionais muitas vezes marcadas por interações ásperas, inclusive com alta prevalência de assédio moral[13].

O impacto negativo desse conjunto de fatores no bem-estar e na saúde mental do médico é bem estabelecido, determinando maior prevalência de transtornos psiquiátricos nessa população, inclusive com aumento da taxa de suicídio. Particularmente, a preocupação excessiva, a presença de conflitos e a insatisfação decorrentes da profissão são marcadores psicossociais para a prática de suicídio entre os médicos. Nesses casos, o risco parece ser maior entre os profissionais do sexo feminino[14].

PERCEPÇÕES DO PACIENTE ACOMETIDO POR ERRO MÉDICO

Embora haja enorme variação nas sequelas oriundas de um erro médico, muitas são as características compartilhadas por todos os casos. Inevitavelmente, esses pacientes se sentem perplexos ao descobrir que foram vitimados por um erro, quando sua expectativa era a de recuperação ou cura. Sofrimento e sentimentos negativos de raiva, desespero e impotência dão o tom para a vivência dessas pessoas, que são condenadas a passar por transformações comportamentais e físicas para conseguirem retomar suas vidas. Um estudo brasileiro revela que 100% das vítimas referem ainda falta de informação, de diálogo e de acolhimento tanto por parte das instituições como do profissional acusado[15].

O momento da descoberta do erro é principalmente encarado com grande indignação pelos pacientes. Quase sempre essa descoberta é feita pela própria vítima ou por outros médicos responsáveis por procedimentos posteriores, de modo a reforçar os sentimentos negativos em relação ao médico que cometeu o erro. Uma queixa frequente desses pacientes é a de que o culpado não assume a responsabilidade pelo que fez. Estudos qualitativos mostram que alguns médicos se tornam agressivos em relação aos denunciantes, acusando-os de perseguição e de estarem fora da realidade[15].

A revelação do erro pelo médico é um assunto delicado. Ao mesmo tempo que reconhecer o erro e informá-lo à vítima é dever ético do profissional, a revelação também é uma declaração de culpa que pode implicar consequências jurídicas. No entanto, orientações elaboradas por especialistas recomendam que o erro seja devidamente relatado ao paciente, os quais, em geral, esperam[15,16]: (1) uma declaração explícita de que houve um erro; (2) detalhamento de qual foi o erro; (3) uma explicação de por que o erro ocorreu; (4) como é possível prevenir que novos erros ocorram; (5) um pedido de desculpas.

Com a confiança abalada, a eventual correção do erro é outro momento muito difícil para a vítima. O desafio envolve ainda encontrar algum médico que se disponha a reparar o erro, pois, de acordo com a experiência dessas pessoas, a maioria dos profissionais não aceita realizar um procedimento para tentar corrigir o erro de um colega.

A IMPORTÂNCIA DA RELAÇÃO MÉDICO-PACIENTE E DA BOA PRÁTICA CLÍNICA

A melhor maneira de evitar uma ação por responsabilidade médica consiste em estabelecer e manter uma boa relação médico-paciente, visto que a construção desse vínculo de confiança é essencial para que o paciente compreenda o erro como uma eventualidade sem necessariamente buscar algum tipo de reparação litigiosa. Os erros médicos levados ao conhecimento dos Conselhos têm sempre em sua origem relações adversas e mal desenvolvidas[17].

Um exemplo claro da importância dessa vinculação se refere ao já mencionado problema da revelação do erro. Estudos em várias populações demonstram que a revelação adequada do erro médico diminui a intenção do paciente de dar início a uma denúncia. Um corpo de evidência provindo da área jurídica e da pesquisa em psicologia também sugere que um pedido de desculpas sincero pode ser um dos fatores mais importantes para evitar que um caso de erro médico se torne um processo ético-legal. Ademais, estudos usando um modelo de júri falso (um tribunal ensaiado) têm mostrado como, mesmo estabelecida a culpa do médico, a indenização tende a ser menor nos casos em que houve revelação adequada[16].

Embora a medicina esteja cada vez mais dependente de recursos tecnológicos, especialmente porque para os pacientes e alguns médicos o uso de "tecnologias de ponta" é idealizado como algo infalível, sabe-se que a maioria dos erros diagnósticos na verdade tem origem em uma relação médico-paciente mal estabelecida. A coleta inadequada da história clínica, a realização ineficaz do exame físico e a solicitação de exames laboratoriais irrelevantes foram os pontos que mais geraram erro diagnóstico em um estudo com pacientes ambulatoriais. A anamnese e o exame físico bem-feitos podem dar conta de até 90% dos diagnósticos em um contexto de atenção básica.

Outro ponto importante para evitar o erro médico e suas consequências é o respeito à boa prática clínica. O difícil, no entanto, é definir exatamente o que seria essa boa prática. Passando pelo desenvolvimento de uma relação de confiança do paciente, é necessário também garantir que haja qualidade técnica nas decisões clínicas. Contudo, a ciência é naturalmente mutante, e as melhores condutas evoluem de acordo com novos resultados e descobertas. Uma resposta para esse problema consistiria na criação de diretrizes (*guidelines*) que sirvam como uma referência, norteando as condutas consideradas as mais adequadas.

Isso não significa que as diretrizes devam ter supremacia sobre o raciocínio clínico individual do médico, pois este precisa levar em conta um grande número de fatores e complicações raramente contemplados na elaboração dos *guidelines*. Seguir as diretrizes ao pé da letra também não assegura que se previna o erro médico. É necessário sempre raciocinar sobre cada caso e justificar por escrito, em prontuário, o motivo de não ter seguido determinada diretriz. Essa é a única medida verdadeiramente protetora e também aquela que respeita a noção da prática clínica em toda sua complexidade. De outro modo, em um contexto jurídico, as diretrizes podem terminar servindo tanto para a defesa como para a acusação.

CONSIDERAÇÕES FINAIS

O erro médico é um evento complexo que tem repercussões sérias tanto para os pacientes como para os médicos. Embora seja um fenômeno com implicações principalmente ético-legais, também apresenta grande impacto no bem-estar físico e psicológico dos envolvidos. O aumento no número de processos e a progressiva judicialização desse problema resultaram no que veio a ser chamado de mercado do erro médico, produzindo grande apreensão nos profissionais, receosos em se verem como alvos de medidas éticas e judiciais. O impacto sobre a prática médica se deu na forma de vieses de conduta para evitar se tornar alvo dessas medidas, a chamada medicina defensiva. Na expectativa de reduzir as chances de erro e de amenizar suas consequências negativas para ambas as partes, cabe ao médico propiciar uma boa relação com o paciente, desenvolvendo de maneira efetiva esse vínculo de confiança.

Referências

1. Page L. The black cloud of a medical board investigation. 2015.
2. Gracindo GCL. A moralidade das intervenções cirúrgicas com fins estéticos de acordo com a bioética principialista. Rev Bioética 2015; 23(3):524-34.
3. Spina VPL, Sá EC. Perfil das demandas judiciais cíveis por erro médico em ginecologia e obstetrícia no Estado de São Paulo. Saúde, Ética & Justiça 2015; 20(1):15-20.
4. Almeida TA, Pimentel D. Julgamento ético do médico em Sergipe, Brasil. Rev Bioética 2016; 24(1):128-35.

5. Koeche LG, Isabel C, Bortoluzzi MC, Bonamigo EL. Prevalência de erro médico entre as especialidades médicas nos processos julgados pelo Conselho Regional de Medicina do Estado de Santa Catarina. Arq Catarinenses Med 2013; 42(4):45-53.
6. Makary MA, Daniel M. Medical error – the third leading cause of death in the US. BMJ 2016; 2139(May):i2139.
7. McDonald CJ, Weiner M, Hui SL. Deaths due to medical errors are exaggerated in Institute of Medicine report. JAMA 2000; 284(1):93-5.
8. Nahed BV, Babu MA, Smith TR, Heary RF. Malpractice liability and defensive medicine: a national survey of Neurosurgeons. PLoS One 2012; 7(6):e39237.
9. Tancredi LR, Barondess JA. The problem of defensive medicine. Science 1978; 200(4344):879-82.
10. Romano LG. Mercado do erro médico. Rev. Col. Bras. Cir. 1998; 25(2):III-III.
11. Frati P, Busardò FP, Sirignano P, Gulino M, Zaami S, Fineschi V. Does defensive medicine change the behaviors of vascular surgeons? A Qualitative review. Biomed Res. Int. 2015; 2015:1-5.
12. Bourne T, Vanderhaegen J, Vranken R et al. Doctors' experiences and their perception of the most stressful aspects of complaints processes in the UK: an analysis of qualitative survey data. BMJ Open 2016; 6(7):e011711.
13. Marques RC, Martins Filho ED, Paula GS De, Santos RR Dos. Assédio moral nas residências médica e não médica de um hospital de ensino. Rev. Bras. Educ. Med. 2012; 36(3):401-6.
14. Sansone RA, Sansone LA. Physician suicide: a fleeting moment of despair. Psychiatry (Edgmont). 2009; 6(1):18-22.
15. Mendonça VS, Custódio EM. Nuances e desafios do erro médico no Brasil: as vítimas e seus olhares. Rev Bioética 2016; 24(1):136-46.
16. Gallagher TH, Studdert D, Levinson W. Disclosing harmful medical errors to patients. N Engl J Med 2007; 356(SEP):2713.
17. Sulmasy LS, Weinberger SE. Better care is the best defense: high-value clinical practice vs defensive medicine. Cleve Clin J Med 2014; 81(8):464-7.
18. Bitencourt AGV, Neves NMBC, Neves FBCS, Brasil ISPS, Santos LSC. Análise do erro médico em processos ético-profissionais: implicações na educação médica. Revista Brasileira de Educação Médica 2007; 31(3):223-8.
19. Brock DM, Nicholson JG, Hooker RS. Physician assistant and nurse practitioner malpractice trends. Medical Care Research and Review 2016
20. Carrol AE. Death by medical error: adding context to scary headlines. The New York Times. Disponível em: http://nyti.ms/2bhnyOu Death. Publicado online em 15/08/2016. Acessado em 15/08/2016.
21. Chiolero A, Paccaud, F, Aujesky, D, Santschi V, Rodondi N. How to prevent overdiagnosis. Swiss Medical Weekly (January) 2015:1-7.
22. Conselho Federal de Medicina. Resolução 1.627, de 23 de outubro de 2001.
23. Gomes JCZ, França GV. Parte IV – Bioética Clínica. In: Costa SIF, Garrafa V, Oselka G. Iniciação à Bioética. 1998. Disponível em: http://www.portalmedico.org.br/biblioteca_virtual/bioetica/PartelVerromedico.htm. Acessado em 09/08/2016.
24. Mendonça VS. A pesquisa na saúde e suas limitações: a questão do erro médico. Revista Brasileira de Educação Médica 2016; 40(1):148-50.
25. West CP, Huschka MM, Novotny PJ et al. Association of perceived medical errors with resident distress and empathy: a prospective longitudinal study. JAMA 2006; 296(9):1071-8.

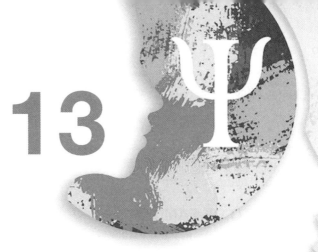

13

O Médico e a Relação com os Familiares

Antonio Peregrino
Daniel Marques

A família pode ser considerada como uma instituição ou como um grupo social estruturante.

(Henry Ey)[1]

INTRODUÇÃO

Dentro da prática médica, em muitos casos a relação médico-paciente ocorre estritamente sob a interferência dessas duas partes. No entanto, também são frequentes as situações em que o médico necessita interagir direta ou indiretamente com os familiares de seus pacientes, estabelecendo uma extensão da relação médico-paciente com nuances e particularidades que podem contribuir de maneira positiva, neutra ou negativa para a relação original, uma vez que as atitudes dos familiares podem exercer influência sobre as atitudes do paciente[2].

As situações em que o médico tem de lidar de maneira direta com a família de seus pacientes ocorrem mais frequentemente quando eles não têm total autonomia sobre suas decisões. A necessidade de participação familiar pode ocorrer por questões cognitivas, como, por exemplo, nas situações em que o paciente não tem capacidade de entendimento e de autodeterminação por questões biológicas de imaturidade etária, como no caso da pediatria, ou por questões patológicas em que o paciente apresente rebaixamento da crítica. Também ocorrem situações em que a participação familiar é imposta por questões legais, como no caso dos interditados (curatelados). Podem ocorrer ainda situações em que o médico necessitará vivenciar a relação com os familiares com base apenas nos ditames de sua consciência, arcando sempre com as consequências de suas decisões.

O presente capítulo abordará a relação do médico com seu paciente e as questões psicológicas envolvidas no trinômio médico-paciente-família, pois, mesmo na ausência do paciente, este último sempre será o elo que une os outros dois integrantes do trinômio, o profissional médico e a família.

O CONCEITO DE FAMÍLIA

O conceito do que seria uma família tem passado por discussões ao longo da história. Independentemente de quando surgiu, na maior parte do tempo que tem habitado a Terra o ser humano tem vivido em grupo[3]. Existem diversas conceituações sociológicas, legais e religiosas, além do entendimento subjetivo conceitual de cada indivíduo.

Para a sociologia, uma sociedade poderia ser formada na junção de dois indivíduos que mantêm integração social e reciprocidade de práticas entre si em circunstâncias de copresença[3]. A experiência subjetiva dentro de um grupo provocaria a distinção entre companheiros e outros indivíduos de menor convívio[4]. Para Foucault, uma sociedade seria definida pelas questões que ela excluiria[5]. De acordo com esses parâmetros, a família poderia então ser uma sociedade.

Do ponto de vista legal, é preciso ressaltar que o surgimento da família antecede o surgimento do Direito[6]. Embora o sistema familiar tenha passado a ser legalmente regido pelo Código de Hamurabi, os seres humanos já viviam em grupo milhares de anos antes.

Sob a ótica da religião, apenas na Idade Média, com o fortalecimento da Igreja Católica, os assuntos familiares passaram a ser regidos pela Igreja, quando o Direito Canônico elevou o casamento do patamar de contrato para o de sacramento[6].

Com o avanço do conhecimento em genética, o conceito de vínculo familiar por laços de sangue passou a considerar vínculos hereditários por ligação gênica. Por outro lado, a evolução das técnicas de reprodução assistida avançaram a ponto de não haver necessidade de ato sexual para a fecundação. A possibilidade de promover a gestação mediante a utilização de sêmen, de óvulos ou de ambos, oriundos de doação, suscita questionamentos sobre a vinculação familiar com base apenas na carga genética. Nos âmbitos social e legal, a depender das circunstâncias em que um ser humano é concebido, a mera vinculação genética pode ou não constituir vinculação familiar.

Como o objetivo deste capítulo é discutir a psicologia da relação do profissional médico com os familiares dos pacientes, o termo *família* será aqui empregado para designar um conjunto de indivíduos unidos por laços afetivos[6], independentemente de parentesco consanguíneo, religioso ou jurídico.

A COMUNICAÇÃO E SUAS DIFICULDADES

No ano de 2002 foi publicada simultaneamente nas revistas *Annals of Internal Medicine* e *The Lancet* a "Declaração sobre o profissionalismo médico", elaborada por diversas associações médicas científicas[7]. Essa declaração estipulou três princípios fundamentais para a atuação do profissional de medicina: a primazia do bem-estar do paciente, a autonomia do paciente e a justiça social[7]. A relação do médico com os familiares deveria

Capítulo 13 O Médico e a Relação com os Familiares **161**

permanecer também fomentada nesses princípios. Na mesma declaração são listadas as responsabilidades do médico, dentre as quais, para este capítulo, poderiam ser destacadas a honestidade com o paciente e a confidencialidade da relação, ambas responsabilidades que envolvem a comunicação.

Muitas dificuldades nas relações entre o médico e a família do paciente advêm de dificuldades em estabelecer uma comunicação clara e objetiva. Essas dificuldades, como em qualquer relação, poderiam transitar de um extremo de total ausência de diálogo ao outro extremo de diálogo excessivo. Estudos demonstram que os pacientes e seus familiares esperam receber informações claras e consistentes sobre o estado de saúde[8].

Se por um lado a ausência de comunicação poderia gerar conflitos, a comunicação excessiva também pode fazê-lo. Tratar uma pessoa de uma doença sem que ela saiba por que está sendo tratada dificulta a adesão ao vínculo terapêutico[9]. Quanto maior o número de familiares em contato com o médico, maior a possibilidade de falhas de comunicação. Essas falhas poderiam ocorrer por distorções do que é dito (independentemente das causas e motivações) ou por omissões.

Ocasionalmente, as informações passadas pelo médico podem ser distorcidas em seu contexto por aqueles que as recebem. Essas distorções podem ocorrer de modo não intencional, por falha na compreensão. Nesse caso, poderiam ocorrer dificuldades motivadas por discursos cientificamente incompreensíveis – e desnecessários – para o familiar leigo em razão da utilização de termos e jargões médicos[8], bem como por interferência dos estados afetivos dos interlocutores (médico e familiar).

Também poderiam ocorrer distorções propositais, por parte de familiares que quisessem transparecer maior liderança sob os demais, utilizando a comunicação com o médico como um argumento de supremacia perante os outros membros da família, podendo motivar sentimentos antagônicos dos últimos para com o médico.

As dificuldades provocadas por omissões tenderiam a ocorrer quando o médico precisasse explicar as mesmas questões diversas vezes a familiares diferentes, em momentos diversos, situação na qual o profissional poderia acreditar já ter explicado algo a determinada pessoa, quando não o fizera.

As dificuldades para estabelecer uma comunicação adequada e os impasses consequentes poderiam interferir na qualidade da relação médico-paciente e provocar expectativas ilusórias nos pacientes e nos familiares, causando também sofrimento ao profissional[10].

Um exemplo bastante claro de como a dificuldade de comunicação pode causar prejuízos ocorreria nas unidades de terapia intensiva, local onde a comunicação entre os médicos e os familiares pode se tornar muito difícil. Uma razão estaria no fato de os intensivistas trabalharem em regime de plantão, não sendo os médicos assistentes com vínculos prévios com os familiares. Na eventualidade de um óbito, a necessidade de comunicar o fato aos familiares pode se tornar uma árdua tarefa diante da ausência de relação previamente estabelecida[11].

Questões regionais e religiosas também podem ser consideradas fatores que limitam uma comunicação adequada. O adoecer e o morrer podem ter conotações bastante diferentes entre regiões e entre religiões distintas. Em relação às questões étnicas, um estudo americano com pacientes com neoplasia prostática encontrou maior influência sobre a

162 Seção III Dimensão Prática

decisão terapêutica com a opinião dos familiares entre os afro-americanos, enquanto os pacientes de cor branca levaram menos em consideração essa opinião[12]. A situação legal do paciente também pode ser um fator a se impor entre o médico e os familiares. O paciente curatelado, por exemplo, não pode ter a indicação de um tratamento (exceto em caso de risco iminente de morte) sem o aval de seu curador.

Em seu cotidiano, caberia ao médico, assim como faz o diagnóstico nosológico para adequar a melhor conduta terapêutica, tentar identificar os fatores regionais, religiosos, étnicos, sociais e legais envolvidos nos vínculos do paciente e de seus familiares para adequar a melhor conduta na comunicação.

QUEM É, AFETIVAMENTE, O PACIENTE PARA CADA INTEGRANTE DA FAMÍLIA?

É de esperar que cada familiar reaja de maneira diferente e subjetiva quanto ao estado nosológico do paciente, por serem indivíduos diferentes com pensamentos específicos e sentimentos próprios. Essa variabilidade de reações pode ser explicada pelo significado que o paciente teria para cada elemento familiar em razão de seus investimentos afetivos. A perda (ou o risco de perda) do *status quo* poderia provocar diferentes reações de acordo com o tipo de afeto dirigido.

Freud cita McDougall em *Psicologia das Massas* para explicar os fatores necessários à formação de uma massa: juntar membros, que estes tenham interesses em comum, que apresentem estados afetivos semelhantes e que possam exercer influência uns sobre os outros[13]. Uma família, na qualidade de grupo, pode reunir esses requisitos e funcionar como massa, na qual o inconsciente coletivo, em seus sentimentos, suprimiria o pensamento subjetivo[13,14]. Para Freud, cada indivíduo possuiria atividade mental inconsciente capaz de interpretar as reações das outras pessoas[15]. Dentro desse paradigma, convém ao médico assistente adotar como ferramenta a tentativa de identificar e compreender da melhor maneira possível as reações individuais.

Dentro de um processo de mudança nas estruturas de uma família, em decorrência do adoecimento de um membro, ocorreria a necessidade social de mudanças mediante um ajustamento dos integrantes uns com os outros, uma vez que as necessidades da família passariam a variar desde o início do adoecimento[2]. Esse processo de ajuste interpessoal dentro de uma família ocorre para que ela possa continuar a existir como ajuntamento de pessoas mesmo que ocorram mudanças individuais no conjunto das pessoas[16]. A busca pela manutenção da família decorreria da sensação de proteção perante o mundo que ela proporciona desde a infância[17].

Segundo Freud, as ligações de um grupo estariam atreladas a sentimentos ambivalentes de amor e ódio, podendo existir sentimentos de hostilidade com relação às pessoas amadas[14,15]. Dentre as reações possíveis, Kübler-Ross afirma ser a culpa a mais dolorosa perante a morte, fundamentada em ressentimentos com o falecido[2]. A culpa seria, inclusive, o martírio dos neuróticos, ao colocarem suas realidades psíquicas acima das realidades factuais[15].

Em meio aos sentimentos ambivalentes entre os integrantes de uma família, pode o médico ficar sujeito aos mais diversos direcionamentos afetivos de cada integrante da família com o qual tenha contato, aos mecanismos de defesa destes, bem como ao funcionamento de massa daquela família. Os mecanismos de defesa habitualmente utilizados pelos familiares para tentar minimizar a dor por tempo variável seriam a negação, a cisão, a idealização e a identificação projetiva[18].

Como medida protetiva para si e para seu paciente seria conveniente ao médico tentar identificar os tipos de sentimento que cada um dos familiares envolvidos ao longo do tratamento teria em relação ao doente, bem como o tipo de sentimento direcionado pelo próprio médico a cada um deles. As melhores oportunidades para o médico tentar entender os sentimentos presentes no binômio paciente-família ocorreriam quando ele estivesse presente só com a família, só com o paciente ou com ambos. A alegação de que a melhor oportunidade para fazê-lo seria face a face decorreria do fato de ser esse o momento em que a subjetividade de uma pessoa se colocaria à frente do outro com acesso direto a seus sintomas[4].

A FAMÍLIA DO PACIENTE É TAMBÉM PACIENTE

O termo *paciente* se origina do grego *pathos*, sofrimento, sendo então o paciente aquele que sofre. No entanto, a família do paciente também é acometida por estresse emocional[9] e até mesmo após a morte do paciente persistiriam os problemas da família[2] atrelados ao processo do adoecimento. Indaga-se então se dentro do adoecer de um ente não seria cada familiar um indivíduo em sofrimento perante esse adoecer e se não seria então papel do médico acolher esse sofrimento. Dentro dessa perspectiva, o médico de qualquer especialidade, até certo ponto, ao lidar com os familiares de seu paciente, poderia exercer um papel psicoterapêutico para com estes?

Para Melanie Klein, o processo de transferência, mesmo que negativa e hostil, deveria ser interpretado e acolhido logo de início, pois condensaria os anseios do paciente[19]. Ao fazê-lo, seria possível dispor de importante ferramenta terapêutica a seu próprio favor e a favor de seu paciente, pois uma boa relação entre o médico e o paciente, questão fundamental na sistemática do tratamento, estaria estreitamente ligada à qualidade da comunicação empregada. Sob esse aspecto, a família tornar-se-ia uma variável a ser considerada e manejada pelo médico[10].

As reações de cada integrante da família diante do adoecimento de um ente, das etapas do tratamento e das interações do trinômio médico-paciente-família seriam capazes de despertar nos outros familiares conflitos inconscientes, motivados pelas angústias de cada um, acrescidas da interpretação subjetiva de cada familiar envolvido[18]. Esses conflitos, quando identificados e acolhidos pelo médico, poderiam ser canalizados de modo a serem ao menos minimizados ou postergados em prol do paciente.

Os pacientes, mesmo em condições de doença avançada, costumam emanar preocupações sobre o bem-estar de seus familiares[8]. Faria então parte do papel terapêutico do médico identificar de início as angústias e as expectativas dos familiares, podendo atuar como um mediador[2] e proporcionar alívio adicional ao paciente.

A ALIANÇA TERAPÊUTICA COM OS FAMILIARES

A criação de uma aliança terapêutica não é tarefa simples, mas é considerada ingrediente importante das psicoterapias[20]. Se esse é um aspecto difícil por si só quando se trata do vínculo médico-paciente, uma aliança terapêutica com a família pode se tornar algo bastante difícil e complexo. Para a construção de uma forte relação com o paciente seria essencial a relação do médico com seus familiares[9]. No caso de pacientes idosos, por exemplo, muitas vezes, a participação colaborativa da família poderia se tornar indispensável[21].

A maneira como se constitui a dinâmica familiar interfere na relação do médico com o paciente tanto pela ausência como pelo excesso de participação da família no contexto da doença[10]. Avaliar o papel que cada um dos indivíduos exerce no contexto familiar é fundamental. Uma questão relevante é que o médico assistente deveria evitar que seus próprios sentimentos atuassem de maneira monocrática sobre o que seria bom e correto para o paciente[2], uma vez que os sentimentos deste e de seus familiares podem divergir dos seus.

Diante do entendimento adequado sobre os estados afetivos de cada indivíduo envolvido, seria possível destacar aqueles que contribuem negativamente para a harmonia familiar, para o tratamento do paciente e para as relações destes com o médico. Esses indivíduos com seus sentimentos não (ou mal) elaborados perante o adoecer de um familiar poderiam contribuir para que outros familiares necessitassem de auxílio psíquico[18]. A comunicação assertiva e adequada com os familiares deveria ser sempre fortalecida e estimulada, pois o pensamento social seria alimentado pela comunicação[22]. Situações em que a comunicação ocorra de modo inadequado ou insuficiente entre os integrantes do trinômio médico-paciente-família dão margem a sentimentos e reações motivadas por incerteza, insegurança, medo, raiva e outros afetos que dificultam as relações.

O ser humano traz consigo desde criança a necessidade de se sentir seguro[17,23]. Para obter essa segurança, por exemplo, o doente adulto poderia ignorar sua idade cronológica, adotando um comportamento infantil, de regressão, que serviria de mecanismo de consolo para si e para alguns familiares. Isso poderia ocorrer, como exemplificado por Kübler-Ross, no caso de mães que adotam um excessivo cuidado com seus filhos adoecidos, mesmo que já sejam adultos, bem como no mecanismo de defesa de regressão de alguns pacientes[2].

Não é apenas o paciente que busca a segurança na relação médica, mas também a família e o próprio médico. Estabelecer uma percepção de segurança (subjetiva e de grupo) com base na confiança poderia ser atitude benéfica para todos os envolvidos, pois, dentro de uma situação de segurança, a intensidade dos conflitos afetivos seria reduzida.

INSTITUIÇÕES, NORMAS E REGRAS

As relações sociais, incluindo a relação do médico com os familiares, são determinadas pelo processo social, sendo a conduta das pessoas controlada (ou modulada) por normas e regras[16]. A existência de regras institucionais e mesmo de regras individuais de atuação de cada profissional, quando previamente estabelecidas e informadas, pode exercer importante papel delineador das relações.

O ser humano, incluindo o médico, teria uma necessidade de segurança e estaria disposto a abrir mão de sua autonomia (liberdade) para obter essa segurança[7,23]. O profissional médico dentro de uma instituição médica, seja ela física (hospital) ou científica (diretrizes), tenderia a abrir mão de parte de sua autonomia de pensamento em prol da obtenção de alguma segurança e de proteção institucional.

A existência de regras institucionais poderia exercer um papel ambíguo: se por um lado a presença da instituição exigiria a existência de regras que até certo ponto protegeriam as partes (médico, paciente e família), outras regras cerceariam a autonomia das relações.

Seria de esperar que a atuação médica dentro das instituições físicas, como hospitais, por exemplo, pudesse contribuir para a redução de conflitos entre os médicos e os familiares em virtude das regras de funcionamento. No entanto, as instituições não são formadas apenas por prédios, médicos, pacientes e familiares. Os locais de tratamento funcionam também com outros profissionais da saúde, como corpo de enfermagem, fisioterapeutas, nutricionistas, fonoaudiólogos, assistentes sociais, psicólogos e outros profissionais, a depender do tipo de atendimento empregado. A adição de mais elementos ao trinômio pode interferir negativamente sobre a relação do médico com o binômio paciente-família se a totalidade dos profissionais não atuar de maneira sintônica e unidirecional para o bem-estar do paciente. Para uma melhor sintonia entre os integrantes da equipe de saúde pode ser benéfico o estabelecimento de normas e rotinas interprofissionais. No entanto, a comunicação assertiva entre estes também seria fundamental para a dinâmica das relações empregadas, terapêuticas e interpessoais.

Outro tipo de instituição é a científica normativa, geralmente expressa na forma de diretrizes, manuais e consensos. Se por um lado a existência desses recursos seria necessária por adotarem delineadores terapêuticos com base em evidência, por outro lado eles poderiam suprimir a autonomia do pensamento médico, chegando a subjugar aspectos de sua subjetividade médica perante a "segurança" das normativas científicas das diretrizes[7].

A família do médico

Duas situações particulares que envolvem o binômio médico-família podem se tornar particularmente difíceis: o médico atender seus familiares e o médico atender os familiares de outros médicos. Nesses casos, a transferência e a contratransferência podem receber componentes afetivos aditivos, e o tirocínio clínico do médico assistente pode ficar bastante prejudicado ou mesmo abolido.

Caso o médico assistente atenda seus familiares, podem ocorrer dificuldades pelas mais diversas questões. Dentre elas se destaca a questão da confidencialidade. É habitual que a prática médica proporcione o conhecimento de circunstâncias de saúde (ou de vida) que os pacientes não gostariam que seus familiares soubessem. A prática do sigilo médico se torna menos difícil quando é desprovida de vínculos afetivos que extrapolem o fator profissional. Quando há vínculo afetivo, a manutenção do sigilo pode ser comprometida a depender dos afetos envolvidos. Outra dificuldade entre o médico e seus familiares-pacientes seria a autoexigência aumentada de sucesso terapêutico, o qual, quando ausente, poderia desencadear sentimentos de culpa e frustração ou mesmo desencadear conflitos familiares. Portanto, na maioria dos casos seria preferível que o médico evitasse prestar assistência médica a seus próprios familiares.

Outra questão que pode gerar desconforto no médico consistiria na solicitação de atitudes graciosas por parte de seus familiares, como a emissão de receitas, laudos e atestados que não correspondam a atos médicos justificáveis. Esse tipo de situação pode deixar o médico em meio a um conflito entre a culpa por recusar um pedido e a culpa por incorrer em infração ética, por vezes criminal. Para esses casos, convém a negativa com a explicação clara do motivo de seu impedimento.

Embora o atendimento médico aos familiares de outros médicos possa parecer algo corriqueiro, existem particularidades que sofrem modificações de acordo com a gravidade do estado do doente. Não é incomum que, diante de estados mais graves, ocorra maior pressão por parte do familiar médico para que sejam realizados procedimentos diagnósticos e terapêuticos além do necessário e do recomendável. Nessas situações, é necessário que o médico assistente procure ajudar o familiar médico a se perceber como não médico daquele paciente, bem como a perceber a possibilidade de seus atos e tirocínio clínico, prejudicados pelo vínculo afetivo familiar com o paciente, contribuírem para o agravamento do paciente, bem como para seu próprio adoecimento psíquico.

CONSIDERAÇÕES FINAIS

A melhora da comunicação entre o médico e o paciente mediante o entendimento da dinâmica familiar parece ser um fator de melhora nos conflitos dessa relação. Uma relação de confiança entre o médico e os familiares tem impacto sobre o sucesso terapêutico[9,12]. Assim, o estímulo ao desenvolvimento de técnicas pró-comunicativas na formação médica parece ser algo essencial[10]. Essa melhora contribuiria para o fortalecimento de laços do profissional médico com os familiares de seus pacientes, fator que pode ser indispensável em alguns casos, como nos de pacientes idosos com total dependência do outro, por exemplo[21].

Na eventualidade do óbito do paciente, a informação aos familiares deveria ocorrer preferencialmente de modo simples, verdadeiro e humanizado em local reservado[11]. Diante desse desfecho, mesmo diante da dor da perda, a família necessitaria, mais do que de um médico, de um ser humano capaz de acolher e tolerar seus sentimentos[2], sejam eles de raiva e frustração ou de alívio e gratidão.

Embora a relação médico-paciente tenha sido identificada como uma relação de poder do primeiro sobre o segundo, segundo Clavreul (1983), favorecida pelo discurso médico[7], cada vez mais os familiares têm melhor percepção quanto ao desejo de participar nas decisões atreladas aos tratamentos[12]. A construção de uma relação horizontal entre o médico e o binômio paciente-família parece ser a mais adequada, cabendo ao paciente, quando possível, determinar a maior ou a menor participação de seus familiares.

A relação do trinômio médico-paciente-família sempre terá conflitos, sejam intrapsíquicos, sejam exteriorizados. Cabe ao médico aprender a lidar cada vez melhor com esses conflitos e a aceitar esse exercício como parte de seu ofício. Cabe ainda permanecer sempre dentro dos preceitos éticos da profissão e de sua consciência moral para evitar entrar em processo de angústia que possa interferir negativamente sobre sua capacidade de atuar em conformidade com o aforisma hipocrático: *primum non nocere* (primeiro, não prejudicar).

Referências

1. Ey H, Bernard P, Brisset C. Manual de psychiatrie. 6. ed. Paris: Masson, 2010.
2. Kübler-Ross E. Sobre a morte e o morrer. 9. ed. São Paulo: WMF Martins Fontes, 2008.
3. Giddens A. A constituição da sociedade. 3. ed. São Paulo: WMF Martins Fontes, 2009.
4. Berger PL, Luckmann T. A construção social da realidade: tratado de sociologia do conhecimento. 25. ed. Petrópolis: Vozes, 1985.
5. Foucault M. A história da loucura: na Idade Clássica. 10. ed. São Paulo: Perspectiva, 2014.
6. Louzada AMG. Evolução do conceito de família. Rev da Esc Magistr do Dist Fed 2011; (13):11-4.
7. Macedo RM. Renúncia à arte: ensaios sobre a razão utilitária da medicina contemporânea. 1. ed. São Paulo: Escrituras Editora, 2014.
8. Tallman K, Greenwald R, Reidenouer A, Pantel L. Living with advanced illness: longitudinal study of patient, family, and caregiver needs. Perm J 2012; 16(3):28-35.
9. Silva CMGCH, Rodrigues CHS, Lima JC et al. Relação médico-paciente em oncologia: medos, angústias e habilidades comunicacionais de médicos na cidade de Fortaleza (CE). Cien Saude Colet 2011; 16(1):1457-65.
10. Geovanini F, Braz M. Conflitos éticos na comunicação de más notícias em oncologia. Rev Bioét 2013; 21(3):455-62.
11. Moritz RD. Como melhorar a comunicação e prevenir conflitos nas situações de terminalidade na unidade de terapia intensiva. Rev Bras Ter Intensiva 2007; 19(4):485-9.
12. Hall IJ, Fedorenko CR, Smith JL et al. Considering racial and ethnic preferences in communication and interactions among the patient, family member, and physician following diagnosis of localized prostate cancer : study of a US population. Int J Gen Med 2011; 1(4):481-6.

13. Freud S. Obras completas, volume 15: Psicologia das massas e análise do eu e outros textos (1920-1923). 1. ed. São Paulo: Companhia das Letras, 2011.
14. Quinodoz J-M. Ler Freud: guia de leitura da obra de S. Freud. 1. ed. Porto Alegre: Artmed, 2007.
15. Freud S. Obras completas, volume 11: Totem e tabu, Contribuição à história do movimento psicanalítico e outros textos (1912-1914). 1. ed. São Paulo: Companhia das Letras; 2012.
16. Radcliffe-Brown AR. Estrutura e função na sociedade primitiva. 2. ed. Petrópolis: Vozes, 2013.
17. Winnicott DW. A família e o desenvolvimento do indivíduo. 4. ed. São Paulo: Martins Fontes, 2011.
18. Botega NJ. Prática psiquiátrica no hospital geral: interconsulta e emergência. 2. ed. Porto Alegre: Artmed, 2006.
19. Eizirik CL, Aguiar RW de, Schestatsky SS. Psicoterapia de orientação analítica: fundamentos teóricos e clínicos. 3. ed. Porto Alegre: Artmed, 2015.
20. Carlat DJ. Entrevista psiquiátrica. 2. ed. Porto Alegre: Artmed, 2007.
21. Vianna LG, Vianna C, Bezerra AJC. Relação médico-paciente idoso: desafios e perspectivas. Rev Bras Educ Med 2010; 34(1):150-9.
22. Goody J. A domesticação da mente selvagem. 1. ed. Petrópolis: Vozes, 2012.
23. Freud S. Obras completas, volume 19: O mal-estar na civilização, Novas conferências introdutórias e outros textos (1930-1936). 1. ed. São Paulo: Companhia das Letras, 2010.

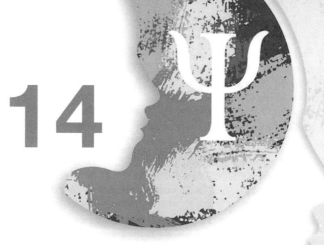

14

Psicoterapias na Prática Médica

Amaury Cantilino

INTRODUÇÃO

De modo crescente, a literatura médica descreve a psicoterapia como modalidade de tratamento para as mais diversas situações clínicas. Embora esteja muito associada à terapêutica dos transtornos psiquiátricos, condições médicas como dor crônica, doenças reumáticas e dermatológicas, migrânea, problemas intestinais, dentre várias outras afecções, parecem ter seus sintomas aliviados quando o paciente passa por tratamento psicoterapêutico[1-4]. No entanto, diante das muitas linhas de abordagem em psicoterapia e do aumento substancial do conhecimento nessa área, é difícil para o médico estar familiarizado com os referenciais teóricos e com a práxis de cada uma delas. Assim, é natural que o clínico se sinta inseguro quanto à decisão de quando indicar esse tratamento e, sobretudo, para qual tipo de linha.

O objetivo deste capítulo é apresentar ao leitor informações a respeito de três das principais linhas de psicoterapia: a psicanálise, as psicoterapias de base existencial e a psicoterapia cognitivo-comportamental.

Vinheta clínica

Ana foi ao consultório do Dr. Carlos (hematologista) após breve internação na enfermaria de clínica médica do hospital, onde foi diagnosticada com leucemia mieloide aguda (LMA). Chegou com seu pai. Chamou a atenção do Dr. Carlos o fato de a moça falar muito pouco na entrevista. Tinha um ar fechado, aparentando alguma irritação, ao mesmo tempo que parecia não se interessar pelas questões referentes a sua saúde que estavam sendo discutidas ali. O pai, por outro lado, descrevia os fatos com muita preocupação. O pai mostrou-lhe os vários exames realizados no período do internamento, dentre os quais um mielograma cuja conclusão apontava mesmo para a existência de LMA. Os médicos, então, haviam encaminhado Ana para o acompanhamento de um hematologista e "foi aí que procuramos o senhor", diz o pai. Ele olhava para o Dr. Carlos assustado, enquanto o Dr. Carlos avaliava os exames. Perguntou três vezes se era mesmo aquele o diagnóstico. O Dr. Carlos explicou-lhe as três vezes que sim, mas que, apesar de se tratar de doença grave, o subtipo de LMA apresentado era perfeitamente curável, com grandes chances de responder bem ao tratamento quimioterapêutico. No momento da explicação, o Dr. Carlos notou lágrimas nos olhos da moça e ela disse, com voz embargada: "Eu confio no senhor e quero ficar boa." Acertaram o retorno para dali a 5 dias para o início do tratamento quimioterapêutico, a princípio programado para ser semanal.

Durante as primeiras 3 semanas de quimioterapia, não houve sequer um dia em que o Dr. Carlos não recebesse ligações, às vezes várias ao dia, ora da moça, ora do pai, bem mais do último, a bem da verdade, com queixas físicas atribuídas ao tratamento. O Dr. Carlos tinha mais de 20 anos de experiência na área e isso nunca lhe havia ocorrido com tamanha magnitude. A maioria dessas queixas era pouco comum para os efeitos colaterais da quimioterapia. Uma vez a moça lhe telefonou – eram 22h30 – afirmando estar sentindo fortes pontadas na barriga, "como se fosse um bebê chutando sem parar". Isso deixou o Dr. Carlos angustiado e irritado e, por diversas vezes, mandou-os à emergência, mesmo achando que a orientação não cabia naquele contexto.

Ontem, quando aguardava a paciente para a quarta sessão de quimioterapia, aconteceu algo inesperado. Duas horas após o horário agendado, apareceu-lhe o pai, bastante nervoso e chorando, afirmando que a moça não viria. O pai e Ana haviam discutido fortemente na noite anterior e Ana bradou que não faria mais o tratamento. O Dr. Carlos conversou por cerca de 1 hora com o pai. Foi um desabafo, na realidade, pois ele pouco o interrompeu. Relatou que sua relação com a filha estava muito difícil após a descoberta da doença. Não conseguia entender por que ela havia mudado tanto. Pensava estar a doença afetando o cérebro dela, "só pode".

Tudo vinha bem antes disso. Fazia 2 meses que ela havia se mudado para um apartamento alugado para morar sozinha, conforme eles tinham alegremente combinado e planejado. Isso havia sido um pedido dela, pois frequentemente se envolvia em conflitos com a atual companheira do pai, que mora com eles há 3 anos. Ele negou existirem conflitos entre ele e a filha: "Nós nunca brigamos", afirmou com orgulho. Disse também acreditar na mudança como uma oportunidade para novos rumos na vida da filha: ela estava há 2 anos sem trabalhar, apenas "estudando para concursos", embora ele não a percebesse dedicada aos livros. A discussão da noite anterior ocorreu após ele avisar à filha que não poderia dormir na casa dela após a sessão de quimioterapia, pois viajaria com a esposa – "Ela disse que eu não dava importância a ela, que ela poderia sentir coisas terríveis pela quimioterapia e eu não estaria lá para cuidar dela". Ele praticamente se mudou para a casa da filha nas últimas semanas, gerando dificuldades com a companheira. Queixou-se de que todo o processo está muito difícil, mas "faz tudo pela filha" e suplica para o Dr. Carlos convencê-la a voltar a se tratar. "Quero minha filha de volta como ela era, doutor", ele fala.

O Dr. Carlos não sabe o que fazer nesse caso. Para ele, hoje, é inadmissível perder uma paciente com esse tipo de leucemia. Ele sabe quais são os quimioterapêuticos mais indicados para a LMA, mas isso não parece ser suficiente para que Ana venha a melhorar. Ele percebe que fatores psicológicos e da dinâmica familiar interferem nos resultados do tratamento.

PSICANÁLISE

A psicanálise é a mãe das psicoterapias. Criada por Freud entre o final do século XIX e o início do século XX[5], parte do pressuposto de que os sintomas são provocados por conflitos psicológicos que estão inconscientes. O objetivo dessa terapia é que o sujeito se dê conta desses conteúdos inconscientes para então melhor elaborá-los[6].

Para ter acesso a esse material inconsciente, o analista (como aqui é chamado o psicoterapeuta) se utiliza de métodos como a associação livre e a interpretação de sonhos. Na associação livre, o paciente é estimulado a falar literalmente tudo o que vier em sua cabeça sem se deter em críticas que procurem dar ordem aos pensamentos ou inibi-los sob o pretexto de serem irrelevantes ou sem sentido. Esse processo procura ser facilitado pelo fato de o paciente estar deitado em um divã sem que o analista esteja em seu campo de visão. Com a ajuda do método de associação livre e da capacidade de interpretação, procura-se também descobrir o significado dos sonhos. Para a psicanálise, a estrutura dos sonhos não pode ser vista como absurda; ao contrário, esses conteúdos se constituem em produto psíquico importante, uma vez que servem como ponto de partida para as associações.

Observa-se que, por mais que o paciente seja assegurado de que o espaço da análise não é direcionado a julgamentos, mas a entendimentos, normalmente haverá alguma resistência em expressar conteúdos, seja por objeções críticas, seja por repressão inconsciente. Não raro, esses conteúdos inconscientes provocam angústia e sofrimento quando são trazidos à consciência. Assim, as pessoas se utilizam dos chamados mecanismos de defesa do ego para lidar com determinados conflitos tanto no espaço de análise como na vida como um todo. A repressão é um desses mecanismos.

São exemplos de outros mecanismos de defesa:

- **Racionalização:** o sujeito cria "explicações" altamente racionais para aspectos emocionais e motivacionais para suas atitudes e fracassos. Por exemplo, um médico desatualizado, que já não consegue acompanhar o conhecimento novo, diz: "Nada disso interessa, no final das contas é apenas a experiência que conta", ou o paciente que teve sua perna recentemente amputada e que, sem demonstrar sofrimento, refere que "Pelo menos assim não precisarei mais trabalhar".
- **Sublimação:** consiste na busca de modos socialmente aceitáveis de satisfazer, total ou parcialmente, desejos psicológicos que o sujeito consideraria intoleráveis. Por exemplo, um indivíduo com ímpetos agressivos muito fortes se torna um cirurgião, de modo que pode cortar abdomes ou amputar pernas de maneira socialmente aceitável.
- **Projeção:** ocorre quando as características que estão ligadas ao eu são afastadas deste em direção a outras pessoas (ou até objetos). Assim, o sujeito imputa ao outro atributos ou sentimentos que na verdade são seus. Por exemplo, o paciente culpado e com raiva por não ter cumprido as recomendações médicas diz que o médico está zangado com ele.
- **Regressão:** ocorre quando o indivíduo retorna a níveis anteriores do desenvolvimento ao se encontrar em uma situação particularmente problemática. Frequentemente vemos isso na prática médica, em geral como mecanismo adaptativo diante da doença. Para ser cuidado, por vezes o paciente precisa se colocar em uma situação psicológica de mais fragilidade.

Existem vários outros mecanismos, os quais estão presentes em todos os indivíduos. Percebe-se que pessoas diferentes terão mecanismos que mais frequentemente aparecerão de acordo com seu histórico de vida e nível de funcionamento psíquico. Desse modo, diante de uma mesma situação, pessoas diferentes poderão se utilizar de mecanismos de defesa diversos. Quando eles aparecem de maneira excessiva e/ou em situações nas quais se tornam desadaptativos, ou mesmo quando falham, podem se tornar ineficazes para a resolução de conflitos e dificultar o ajustamento efetivo (e afetivo) à vida.

172 Seção III Dimensão Prática

Dois mecanismos são particularmente importantes na psicanálise: a transferência e a contratransferência. A transferência consiste na repetição de atitudes, sentimentos e expectativas que o paciente estabeleceu na infância com os pais ou com seus representantes. A transferência acontece na relação do paciente com seu médico. Por exemplo, uma jovem que quando menina teve todas as suas vontades e necessidades afetivas ampla e imediatamente atendidas por seu pai pode estabelecer uma relação com o médico em que espera a mesma atitude. A contratransferência consiste na reação do médico (ou do analista, no contexto da psicoterapia) à transferência do paciente, o que também vai refletir aspectos inconscientes do funcionamento psíquico do próprio médico[7].

A psicanálise *stricto senso* envolve pelo menos três sessões semanais e pode durar anos. Há ramificações teóricas na psicanálise em torno de um eixo central. Assim, Jung, Lacan, Melane Klein, dentre outros, trouxeram vertentes variadas às concepções originais de Freud, gerando linhas de abordagem dentro desse território. Há também as chamadas psicoterapias de orientação analítica, que envolvem uma frequência semanal geralmente menor e uma participação mais ativa do terapeuta, mas que se utilizam do mesmo referencial teórico.

TERAPIAS EXISTENCIAIS

Vinheta clínica (*continuação*)

Após a conversa com o pai de Ana, Dr. Carlos entrou em contato com ela por telefone e foi extremamente objetivo em uma curta conversa: "Ana, estou aguardando você aqui no hospital! Venha conversar comigo antes de tomar suas decisões em relação ao tratamento." Ana resmungou ao telefone, porém foi ao hospital para conversar com o médico. O Dr. Carlos disse que Ana tinha quase a idade de sua filha e que é muito comum que pais e filhos se desentendam, mas isso faz parte da vida e não deveria ser o fator decisivo para a continuidade do tratamento.

Ana chorou bastante, falando das discussões com seu pai e disse que se sentia sem saída, afinal estava tendo muitas dificuldades em lidar com tantas coisas nos últimos meses. Ao final, a conversa foi boa e Dr. Carlos sugeriu que Ana conversasse com uma psicoterapeuta no hospital. Apesar de não saber explicar bem como ela trabalhava, percebeu que Ana saiu um pouco mais confiante e conseguiu que sua secretária deixasse a consulta agendada para o dia seguinte.

Ao final do dia, Dr. Carlos foi para casa bastante pensativo com toda a situação. Chegou cansado e, apesar de já estar perto do final de semana, preferiu jantar e foi direto para a cama. No dia seguinte, ao acordar, estava se sentindo diferente. Observou-se questionando sua escolha profissional, sua rotina de vida, seu afastamento de pessoas queridas e, principalmente, o pouco tempo dispensado a família. De algum modo, sua vida estava sendo revisitada. Era um excelente profissional, com muitos casos de sucesso, mas a possibilidade de um paciente recusar tratamento o deixava inquieto. Em uma fração de segundo passou um filme por seus pensamentos e pôde lembrar de diversas situações de perdas ao longo de sua vida profissional.

De repente, seu olhar foi desviado e se fixou atentamente em uma foto da família na mesa de canto da sala. Enquanto tomava seu café, sentiu um frio na espinha ao vislumbrar a possibilidade de que sua filha poderia estar na mesma condição de Ana. Com olhos cheios de lágrimas, pensava sobre como a vida poderia ser interrompida sem avisos. Percebeu-se triste e perturbado por um sentimento de impotência. Questionava-se sobre o sentido da vida e a quantidade de situações que não poderiam ser controladas por ele.

Desde o final do século XIX, alguns filósofos, como Kierkegaard, Heidegger, Sartre, Jaspers, dentre outros, vêm pensando mais pormenorizadamente sobre as questões fundamentais da existência humana. Todos, de certo modo, receberam influências da fenomenologia de Husserl e compuseram o que se chama de filosofia existencialista[8].

Mais adiante, alguns psiquiatras e psicólogos desenvolveram vários modelos terapêuticos, designados genericamente como psicoterapia existencial, inspirados por essa filosofia. O objetivo dessas terapias é facilitar o autoconhecimento do indivíduo e promover a autonomia, o alcance de suas potencialidades e sua autenticidade, de maneira que possa assumir livremente sua existência. Parte-se do pressuposto de que o sofrimento humano resulta do confronto com os dados de sua existência, como a consciência da morte (com os consequentes medo e desejo de continuar existindo), a consciência da liberdade (com a consequente experiência da responsabilidade no sentido das escolhas e o medo do incerto), a consciência da solidão (com o consequente medo da separação) e a consciência da falta de sentido (com a consequente experiência de vazio e a capacidade de continuar em direção ao futuro apesar disso). Assim, a psicoterapia existencial pode ser um meio pelo qual o indivíduo é ajudado a promover uma abertura cada vez maior das perspectivas em relação a si próprio e ao mundo. Essa abertura facilitaria a autoavaliação de suas crenças, aspirações e valores para que melhor explore suas experiências e aumente seu potencial de escolha[9,10].

Segundo Teixeira[9], os indivíduos que mais podem se beneficiar desse tipo de terapia são aqueles que:

- Já mostram a percepção de que seus problemas são acerca do existir.
- Conseguem relacionar seu sofrimento com sua trajetória existencial.
- Têm interesse genuíno em aumentar seu autoconhecimento, isto é, se ressituarem em relação a si próprios e à situação que vivem.
- Enfrentam crises pessoais, como luto, separações, desemprego, transição de fase do ciclo de vida, solidão etc.
- Estão em confronto com doença física grave ou pelo menos percebida como ameaçadora ou com consequências de acidentes e/ou incapacidades.

Os objetivos da terapia são:

- Ajudar a retomar o controle sobre a própria vida com sentimento de mestria.
- Facilitar a compreensão de si próprio com mais capacidades e poder do que as anteriormente autopercebidas.
- Substituir percepções de ameaça por percepções de desafio.
- Experimentar seus diferentes e mais flexíveis modos de ser e responder o mais construtivamente possível aos desafios da existência, redescobrindo o entusiasmo e o comprometimento.
- Superar o medo de viver e descobrir como a vida pode ser vivida de maneira mais satisfatória.

As psicoterapias que de uma maneira ou de outra têm nesses temas seu foco de abordagem são a logoterapia, a terapia centrada na pessoa, a gestalt-terapia e a psicoterapia existencial-humanista, dentre outras.

174 Seção III Dimensão Prática

TERAPIAS COGNITIVO-COMPORTAMENTAIS

Vinheta clínica (continuação)

Ana não compareceu ao primeiro encontro marcado com a psicoterapeuta. Também faltou à consulta seguinte com o Dr. Carlos. O pai, extremamente preocupado, telefonou para o consultório e agendou um horário com o médico. Disse que não se sentia um bom pai, que não sabia o que fazer com a filha, que tinha muito medo de que ela morresse, que achava que o tratamento não daria certo. Pedia, mais uma vez, a ajuda do médico para intervir: "O senhor é profissional. Ela vai escutá-lo."

Dr. Carlos mais uma vez marcou com Ana. Ela parecia irritada, mas sobretudo triste, e referiu que se sentia um estorvo, uma inútil. Que percebia todo o transtorno que estava causando na vida do pai e de todos, que se sentia culpada por isso, mas que não tinha grande esperança de que a vida dela fosse melhorar. Disse também que merecia estar com aquela doença e que aquilo era uma oportunidade de acabar com tudo. Também se disse desamparada, sem amigos, sem família e sem a perspectiva de um futuro diferente.

As terapias cognitivo-comportamentais vêm ganhando muito espaço dentre as práticas de psicoterapia provavelmente por se tratar de uma abordagem estruturada e validada por ensaios clínicos diversos realizados nas últimas décadas. Seu racional teórico foi basicamente desenvolvido por Albert Ellis e Aaron Beck. Essa terapia parte do pressuposto de que não são as situações em si que nos afetam, mas o que pensamos sobre as situações.

Assim, diante de uma situação específica, tendemos a ter um pensamento ou interpretação que aparecem automaticamente. A partir desse pensamento automático teremos sentimentos, reações físicas e comportamentos alinhados com o que foi pensado. Ocorre que, eventualmente, parte desses pensamentos pode estar distorcida ou disfuncional, ou seja, eles podem não corresponder ao que seja mais provável em termos de realidade objetiva ou não cumprir com sua função de nos ajudar em termos adaptativos[11].

O indivíduo pode apresentar, inclusive, um padrão de funcionamento cognitivo que o faz sistematicamente incorrer em determinadas distorções. Segue uma lista de algumas dessas possibilidades com base nas definições do questionário de distorções cognitivas desenvolvido por Irismar Reis de Oliveira[12]:

1. **Pensamento dicotômico:** vejo a situação, a pessoa ou o acontecimento apenas em termos de "uma coisa ou outra", colocando-as em apenas duas categorias extremas em vez de em um *continuum* (por exemplo, "Este médico é muito descuidado, já faz uns 10 minutos que tento falar no telefone com ele e ele não atende").

2. **Previsão do futuro:** antecipo o futuro em termos negativos e acredito que o que acontecerá será tão horrível que eu não vou suportar (por exemplo, "O médico me solicitou uma endoscopia. Acho que vai dar algum problema grave, um câncer").

3. **Ampliação/minimização:** avalio a mim próprio, os outros ou as situações ampliando os aspectos negativos e/ou minimizando os aspectos positivos (por exemplo, apesar de ter recebido uma resposta terapêutica adequada, "Esse remédio foi horrível; só vi efeito colateral").

4. **Leitura mental:** acredito que conheço os pensamentos ou as intenções dos outros sem ter evidências suficientes (por exemplo, "O médico não me disse nada quando viu o exame. Ele está me escondendo alguma coisa. Devo estar com alguma doença grave").

5. **Supergeneralização:** tomo casos negativos isolados e os generalizo, tornando-os um padrão interminável com o uso repetido de palavras como "sempre", "nunca", "jamais", "todo", "inteiro" etc. (por exemplo, diante de uma atitude desagradável de um paciente, o médico pensa: "Esses pacientes são todos uns chatos. Eu nunca deveria ter pensado em fazer medicina").

6. **E se?:** fico me fazendo perguntas do tipo e "se acontecer alguma coisa?" (por exemplo, um residente de cirurgia evita assumir um caso mais complicado mesmo com a supervisão de um preceptor experiente: "E se eu cometer algum erro e for processado?").

7. **Comparações injustas:** comparo-me com outras pessoas que parecem se sair melhor do que eu e me coloco sistematicamente em posição de desvantagem (por exemplo, "Assisti a uma palestra fantástica do Prof. Fernando. Ele sabe muito. Eu sou uma pessoa muito limitada mesmo, não tenho condições de atender bem meus pacientes").

O principal objetivo da terapia é levar o paciente a se dar conta de como está estruturado seu padrão de pensamento, a monitorá-los e, principalmente, colocá-los como hipóteses. O terapeuta cognitivo pode, então, ensinar algumas técnicas de reavaliação do modo de pensar, ajudando o paciente a procurar evidências quanto ao grau de factibilidade de seus pensamentos, a colocar a situação em perspectiva e a construir pensamentos alternativos[13].

Os pensamentos que o indivíduo tende a apresentar diante das situações estão amparados em crenças e pressupostos. Mais adiante, na terapia, o paciente poderá precisar passar por um processo de reestruturação dessas crenças centrais, uma vez que elas podem continuamente levar a padrões de pensamentos distorcidos diante de determinados estímulos. Por exemplo, um médico que tenha uma crença central relacionada com "ser incapaz, ser fraco" pode, ao deparar com um paciente mais difícil, pensar: "Não vou conseguir dar conta deste caso." Um paciente que tenha pressupostos subjacentes do tipo "o câncer é uma doença grave e incurável" pode, ao receber o diagnóstico de câncer de próstata, pensar: "Estou liquidado, não adianta fazer tratamento." Esse paciente, mobilizado por seus pensamentos, pode ter uma forte reação depressiva e se negar a se tratar de um câncer curável.

A terapia cognitivo-comportamental frequentemente faz uso de técnicas de outro tipo de terapia, a chamada análise do comportamento (ou terapia comportamental). Nesse caso, essas técnicas são utilizadas para facilitar o processo de reestruturação do modo de pensar. Assim, por exemplo, para um paciente com fobia de agulhas e injeções, algumas técnicas de exposição gradual e dessensibilização sistemática podem ser extremamente eficazes para que ele tenha menos desconforto em tratamentos que exijam injetáveis ou repetidos exames. Para um médico com fobia social que tem dificuldades no trato com seus pacientes, treinamentos de habilidades sociais podem ser úteis para que consiga melhorar sua relação com os pacientes e ganhar a confiança necessária para uma boa condução terapêutica[13].

A terapia cognitivo-comportamental, em geral, envolve um número menor de sessões do que a psicanálise e a terapia existencial. O tratamento costuma ocorrer com uma sessão semanal durante alguns meses. No entanto, quando há a necessidade de reestru-

176 Seção III Dimensão Prática

turação de crenças centrais numerosas e pouco flexíveis, o tempo pode se estender (para outras informações sobre as terapias cognitivo-comportamentais, veja o Capítulo 18, *Resiliência: para o médico, para o paciente e para a vida*).

CONSIDERAÇÕES FINAIS

Sugestão de exercício
Como forma de exercício, vale a pena revisitar o caso clínico relatado neste capítulo e procurar reconhecer como cada uma dessas abordagens terapêuticas poderia auxiliar Ana, seu pai e o Dr. Carlos.

As psicoterapias podem ser aliadas importantes na condução de alguns problemas e tratamentos médicos. Em caso de dificuldade de relacionamento do paciente com o médico, com sua doença, com as circunstâncias, muitas vezes o médico pode identificar aspectos que sinalizem a indicação dessa ferramenta terapêutica que pode melhorar, inclusive, os desfechos clínicos de interesse. Por sua vez, o médico também pode perceber em si conflitos psicológicos, existenciais ou de estrutura do pensamento que lhe façam pensar na possiblidade de também ser ajudado a conviver melhor com seus pacientes, com a medicina e consigo próprio.

Agradecimentos
O autor agradece a Tiago Durães Araújo e Leopoldo Barbosa pelas contribuições na elaboração do caso clínico.

Referências
1. Griffith LJ. Why psychotherapy helps the patient in chronic pain. Psychiatry (Edgmont) 2008; 5(12):20-7.
2. Ng QX, Venkatanarayanan N, Kumar L. A systematic review and meta-analysis of the efficacy of cognitive behavioral therapy for the management of pediatric migraine. Headache 2017; 57(3):349-62.
3. Price ML, Mottahedin I, Mayo PR. Can psychotherapy help patients with psoriasis? Clin Exp Dermatol 1991; 16(2):114-7.
4. Prasko J, Jelenova D, Mihal V. Psychological aspects and psychotherapy of inflammatory bowel diseases and irritable bowel syndrome in children. Biomed Pap Med Fac Univ Palacky Olomouc Czech Repub 2010; 154(4):307-14.
5. Araújo TD. Terapia psicanalítica. In: Cantilino A, Monteiro DC. Psiquiatria clínica: um guia para médicos e profissionais de saúde mental. Rio de Janeiro: Medbook Editora, 2017.
6. Freud S. O inconsciente. In: Freud S. Edição standard brasileira das obras psicológicas completas de Sigmund Freud. Vol. 14. Rio de Janeiro: Imago, 2006.
7. Freud S. A dinâmica da transferência. In: Freud S. Edição standard brasileira das obras psicológicas completas de Sigmund Freud. Vol. 12. Rio de Janeiro: Imago, 2006.
8. Heidegger M. Ser e tempo (1927), Partes I e II. Tradução de Marcia Sá Cavalcante Schuback. Petrópolis: Vozes, 2002.
9. Teixeira JC. Introdução à psicoterapia existencial. Análise Psicológica 2006; 3:289-309.
10. Yalom I. Existential psychotherapy. New York: Basic Books, 1980.
11. Beck JS. Terapia cognitiva: teoria e prática. Porto Alegre: Artmed, 1997.
12. De Oliveira IR, Seixas C, Osório FL et al. Evaluation of the psychometric properties of the Cognitive Distortions Questionnaire (CD-Quest) in a sample of undergraduate students. Innov Clin Neurosci 2015; 12(7-8):20-7.
13. Lima-Filho LE, Cantilino A. Terapia cognitivo-comportamental. In: Cantilino A, Monteiro DC. Psiquiatria clínica: um guia para médicos e profissionais de saúde mental. Rio de Janeiro: Medbook Editora, 2017.

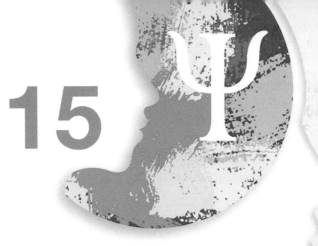

15

Espiritualidade na Prática Médica

Tiago Queiroz
Leonardo Machado

INTRODUÇÃO

Desde os tempos mais remotos há o registro da ligação entre a religião e a medicina. Nos tempos medievais (1000-1200 d.C), as licenças para a prática da medicina eram responsabilidade das autoridades religiosas[1], e mesmo antes disso povos ao redor do mundo já buscavam uma cura de males através de espíritos e divindades. Somente a partir da Renascença ocorreu uma separação mais evidente entre a ciência e a religião, separação esta que foi evoluindo praticamente para uma cisão, como se fossem estabelecidos lados opostos que não poderiam coexistir na prática da medicina diante dos notáveis avanços científicos. Esse "abismo" perdurou até o século XX, quando começaram a ser publicados diversos estudos epidemiológicos, especialmente a partir da década de 1960, demonstrando a relação significativa entre a espiritualidade e a saúde do paciente[2,3]. No momento atual, essa relação continua sendo objeto de estudo e de discussões cada vez mais frequentes, possivelmente em razão dos desafios e dúvidas ainda presentes e de seu potencial de interferir positiva ou negativamente nos diversos tratamentos e na relação médico-paciente.

CONCEITOS

Para o correto entendimento desse campo de estudo é importante a definição de alguns conceitos[3,4]:

- **Religião:** sistema organizado de crenças, práticas, rituais e símbolos designados para facilitar o acesso ao sagrado, ao transcendente (Deus, Sagrado, Divino, Força Maior,

Verdade Suprema), e para promover uma compreensão do relacionamento e da responsabilidade de um indivíduo com relação aos demais. Envolve, em geral, algum nível de convivência em comunidade.

- **Religiosidade:** o quanto um indivíduo acredita, segue e pratica uma religião. Pode ser:
  - Organizacional (participação na igreja ou no templo religioso).
  - Não organizacional ou subjetiva (rezar, ler livros, assistir a programas religiosos na televisão).
- **Espiritualidade:** diz respeito a uma busca pessoal para o entendimento de questões maiores sobre a vida e seu sentido e sobre as relações com o sagrado ou o transcendente, o que pode ou não levar ao desenvolvimento de práticas religiosas ou formações de comunidades religiosas.

ALGUMAS PESQUISAS CIENTÍFICAS PIONEIRAS

Uma das primeiras pesquisas sobre o efeito da religiosidade/espiritualidade (R/E) na saúde foi conduzida por um cardiologista que procurou verificar os efeitos da prece intercessória em uma unidade de terapia intensiva coronariana (UTIC). Entre agosto de 1982 e maio de 1983, além dos cuidados inerentes a uma UTIC da época, 192 pacientes foram alocados para o grupo que também recebeu prece intercessória católica ou judia (GI), enquanto 201 pacientes compuseram o grupo de controle (GC), que só recebeu os cuidados da UTIC. De acordo com o estudo, os pacientes do GC precisaram de assistência ventilatória, de antibióticos e de diuréticos mais frequentemente do que aqueles do GI[5].

Quase uma década depois, um dos principais pesquisadores da R/E, Harold Koenig, liderou uma pesquisa que avaliou a relação entre envolvimento religioso e níveis séricos de interleucina-6 (IL-6) em idosos e encontrou uma associação positiva fraca entre essas duas variáveis que não pôde ser explicada por outros fatores, como depressão e eventos negativos de vida. Alterações na IL-6 podem constituir um dos processos fundamentais do envelhecimento e contribuir para um amplo espectro de doenças relacionadas com a idade. Dessa maneira, conforme a conclusão dos autores, os idosos que frequentavam serviços religiosos poderiam ter um sistema imune mais saudável, embora os pesquisadores não soubessem dizer quais seriam os possíveis mecanismos[6].

Alguns anos depois, Andrew Newberg, um dos pioneiros nos estudos de neuroimagem de experiências espirituais e religiosas, liderou um estudo que mensurou as mudanças no fluxo sanguíneo cerebral (FSC) durante estados meditativos utilizando tomografia computadorizada por emissão de fóton único (SPECT). Oito voluntários experientes em meditação tibetana budista participaram do projeto. Observou-se um aumento do FSC no giro do cíngulo, no córtex orbitofrontal (COF), no córtex pré-frontal dorsolateral (CPFDL) e no tálamo. Além disso, mudanças no CPFDL esquerdo se correlacionaram negativamente a alterações no lobo parietal superior esquerdo. Os autores concluíram que o aumento do FSC no córtex pré-frontal refletiria a concentração focada e que o aumento do FSC no tálamo aumentaria ainda mais o FSC cortical durante a meditação. Além disso, a correlação entre o CPFDL e lobo parietal poderia refletir a alteração do senso espacial referida durante a meditação[7].

Alguns pesquisadores também se interessaram pelo estudo da R/E no campo da genética. Estudando gêmeos, Dean Hamer sugeriu a existência de um gene, por ele denominado VMAT2, que estaria associado à experiência de fé em humanos[8]. No entanto, os dados não conseguiram ser replicados[9]. De qualquer modo, essa dimensão de espiritualidade parece ser algo inerente ao humano. Como propõe um dos modelos mais bem estudados de personalidade na atualidade, o modelo de temperamento e caráter de Cloninger, mais profundamente discutido em outro capítulo deste livro, um dos três fatores de caráter que constituem a personalidade humana é chamado de autotranscendência e é responsável pela visão de si próprio como parte integrante de uma realidade ampliada não alcançada pela apreensão sensorial[10].

Diante dessa nova perspectiva da importância da R/E na saúde, em 1988 a Organização Mundial da Saúde (OMS) incluiu a dimensão espiritual no conceito multidimensional de saúde, considerando as questões de significado e sentido da vida, e não a restringindo a nenhum tipo específico de crença ou prática religiosa[11,12]. Na mesma direção, o campo de estudos da "espiritualidade, religiosidade e saúde" tem aumentado em todo o mundo, especialmente na última década, sendo o Brasil um dos países que mais estão envolvidos nessa área de pesquisa[13].

Vinheta clínica

MJS, 46 anos, acompanhada em tratamento oncológico para câncer de mama, realiza exame de mamografia 9 meses após ter concluído cirurgia conservadora da mama e radioterapia. O resultado do exame revela recidiva do câncer com indicação de quimioterapia, mastectomia total e posterior radioterapia. A paciente, que durante o processo do primeiro tratamento se converteu a uma religião específica, nega-se a realizar o procedimento cirúrgico até que fale com seu líder religioso. O médico confronta a paciente e diz que "seu líder religioso entende de fé e não de medicina" e que se ela não aceitasse fazer o tratamento ele não se responsabilizaria pelas consequências e ela poderia vir a morrer. Embora o líder religioso tenha aconselhado a paciente a realizar o tratamento, ela foi a outro encontro religioso, a convite de uma amiga, onde o líder disse que ela não deveria fazer a cirurgia e sim acreditar que "o seu milagre iria chegar", que ela precisava ter fé em Deus e não em homens. Assim, MJS passou a frequentar quase diariamente esse novo local em "encontros de cura e milagres". Após 7 meses, ela volta ao médico para fazer novo exame, segundo ela contra sua vontade, só por pressão do marido e da filha. O resultado mostra estágio de câncer mais avançado que o anterior, agora com metástase óssea também presente. Diante do quadro, MJS aceita fazer o tratamento proposto e volta a frequentar o local religioso em que havia se convertido durante o primeiro tratamento.

ASPECTOS POSITIVOS E NEGATIVOS NA PRÁTICA MÉDICA

Um caso clínico como o citado pode levantar uma série de dúvidas e riscos à atuação médica e à relação médico-paciente, sobretudo no que diz respeito à postura do médico diante de cada momento. O primeiro desafio consiste em lidar com uma pessoa que é diagnosticada com uma doença grave, como o câncer, desde o momento do diagnóstico até o início do tratamento e o acompanhamento posterior.

O processo da doença grave em geral é vivido em etapas, comumente se iniciando pela negação, passando depois para raiva, negociação, depressão e então aceitação, como postulou Elizabeth Kübler-Ross em seu livro *Sobre a Morte e o Morrer*[14]. Conhecer essas etapas é essencial para que o médico possa entender os momentos pelos quais seus pacientes vão passar e saber como se portar diante de cada um deles.

No caso clínico, MJS já vem passando por um processo de tratamento inicial em que possivelmente viveu essas etapas, talvez de maneira mais branda, seja por um quadro inicial de melhor prognóstico, já que a conduta foi mais conservadora, seja pelo suporte encontrado na equipe médica, na família ou na religião à qual se convertera naquele momento. Nesse ponto começa propriamente o lidar com o fator R/E na prática médica, que deve ser avaliado em todas as anamneses e que se torna ainda mais relevante nos quadros de maior gravidade[15].

Inúmeros estudos apontam o benefício da fé e da esperança em diversos desfechos da saúde[16-18]. A própria prática dessa crença, com uma espiritualidade própria e uma vivência em comunidade, pode promover um suporte nos momentos mais difíceis[19].

O início do caso de MJS não parece ter sido diferente; no entanto, nesse segundo momento (diagnóstico da recidiva) ela começa a demonstrar uma postura que deve ser observada com atenção: "não fará o procedimento até que fale com seu líder religioso." Nesse momento, muitos médicos podem ficar tentados a confrontar esse posicionamento, o que pode inclusive ameaçar a relação médico-paciente e pouco contribuir para uma mudança no posicionamento da paciente.

Muitos pacientes têm um entendimento prévio de que os médicos não acreditam nas questões da fé e por isso não vão entender as decisões ou ponderações dessa natureza, o que os leva a conversar pouco ou a omitir questões sobre essa temática. Os médicos, por sua vez, muitas vezes não demonstram realmente sensibilidade quanto à dimensão da fé na vida do indivíduo, ocasionando sentimentos de raiva ou afastamento quando um paciente questiona um diagnóstico ou conduta diante de uma crença. O fato é que confrontar ou "ameaçar" o paciente não é a melhor maneira de contribuir para o tratamento, pelo contrário, a empatia e a aceitação, mesmo quando há discordância, são a base para o estabelecimento de um vínculo melhor e para conduzir à mudança, integrando os princípios da entrevista motivacional, abordagem psicoterapêutica focada no processo de mudanças pessoais, especialmente quando a resistência é maior[20].

A atitude do médico no caso, embora com a intenção de fazer algo realmente importante e necessário, que é esclarecer à paciente seu quadro, a necessidade do tratamento e os riscos em adiar ou não obedecer à conduta definida, acaba sendo uma atitude mais confrontadora, sem demonstrar inicialmente que considera importantes a fé e a crença da paciente, já de início levantando uma crítica ("seu líder religioso entende de fé e não de medicina"), o que também pode ser sentido pela paciente como uma postura de superioridade do médico. Além disso, o vínculo é ameaçado por falas do tipo "eu não me responsabilizo" ou por certo tom de ameaça ("se não aceitar o tratamento, pode vir a morrer"), ainda que contenham verdades. Mais uma vez, é fundamental entender que o princípio de todo tratamento é a relação médico-paciente, a qual não é construída sem empatia, aceitação e vínculo.

Como seria uma melhor abordagem inicial? O médico poderia iniciar ressaltando a importância da fé no primeiro tratamento da paciente e como seria importante também nesse novo momento, deixar claro que entendia a importância do líder religioso e que ele poderia estar com ela em uma próxima consulta, caso assim o desejasse. Depois, poderia passar informações sem tom de ameaça, com falas positivas e técnicas, como:

"A importância de um tratamento precoce é termos melhores resultados" ou "Ao contrário de casos mais avançados, no seu caso poderemos fazer a cirurgia com reconstrução da mama ao mesmo tempo".

Caso se trate de um caso de urgência ou morte iminente, a decisão final quanto ao tratamento cabe à paciente, e é preciso não só entender, mas também aceitar isso sem preconceito ou julgamento, ciente de que a intervenção médica é uma das vias disponíveis para oferecer uma assistência à saúde e à vida do indivíduo, mas que para alguns pacientes as questões de fé e espiritualidade podem ter uma importância tão próxima ou até maior que sua própria vida, sendo necessário respeitá-los em sua integralidade biopsicossocial e espiritual.

Continuando com o caso, a paciente decidiu não fazer a cirurgia, talvez em uma decisão tomada em razão do estágio inicial de negação, mas que também envolveu diretamente sua crença religiosa – especificamente um novo líder religioso que a teria estimulado a acreditar que seria curada por um milagre e aconselhado a não dar continuidade ao tratamento. Ela só retorna ao tratamento 7 meses depois, e não se sabe se o médico tentou algum tipo de intervenção nesse período, mas aqui fica clara a importância do vínculo não só com a paciente, mas também com seus familiares, que podem ser importantes ou até mesmo decisivos diante de algumas decisões; nesse caso, uma consulta apenas com a família talvez pudesse ajudar a formar uma rede de suporte até mesmo para um possível contato com o líder religioso ou com algum integrante da comunidade espiritual que pudesse ajudar.

Outro ponto a ser considerado diz respeito aos milagres, à fé na cura por intervenção divina. Mais uma vez, compartilhando ou não a crença, o papel do médico é tentar usar de maneira positiva essa e as demais questões da fé, como: "Eu entendo que um milagre é uma forma muito específica de intervenção divina, mas talvez não seja a única; talvez a intervenção divina possa vir através de um diagnóstico precoce, uma boa resposta ao tratamento ou das pessoas que estão ao seu lado nesse momento." A essência, nesse ponto, é não desmerecer a crença, não estabelecer uma oposição, mas criar um ambiente de acolhimento e aceitação do outro; quando o profissional aceita a crença do paciente, torna-se mais fácil aceitar as orientações médicas.

Por fim, MJS retorna para realizar o exame que evidencia quadro de maior gravidade e dessa vez aceita fazer o tratamento. Esse é um momento também delicado, em que palavras de reprovação ou de culpa podem ser direta ou indiretamente direcionadas à paciente e não vão contribuir para o tratamento. Ao contrário, mais uma vez a atuação médica deve contribuir para a motivação da paciente, a promoção de seu vínculo com o médico e seus familiares e o exercício de uma espiritualidade que lhe traga conforto, equilíbrio e esperança diante de mais uma etapa difícil do tratamento.

No caso clínico fica claro como a R/E pode interferir positiva ou negativamente na prática clínica. Evidentemente, não podemos simplesmente atribuir ao líder religioso a responsabilidade pela paciente ter se recusado a fazer o tratamento, tampouco ao médico, que poderia ter criado um vínculo de confiança e aceitação melhor, mas certamente a atuação médica diante da paciente e de seus familiares deve contemplar com mais atenção a crença do indivíduo e suas práticas religiosas, que podem ser fonte de grande auxílio (Figura 15.1) ou de dificuldade no tratamento (Quadro 15.1).

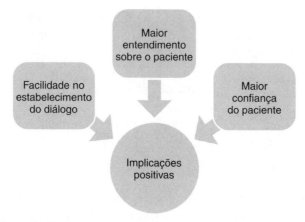

Figura 15.1 Implicações positivas da R/E na relação médico-paciente.

O Quadro 15.1 destaca alguns pontos que devem ser tratados com atenção especial pelo médico e a equipe de saúde, os chamados *Red flags*, por sinalizarem um possível risco ao tratamento e à saúde do paciente. Quando é identificada uma dessas situações, é importante uma abordagem ainda mais específica a respeito da religiosidade do paciente, o que pode ser realizado em parceria com os serviços de psicologia ou capelania (quando disponíveis), envolvendo a família, os amigos e o líder ou os integrantes da comunidade religiosa[2]. O propósito não é confrontar ou impor uma decisão, mas entender melhor a situação e contribuir para a melhor opção terapêutica, minimizando o impacto na fé, nas esperanças e nas motivações do paciente, as quais são muito importantes também para o sucesso do processo terapêutico.

O MÉDICO E O SACERDOTE

O Código de Ética Médica traz a seguinte afirmação como principal fundamento da medicina[21]:

> A medicina é uma profissão a serviço da saúde do ser humano e da coletividade e será exercida sem discriminação de nenhuma natureza.

Um alerta à discriminação presente de modo tão evidente e prioritário inclui também a de origem religiosa, sobretudo quando se trata de religiões menos prevalentes, como as chamadas religiões afro-brasileiras. Cabe ao médico assumir um papel que ultrapasse

Quadro 15.1 *Red flags* – Atitudes do paciente relacionadas com a R/E que sinalizam risco para o tratamento

Negar ou duvidar de um diagnóstico por motivo estritamente religioso
Postergar uma decisão a respeito do tratamento para contato prévio com líder religioso
Entendimento de que a doença é consequência de punição divina
Mudança recente/repentina de religião, crença ou de local de culto
Aumento súbito e intenso na frequência aos encontros religiosos
Recusa de realizar procedimento médico específico por ser proibido em sua religião
Negar-se a qualquer tratamento médico por crença de que será curado por milagres ou orações

as diferenças ideológicas, sociais, religiosas ou de qualquer outra natureza. O desafio se estabelece e é proposta uma postura de "neutralidade ativa", sem omissão, mas também sem parcialidade, acolhendo o outro em sua crença deísta ou ateia e, quando for o caso, estimulando-o a obter o máximo de benefício do exercício de sua fé. Nesse contexto, é preciso conciliar uma atuação médica que não pode mais negligenciar a relevância da espiritualidade nos diversos processos terapêuticos com uma abordagem não sacerdotal desse âmbito, um envolvimento empático sem catequese, sem a proposta de conversão a uma religião ou crença[22,23].

Perceber que o papel do médico não é se tornar um novo sacerdote da fé é também fundamental para não nutrir uma idealização excessiva do paciente com relação a seu médico. A relação médico-paciente-família invariavelmente envolve algum nível de idealização entre os vários personagens. Contudo, uma idealização excessiva pode causar inconvenientes importantes no decorrer do tratamento, como um desapontamento proporcionalmente grande diante das frustrações e dos insucessos terapêuticos.

Além disso, confundir o médico com um sacerdote pode ter implicações éticas potencialmente graves, envolvendo questões financeiras ou não. Por exemplo, o médico é regido por um código de ética e por um conselho profissional. Sua atuação, portanto, envolve embasamentos científicos e de classe; entretanto, algumas práticas vinculadas à religião ou às seitas não são adequadamente corroboradas pela ciência ou pelo Conselho Federal de Medicina. A Figura 15.2 resume esses pontos.

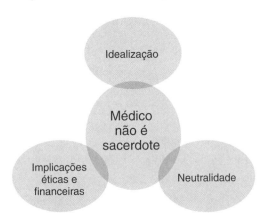

Figura 15.2 O médico não é sacerdote.

A R/E na prática médica pode ser especialmente delicada quando o médico tem maior envolvimento religioso e uma crença deísta intensa ou quando tem uma crença ateia muito forte. Se as visões do médico e do paciente são de certo modo convergentes, os desafios se tornam um pouco menores, embora não inexistentes. Entretanto, quando as visões são muito divergentes, os desafios são enormes e a habilidade técnica do médico em lidar com os aspectos relacionais é particularmente posta em prova. A medicina e o sacerdócio, a medicina e o ateísmo, a ciência e a religião devem, portanto, dialogar, mas seus representantes precisam estar atentos na prática clínica para que os espaços não sejam confundidos (Figura 15.3).

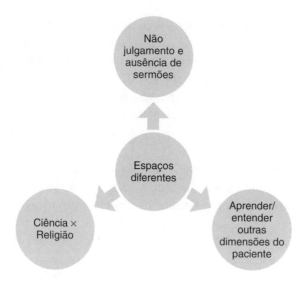

Figura 15.3 Ciência e religião na prática médica.

COMO ABORDAR A R/E DO PACIENTE NA PRÁTICA MÉDICA?

A abordagem de questões referentes à R/E de um paciente pode ser difícil na prática médica. Embora não exista uma maneira correta de tratar dessas questões, sabe-se que manter-se atento à importância delas e não tratá-las com preconceito ou julgamento são pontos fundamentais nesse processo.

No dia a dia pode ser feito um questionamento inicial breve durante a parte da anamnese destinada aos dados de identificação, o qual pode ser um pouco mais detalhado na investigação dos hábitos de vida. Em casos mais específicos, em que a temática da espiritualidade venha à tona (como ponto positivo ou um sinal de risco) ou diante de processos mais delicados (procedimentos maiores, doenças mais graves, sequelas ou perdas), é importante se aprofundar na abordagem.

Em geral, o médico pode começar destacando como reconhece a importância da R/E na saúde:

> Eu sei que a fé, a espiritualidade e a religião são importantes fontes de força e suporte para algumas pessoas. De algum modo isso também é importante para você?

Essa maneira de demonstrar empatia e abertura pode reduzir a resistência do paciente e fortalecer o vínculo com o médico, facilitando o seguimento da abordagem. Um cuidado específico deve ser tomado em casos mais agudos, como eventos isquêmicos coronarianos, nos quais tratar de modo precipitado esse tema pode despertar um sentimento de medo no paciente[2].

Para auxiliar uma avaliação mais abrangente, foram criados alguns questionários, como o HOPE[2,24]. Por meio de perguntas objetivas, o HOPE avalia importantes domínios que pertencem ao universo da R/E sem se limitar a uma religião específica. Além disso, tem uma vantagem mnemônica adicional, uma vez que é formado por um acrônimo

(HOPE). São questionados aspectos referentes à esperança (*hope*), à religião organizada, à espiritualidade pessoal e prática e aos efeitos no tratamento médico e assuntos terminais. A aplicação de um questionário ou a efetivação de um diálogo mais cuidadoso sobre a R/E pode servir para aumentar a confiança e o vínculo na relação médico-paciente. Conhecer a fé e a vivência religiosa faz parte de uma boa atuação médica, independentemente das crenças deístas ou ateias do profissional.

Questionário HOPE

H – Fontes de esperança (*hope*), significância, conforto, força, paz, amor e relacionamento social
- Quais são suas fontes de esperança, força, conforto e paz?
- Ao que você se apega em tempos difíceis?

O – Religião organizada
- Você faz parte de uma comunidade religiosa ou espiritual?
- Em que aspectos a religião o ajuda e em quais não o ajuda muito?

P – Espiritualidade pessoal e prática
- Você tem alguma crença espiritual que é independente de sua religião?
- Quais aspectos de sua espiritualidade ou prática espiritual são mais úteis a sua personalidade?

E – Efeitos no tratamento médico e assuntos terminais
- Ficar doente o atrapalhou para fazer coisas que o ajudam espiritualmente?
- Como médico, há algo que eu possa fazer para ajudar você nesse sentido?
- Há alguma prática ou restrição que eu deveria saber sobre seu tratamento médico?

CONSIDERAÇÕES FINAIS

A relação entre a R/E e a prática médica é um tema em visível expansão. Estudos poderão ser úteis para detalhar os caminhos que perfazem a relação médico-paciente e para que o médico entenda melhor sua própria relação (positiva e/ou negativa) com a R/E. De qualquer maneira, é fundamental que adote uma postura de acolhimento, sem julgamentos e sem induções, percebendo os potenciais benefícios e riscos da R/E para o paciente.

Referências

1. Gelfand T. The history of the medical profession. In: Bynum W, Porter R (ed.) Companion encyclopedia of the history of Medicine. New York: Routledge, Chapman & Hall, 1993.
2. Lucchetti G, Granero AL, Bassi RM, Latorraca R, Aparecida S. Espiritualidade na prática clínica: o que o clínico deve saber? Rev Bras Clin Med 2010; 8(2):154-8.
3. Koenig H, Mccullough M, Larson D. Handbook of religion and health: a century of research reviewed. New York: Oxford University Press, 2001.
4. Koenig HG. Medicina, religião e saúde: o encontro da ciência e da espiritualidade. 1. ed. Porto Alegre: L&PM Editores, 2012.
5. Byrd. Positive therapeutic effects of intercession in a coronary care unit. South Med J 1988; 81(7):826-9.
6. Koenig HG, Cohen HJ, George LK, Hays JC, Larson DB, Blazer DG. Attendance at religious services, interleukin-6, and other biological indicators of immune function in older adults. Int J Psychiatry Med 1997; 27:233-50.
7. Newberg A, Alavi A, Baime M, Pourdehnad M, Santanna J, D'Aquili E. The measurement of regional cerebral blood flow during the complex cognitive task of meditation: a preliminary spect study. Psychiatry Res Neuroimaging Sect 2001; 106:113-22.
8. Hamer D. O gene de Deus: como a herança genética pode determinar a fé. 1. ed. São Paulo: Mercuryo, 2005.
9. Kedia S, Cloninger CR. Personality. In: Arciniegas DB, Anderson CA, Filley CM (eds). Behavioral neurology and neuropsychiatry. 1. ed. New York: Cambridge University Press, 2013; 299-309.
10. Cloninger C, Svrakic DM, Przybeck TR. A psychobiological model of temperament and character. Arch Gen Psychiatry 1993; 50:1975-90.

11. Gomes N, Farina M, Dal Forno C. Espiritualidade, religiosidade e religião: reflexão de conceitos em artigos psicológicos. Rev Psicol da IMED 2014; 6(2):107-12.
12. Oliveira MR de, Junges JR. Saúde mental e espiritualidade/religiosidade: a visão de psicólogos. Estud Psicol 2012; 17(3):1678-4669.
13. Damiano RF, Costa LA, Viana MTSA, Moreira-Almeida A, Lucchetti ALG, Lucchetti G. Brazilian scientific articles on spirituality, religion and health. Arch Clin Psychiatry (São Paulo) [Internet] 2016; 43(1):11-6.
14. Kübler-Ross E. Sobre a morte e o morrer: o que os doentes terminais têm para ensinar a médicos, enfermeiras, religiosos e aos seus próprios parentes. 9. ed. São Paulo: Editora WMF Martins Fontes, 2012.
15. Ehman JW, Ott BB, Short TH, Ciampa RC, Hansen-Flaschen J. Do patients want physicians to inquire about their spiritual or religious beliefs if they become gravely ill? Arch Intern Med [Internet] 1999; 159(15):1803-6.
16. Moreira-Almeida A.L, Lotufo Neto F, Koenig HG. Religious and mental health: a review. Rev Bras Psiquiatr 2006; 28(3):242-50.
17. Moreira-Almeida A, Koenig HG, Lucchetti G. Clinical implications of spirituality to mental health: Review of evidence and practical guidelines. Rev Bras Psiquiatr 2014; 36(2):176-82.
18. Guimarães HP, Avezum A. O impacto da espiritualidade na saúde física. Rev Psiquiatr Clin 2007; 34(Suppl. 1):88-94.
19. Levin J. Deus, fé e saúde. 11. ed. São Paulo: Pensamento-Cultrix, 2003.
20. Miller W, Rollnick S. Entrevista motivacional: preparando as pessoas para a mudança de comportamentos adictivos. Porto Alegre: Artmed, 2001. 296 p.
21. Conselho Federal de Medicina. Princípios fundamentais. In: Código de Ética Médica: Resolução CFM 1931, de 17 de setembro de 2009. Brasília: Conselho Federal de Medicina, 2010:36.
22. Peres JFP, Sim??o MJP, Nasello AG. Espiritualidade, religiosidade e psicoterapia. Rev Psiquiatr Clin 2007; 34(Suppl. 1):136-45.
23. Moreira-Almeida A, Neto FL, Koenig HG. Religiosidade e saúde mental: uma revisão. Rev Bras Psiquiatr 2006; 28(919):242-50.
24. Anandarajah G, Hight E. Spirituality and medical practice: using the HOPE questions as a practical tool for spiritual assessment Anandarajah. Am Fam Physician 2001; 63(89):81-8.

16

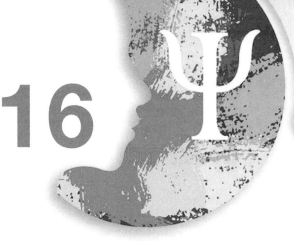

Suicídio e Comportamento Suicida – Para além do Efeito Werther

Leonardo Machado

Ser ou não ser, eis a questão: será mais nobre
Em nosso espírito sofrer pedras e setas
Com que a Fortuna, enfurecida, nos alveja,
Ou insurgir-nos contra um mar de provações
E em luta pôr-lhes fim? Morrer... dormir: não mais.
Dizer que rematamos com um sono a angústia
E as mil pelejas naturais-herança do homem:
Morrer para dormir... é uma consumação
Que bem merece e desejamos com fervor.
Dormir... Talvez sonhar: eis onde surge o obstáculo:
Pois quando livres do tumulto da existência,
No repouso da morte o sonho que tenhamos
Devem fazer-nos hesitar: eis a suspeita
Que impõe tão longa vida aos nossos infortúnios.

(William Shakespeare*)

---

*Passagem da famosa peça *Hamlet*, escrita entre 1599 e 1601.

INTRODUÇÃO

Há temáticas que surgem com o próprio fato básico do existir. A morte e o morrer, o matar-se ou o sobreviver parecem ser um desses temas. Ao longo da História, várias foram as visões acerca do suicídio.

Na Antiguidade greco-romana, o suicídio era visto com certa tolerância. Simbolizava mesmo um ato de liberdade ou uma atitude honrosa. Os escravos obviamente não eram livres para escolher tal conduta[1]. Apesar disso, alguns filósofos desse período surgiram com uma visão diferente. Sócrates, por exemplo, defendia que o momento da morte não deveria ser decidido pelos homens. Ao contrário, estes deveriam estar prontos para quando o instante chegasse, mas deixando o arbítrio à Divindade[2].

Na Idade Média prevaleceu a condenação ao ato suicida e até mesmo ao suicida em si, quando não raro aos familiares. Esse fato seria de origem demoníaca e mereceria penalidades neste e no outro mundo. Na Modernidade, o suicídio passou a ser considerado por diversos ângulos, e surgiram vários dilemas. Nesse sentido, a ciência passou a se interessar mais pela temática, encarando-a como um problema que deveria ser abordado e também considerado pela perspectiva da saúde pública[1].

CONCEITOS

Para entender a temática é importante diferenciar alguns conceitos, conforme demonstrado na Figura 16.1[3,4].

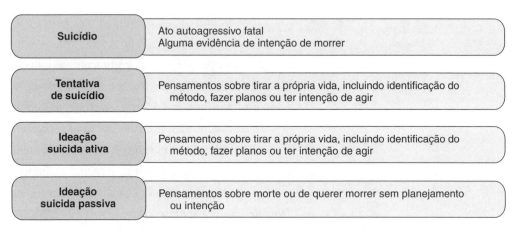

Figura 16.1 Conceitos relacionados com o suicídio.

Vinheta clínica

Muitas vezes é difícil determinar a intencionalidade de uma morte por suicídio. Por exemplo, o esposo de Joana tinha um transtorno depressivo persistente e refratário a vários esquemas medicamentosos. Joana, que também se tratava com um psiquiatra em razão de outra condição mental, andava preocupada com a ausência de melhora do marido nos últimos meses. Em determinado dia, o psiquiatra de Joana recebeu uma mensagem da paciente: "Doutor, meu marido faleceu em um acidente de trânsito." Automaticamente, o psiquiatra de Joana refletiu": "Teria sido um acidente ou um suicídio?"

Essa vinheta clínica traduz muito bem o que muitas vezes acontece e como às vezes é difícil determinar se uma morte aconteceu ou não por suicídio. Por isso, nas definições de suicídio e de tentativa de suicídio se coloca "alguma evidência" e não "uma prova cabal", ou algo assim.

Com frequência, o primeiro sinal de uma suicidalidade* surge através de pensamentos do tipo:

- "Está muito difícil. Seria melhor se Deus me levasse."
- "Seria bom que uma doença grave aparecesse em mim."
- "Eu gostaria de sumir."

Como se percebe, não há nas frases citadas uma intenção expressa de querer tirar a própria vida, mas um desejo indireto de morrer. Essas ideias suicidas passivas parecem ser uma solução encontrada pelo psiquismo entre um impulso inconsciente de morte e um conceito consciente de que não é permitido (por vários motivos superegoicos) tirar a própria a vida. Se a morte adviesse dessas maneiras, a culpa não recairia no indivíduo, mas no Divino, na doença ou na vida em si.

De qualquer modo, são quase sempre os primeiros indícios que as pessoas verbalizam, mormente para familiares e amigos, mas também para os profissionais de saúde. Merecem, assim, atenção e cuidado, pois há um risco de que evoluam para ideias suicidas ativas. Nesse patamar, quanto mais específica é a ideação ativa, maior o risco de uma tentativa de suicídio dentro dos próximos 12 meses.

CONCEITOS CORRELATOS

Ao lado desses conceitos diretamente vinculados ao comportamento suicida existem fenômenos correlatos que merecem atenção, como mostrado na Figura 16.2[3,4].

Diferentemente de uma tentativa de suicídio, a autolesão não suicida (ALNS) é um fenômeno que tem como motivação aliviar o estresse, sentir algo, autopunição ou simplesmente comunicar que precisa de atenção e/ou cuidado**. Observa-se um aumento crescente dos casos de ALNS na população adolescente, o que gera preocupações no mundo inteiro. Em geral, são cortes, fricção, pequenas queimaduras ou envolvem "cutucar" até ferir partes do corpo. Esses atos voluntários provocam menos prejuízo funcional do que a tentativa de suicídio, e até o momento não foi encontrado indício de transmissão genética familiar para esse evento.

De qualquer maneira, a ALNS envolve risco aumentado de futuros comportamentos suicidas declarados, principalmente por três motivos: em primeiro lugar, por se tratar de um evento que envolve maior impulsividade, tanto quanto a tentativa de suicídio; em segundo, por estar relacionada com uma maneira disfuncional de tomar decisões e de comunicar sofrimento; por último, por haver o envolvimento de uma lesão física. Muitas vezes, o que impede a quebra da barreira entre a ideação e a tentativa de suicídio é o medo de se ferir. Na ALNS, esse medo já foi transposto.

---

*Neologismo que engloba esses eventos relacionados com o suicídio e o risco de suicídio.
**Não são incluídos aqui transtornos factícios nem dermatotilexomania.

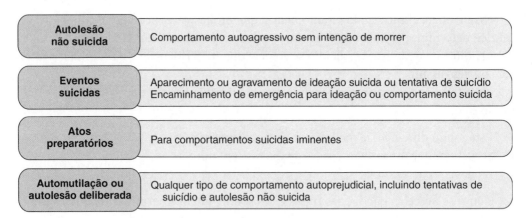

Figura 16.2 Conceitos correlatos ao comportamento suicida.

NÚMEROS SOBRE O SUICÍDIO E O COMPORTAMENTO SUICIDA

Estima-se que cerca de 1 milhão de pessoas morrem por suicídio todos os anos, ou seja, uma pessoa se mata a cada 40 segundos no mundo ou ocorrem 11,4 suicídios para cada 100.000 pessoas. Assim, entre todas as causas de morte, o suicídio ocupa a 14ª posição; dentre as mortes violentas, corresponde a 50% de todas as mortes em homens e a 71% nas mulheres. Por isso, a Organização Mundial da Saúde (OMS) declarou o suicídio como um problema de saúde pública, sendo um imperativo global a instituição de políticas de saúde para prevenir sua ocorrência[5].

Há uma variação nos números de suicídio e de comportamento suicida de acordo com os continentes e os países. Nos países de alta renda, o suicídio é mais comum entre homens de meia-idade e idosos. Em geral, os homens conseguem se matar mais do que as mulheres, e essa diferença na incidência de acordo com o gênero é maior na Europa e nas Américas do que na Ásia. Com relação à Ásia, cerca de 60% de todos os suicídios ocorrem nesse continente, sobretudo em razão dos altos índices encontrados na Coreia do Sul, no Japão e na China (ordem decrescente)[3,5].

A ALNS é mais comum do que a tentativa de suicídio. Ao longo da vida, a prevalência de ideação suicida é de 9,2%; a de planejamento suicida ao longo da vida cai para 3,1%, enquanto a de tentativas de suicídio gira em torno de 2,7%. Dessa maneira, estima-se que, para cada pessoa atendida em pronto-socorro por tentativa de suicídio, três tentaram, cinco planejaram e 17 tiveram pensamento de suicídio (para cada 100 pessoas)[1,3,6].

Cerca de um terço dos adolescentes com ideação suicida terá alguma tentativa de suicídio dentro de 1 ano. Pessoas que vão para a emergência por tentativa de suicídio apresentam risco de 1,6% de cometer suicídio dentro de 1 ano, de 16,3% de novas tentativas de suicídio dentro de 1 ano e de 3,9% de cometer suicídio dentro de 5 anos[3].

Como se pode perceber, o histórico de tentativa de suicídio é um importante fator de risco para cometer suicídio futuramente. Um estudo recente, publicado no *American Journal of Psychiatry*, investigou uma coorte de 1.490 pessoas. Nessa amostra, 5,4% das pessoas morreram por suicídio. Dessas, quase 60% haviam tentado suicídio antes. Esse estudo evidenciou que a tentativa de suicídio representa um risco maior para cometer suicídio do que se imaginava anteriormente[7].

De uma maneira ou de outra, os números são alarmantes. No entanto, caso o leitor não seja da área da saúde, especialmente não da área de saúde mental, pode estar pensando que esses números talvez sejam superestimados. Na realidade, acontece o contrário. Acredita-se que sejam subestimados, sobretudo em países como o Brasil. Por qual motivo, então, não são divulgadas tantas notícias sobre essa temática?

O EFEITO WERTHER

A explicação para o silêncio que domina os noticiários parece vir da literatura.

Vinheta literária

Há livros que fazem e marcam a História. Um deles foi escrito por Goethe – *Os Sofrimentos do Jovem Werther*. Em um misto de dados autobiográficos, o autor cria um personagem que nutre uma paixão proibida por uma mulher casada e cujo marido ele próprio respeita e com o qual mantém certa amizade. Consumido por essa paixão proibida, aliás um tema frequente no Romantismo (e até mesmo nas músicas brasileiras de sucesso), Werther passa a escrever cartas de desabafo a um amigo. O leitor então se depara com a leitura das cartas como se fosse o próprio amigo de Werther. No entanto, em determinado momento as cartas param de ser recebidas. Nesse ponto, o amigo do jovem entra em cena como um narrador ativo para descobrir o que havia acontecido. Chega-se, assim, ao suicídio de Werther e à descrição detalhada do ato[8].

O livro causou tanto impacto que os jovens da época se vestiam como Werther. Além disso, muitos se mataram da mesma maneira. Houve uma verdadeira epidemia de suicídio com características de repetição da cena. A Igreja ameaçou proibir, condenar e/ou queimar o livro. Não foi suficiente. Aliás, isso pode ter dado maior visibilidade à obra. É provável que Goethe não tenha dimensionado o efeito do que havia escrito. É possível que estivesse mais preocupado com a inovação na forma de escrever. No entanto, esse fenômeno entrou para a História. Na atualidade, o livro é mais conhecido pelo efeito de repetição, de imitação, ou simplesmente pelo chamado efeito Werther do que pela narrativa em si.

O efeito Werther tem sido observado ao longo das décadas e estudado na literatura científica[9]. Por exemplo, um estudo avaliou o impacto do suicídio de celebridades na taxa de suicídio da população geral entre 1990 e 2010 na Coreia. Os suicídios na década de 1990 não tiveram impacto na população geral, mas os ocorridos depois dos anos 2000 foram associados ao aumento da taxa de suicídio na população geral em até 2 meses depois do suicídio da celebridade. Esses dados revelam o impacto da cobertura das diversas mídias por meio do efeito de repetição.

Recentemente, um seriado sobre uma jovem que se mata e deixa fitas explicando os 13 motivos pelos quais teria tomado essa atitude obteve grande audiência. Ao final da primeira temporada, o ato suicida é romanceado na tela da televisão com riqueza de detalhes. Os especialistas se dividiram entre a importância de falar do tema e temáticas correlatas e a crítica negativa a respeito da maneira como o seriado retratou os acontecimentos. Meses depois, um dos maiores periódicos científicos, o *JAMA*, publicou um estudo sobre o efeito do seriado na população. O artigo evidenciou aumento da procura em *sites* de pesquisa da internet, nos meses subsequentes ao lançamento da série, não em busca de informações acerca do suicídio em geral, mas sobre métodos de suicídio, sugerindo a presença do efeito Werther.

192 Seção III Dimensão Prática

Vinheta da vida real

Há alguns anos, um psiquiatra recebeu convite para participar de determinado programa de televisão.

– Eu gostaria que você falasse sobre suicídio – começou a jornalista – No entanto, nós jornalistas temos muito medo de falar sobre esse assunto na mídia por conta do efeito Werther. Há uma proibição velada e um acordo tácito entre nós. Vamos, então, falar sobre depressão e, no meio da entrevista, eu te pergunto algo sobre o suicídio, mas fala de leve sobre isso, combinado?

O efeito Werther existe e talvez por medo a sociedade tenha decidido tacitamente não falar sobre o assunto como uma maneira de diminuir sua incidência. Ao longo de tantas décadas de silêncio, porém, há que se perguntar se esse silêncio foi eficaz em diminuir o comportamento suicida.

Os números mostram que não. Nos EUA houve um incremento nas taxas de tentativas de suicídio entre 2004/2005 e 2012/2013[10]. No Brasil foi registrado aumento no número de óbitos por suicídio entre 2011 (10.490 suicídios) e 2015 (11.736 suicídios). Em Pernambuco, as tentativas de suicídio aumentaram entre 2015 (475 casos) e 2016 (623 casos). Parece óbvio que o comportamento suicida é subnotificado e o problema real não é totalmente tangível, mormente em países como o Brasil. Apesar disso, uma melhora na notificação não parece ser a causa do aumento do número de comportamentos suicidas, especialmente porque países como os EUA têm um sistema de notificação em saúde já há algum tempo aprimorado.

É preciso, portanto, falar sobre o assunto e, no contexto médico, é importante saber abordar a questão com o(a) paciente e os familiares. Nesse sentido, virtualmente todas as especialidades parecem estar implicadas, uma vez que não será apenas o psiquiatra o profissional a lidar com a situação. O psiquiatra tende a lidar muito mais com situações de prevenção primária e/ou secundária, ao passo que, por exemplo, o clínico que trabalha na emergência lidará com situações após a tentativa de suicídio. Por isso, passaremos a abordar aspectos práticos possivelmente úteis para todas as especialidades.

SUICÍDIO É UM TRANSTORNO MENTAL? SUICÍDIO É SEMPRE CONSEQUÊNCIA DE UM TRANSTORNO MENTAL?

Até o presente momento não há evidências que sustentem a hipótese de que o suicídio é em si um transtorno psiquiátrico. Do mesmo modo, não há provas incontestes de que todas as tentativas de suicídio sejam secundárias a um transtorno mental.

Apesar disso, uma série de evidências atuais demonstram que a maior parte dos casos de suicídio e de comportamento suicida está vinculada a diagnósticos psiquiátricos subjacentes. Os números da OMS colocam o suicídio como a consequência de uma condição psiquiátrica em até 95% dos casos[5]. Nesse sentido, a prevenção do suicídio é encarada como uma questão de saúde pública da maior importância. Os diagnósticos psiquiátricos mais comuns vinculados ao suicídio são transtornos de humor, especialmente depressão, transtornos relacionados com substâncias psicoativas, transtornos de personalidade e esquizofrenia (nesta ordem)[1]. Contudo, como se chega a esse número? Essa associação não seria superestimada?

Além das notificações de casos de suicídio e da busca ativa nos registros dos sistemas de saúde sobre questões psiquiátricas para as quais a pessoa recebia tratamento, um dos métodos para se chegar a essa associação é a chamada autópsia psicológica[3]. Basicamente, trata-se de uma entrevista com os familiares e/ou pessoas próximas do(a) falecido(a) no sentido de tentar fazer um rastreio do perfil psicológico e psiquiátrico da pessoa. Em geral, essas entrevistas são feitas por psicólogos(as) e/ou psiquiatras. Entre os vieses do método, levantam-se a questão do viés de memória e o fato de a família poder querer encontrar respostas para o ato, buscando no diagnóstico psiquiátrico algum conforto.

De qualquer maneira, independentemente da batalha em busca da exatidão matemática e estatística, o fato é que a maior parte dos pacientes com diagnósticos psiquiátricos não se matará nem tentará fazê-lo. Entretanto, dentre as pessoas com histórico de comportamento suicida, boa parte apresentava alguma condição psiquiátrica. Uma das evidências que sustentam essas associações vem das neurociências. Sabe-se que uma série de alterações cerebrais vinculadas ao suicídio e à tentativa de suicídio também são encontradas em pacientes com transtornos mentais[11]. Por exemplo, as células da glia são importantes componentes do sistema nervoso, não só para dar sustentação aos neurônios, mas também produzindo alguns neurotransmissores, contando com alguns neurorreceptores e assumindo grande função imunológica/inflamatória. Vários diagnósticos psiquiátricos foram associados a estados inflamatórios cerebrais, sobretudo quando essas condições são graves e/ou o(a) paciente apresenta história de tentativa de suicídio[12].

ALGUNS FATORES DE RISCO E PROTEÇÃO

As pessoas que demonstram pessimismo em relação ao futuro por meio de um sentimento de desesperança têm grande chance de experimentar a ideação suicida. Por exemplo, um estudo pioneiro evidenciou que altos escores de desesperança conseguiu predizer 91% dos suicídios ao longo de 10 anos entre as pessoas admitidas no hospital com ideação suicida. Essa vinculação da desesperança à ideação suicida parece existir independentemente da presença de depressão. Além disso, é importante frisar que a ausência de pensamentos positivos sobre o futuro tende a ser pior do que a presença de pensamentos negativos sobre o futuro[1,13].

Populações com grande impulsividade, como adolescentes e pessoas com transtornos de personalidade *borderline*, apresentam risco maior. Nessas situações, uma eventual tentativa de suicídio tende a ser mais repentina e sem planejamento prévio[5,13].

Por outro lado, pessoas muito perfeccionistas tendem a ter um sentimento constante de inadequação social e, diante de situações de intenso conflito, parecem apresentar maior inflexibilidade cognitiva. Tudo isso pode levá-las a ver o suicídio como a única solução e, depois de uma tentativa, elas se recuperam com mais dificuldade[13].

Paradoxalmente, a supressão do pensamento suicida aumenta a frequência dos pensamentos indesejados, como um efeito rebote. Na realidade, a supressão do pensamento e seu consequente efeito rebote fazem a mediação entre a reatividade emocional e a ocorrência de pensamentos e comportamentos suicidas[13].

Um fator de grande importância no aumento do risco do comportamento suicida é a história familiar de suicídio. Esse risco tem sido evidenciado independentemente da história familiar de transtorno psiquiátrico. Sabe-se também que o comportamento suicida da mãe aumenta mais o risco do que o do pai. Igualmente, crianças são mais afetadas pelo histórico familiar do que adolescentes ou adultos. Assim, a ordem decrescente da faixa etária de maior risco parece consistir em crianças, adolescentes e adultos[4,13].

Por outro lado, eventos negativos na vida têm relação com o risco de suicídio. Entre eles se destacam abuso sexual e/ou físico, violência na família e doença ou morte de parentes. Nessas situações há uma importante associação dose-resposta, ou seja, quanto maior a quantidade de fatores estressantes negativos, maior o risco de comportamento suicida. No entanto, o risco vai diminuindo com o passar do tempo. Vale ressaltar que o risco não depende da presença de depressão[13].

Com relação a fatores protetores, existem menos estudos. De qualquer modo, sabe-se que um sentido de vida com metas e objetivos é um fator de proteção[13,14]. Igualmente, a religiosidade e a espiritualidade apresentaram efeito protetor contra o comportamento suicida em mais de um estudo[15-17].

O QUE NÃO FAZER DIANTE DE UMA CRISE SUICIDA?

A crise suicida, aqui englobando a ideação e a tentativa, mobiliza nos circundantes emoções e pensamentos contraditórios que podem se traduzir em comportamentos inadequados e até iatrogênicos.

Vinheta da vida real

Uma jovem com depressão recorrente e transtorno somatoforme é admitida em uma emergência médica geral após tentativa de suicídio por ingestão excessiva de seus medicamentos benzodiazepínicos. A paciente vinha passando por intenso estresse profissional. Nesse dia, o estresse havia sido considerado intolerável e ela, desesperada, não via outra solução a não ser "apagar para não lembrar dos problemas". No dia seguinte, depois de ser liberada do hospital, a jovem relata ao médico psiquiatra:

– Doutor, eu não sei o que foi mais difícil: perceber o que eu tinha feito ou escutar "grogue" os profissionais de saúde colocando a sonda na minha boca e dizendo que eu iria aprender o que era bom, enquanto enfiavam a sonda com muita grosseria em minha boca.

Paradoxalmente, o comportamento suicida pode despertar no médico e na equipe de saúde como um todo sentimentos agressivos e comportamentos sádicos contra o indivíduo que se apresenta nesse momento crítico. Nessa ocasião, é fundamental que o médico se lembre do papel da medicina. A medicina não é uma ciência jurídica ou uma filosofia teológica, mas uma ciência da saúde e uma arte de cuidar.

Como médico, o indivíduo não deve aderir à tendência sedutora de julgar moralmente as condutas daqueles que se apresentam como pacientes. A tentativa de suicídio, do mesmo modo que alguns comportamentos auto ou heteroagressivos, pode ser vista como um grito de socorro. O que a pessoa menos necessita nesse momento crítico de sua existência é de uma postura agressiva e arbitrária. As mesmas ponderações valem para a comunicação de uma ideação suicida.

Em outras ocasiões, o médico pode ter uma cultura religiosa que interdite um comportamento agressivo físico como na vinheta anterior, mas se sentir liberado para se expressar com agressividade verbal: "Cadê a sua fé?"; "Tanta gente querendo viver e você sendo ingrato com Deus!".

Do mesmo modo, é possível que o comportamento suicida desperte no médico uma tendência extremamente condoída e aconselhamentos muito simplórios, como "sorrir é a melhor solução". Embora bem-intencionadas, essas fases frequentemente poderão ser apreendidas pelo indivíduo como falta de empatia com relação ao sofrimento que ele está sentindo e/ou como uma atitude piegas.

Essas tendências representam extremos de condutas não condizentes com o papel do médico. Algumas são inadequadas. Outras, porém, são iatrogênicas, podendo ser vistas até como erro médico.

É natural que a crise suicida desperte no médico os mais diversos sentimentos. Importa, inclusive, que ele perceba as próprias emoções e pensamentos nessas ocasiões, o que faz parte do processo de contratransferência reportado pela psicanálise. Natural aqui se coloca dentro da perspectiva de que o médico é um ser humano que sente tudo o que é inerente a ser um humano.

No entanto, é também característica do ser humano a capacidade de arbitrar sobre determinada ação diante de algum sentimento. Se sua estrutura cortical (córtex pré-frontal, especialmente) está funcionando bem, ele poderá sentir as emoções (por meio de estruturas límbicas subcorticais) e perceber as emoções (por meio da junção do córtex cingulado anterior com o córtex pré-frontal), mas optar por agir de maneira congruente ou divergente com o que sente. Desde a época hipocrática o papel da medicina é, antes de tudo, não ser nociva. Assim, exemplos da vinheta anterior, bem como das ponderações prévias, são típicos de condutas nocivas e, portanto, não condizentes com a medicina e com o papel do médico.

O QUE FAZER DIANTE DE UMA CRISE SUICIDA?

Não é preciso ser psiquiatra para saber se portar como médico diante de uma crise suicida. Além disso, não é apenas o psiquiatra que vai ser acionado para lidar com essas situações.

O primeiro ponto fundamental parece ser a adoção de uma postura acolhedora e de uma atitude empática. Acolher sem julgamentos e demonstrar empatia sem aconselhamentos é um passo inicial bastante importante e deve nortear toda a caminhada da relação médico-paciente nessas situações. O Quadro 16.1 resume os principais pontos que devem ser considerados diante de uma crise suicida.

SUICÍDIO ENTRE MÉDICOS E ESTUDANTES DE MEDICINA

Ao longo deste capítulo foi discutida a questão do suicídio, enfocando a temática quando o paciente necessita de ajuda e o médico está na posição de ajudar. Entretanto, o comportamento suicida é uma realidade presente em ambos os lados da mesa do consultório. Médicos e estudantes de medicina também se suicidam, tentam ou pensam em fazê-lo.

Na realidade, essa população está sob risco maior de apresentar comportamento suicida do que a população geral e outros grupos de acadêmicos, conforme aponta mais de um estudo[18-22]. Esse é um tópico prático importante. Um médico que já passou pela experiência de ter tido ideação suicida ativa e/ou tentativa de suicídio tenderá a sentir um peso emocional bem mais intenso ao deparar com um comportamento suicida na prática médica.

196 Seção III Dimensão Prática

Quadro 16.1 O que fazer e o que não fazer diante de um paciente com comportamento suicida

Ponto	Como?	Risco
Postura acolhedora	Escutar sem julgamentos Escutar mais do que falar	Confundir com silêncio absoluto Deixar que o silêncio se transforme em certa frieza
Atitude empática	Demonstrar interesse pela pessoa e não só pelo comportamento suicida em si	Confundir com atitude excessivamente condoída
Ter continência	Não interditar o extravasar da ideação suicida Não se desesperar com o momento em que o paciente não esteja sob observação médica	Confundir com diminuir o risco real de suicídio
Proporcionar privacidade	A temática do suicídio, além de ser em si delicada, em geral traz temáticas muito pessoais. É importante que o paciente se sinta em um espaço em que perceba que a intimidade será respeitada	Em nome da privacidade, não acionar outros profissionais e/ou familiares em situações em que isso seja mandatório – por exemplo, em situações em que o risco de suicídio é muito alto e está muito próximo
Medidas práticas	Em algumas ocasiões, acionar familiares e/ou outros profissionais especializados é fundamental e também uma demonstração de cuidado efetivo Executar os procedimentos médicos emergenciais necessários	Encaminhar sem adotar a mínima conduta de cuidar Utilizar-se do encaminhamento como maneira de se livrar de um problema Se apegar exclusivamente aos procedimentos médicos
Não ser nocivo	Não ser heteroagressivo física e/ou verbalmente Evitar aconselhamentos Não se valer da religião e/ou de demais componentes da cultura para validar posturas agressivas	–

Entre as causas dos altos índices de comportamento suicida apontados nos estudos encontram-se a maior incidência de transtornos psiquiátricos, como depressão e abuso de substâncias, e o sofrimento psíquico relacionado com vivências específicas da profissão, como grande carga de trabalho, privação do sono, dificuldade com os pacientes, ambientes de trabalho insalubres, preocupações financeiras e sobrecarga de informações[19].

Alguns estudos apontam que os índices elevados de suicídio encontrados entre os estudantes de medicina e os médicos estão relacionados com a perda da onipotência, onisciência e virilidade idealizadas por muitos aspirantes à carreira médica durante o curso e a vida profissional, além da crescente ansiedade em razão do medo de falhar[18].

Além disso, há que se considerar o conhecimento dos meios para cometer o suicídio e a facilidade de acesso a esses meios[18].

Há muitas situações em que a problemática está ao lado e em locais onde não se espera. Promover ambientes empáticos no trabalho e na faculdade é uma medida importante. Nesse sentido, medidas semelhantes às enumeradas no Quadro 16.1 podem ser direcionadas para o médico e para o estudante de medicina em si.

CONSIDERAÇÕES FINAIS

Vinheta da vida real

Uma pessoa ameaçava se jogar do alto de um edifício abandonado. Pouco tempo depois, uma multidão se avolumava nas ruas ao redor:

– Quer se jogar, se joga logo!! – Vociferavam umas.

– Pai nosso que estais nos céus, santificado seja o Teu nome... – Oravam outras.

– Que palhaçada! – Gritavam algumas.

Enquanto isso, pessoas tiravam *selfies* com o cuidado de deixar a pessoa como um apêndice ilustrativo do momento fatídico. Certamente, postariam a cena nas redes sociais, recebendo curtidas e compartilhamentos sem fim.

Ao mesmo tempo, algumas pessoas ensaiavam desmaios, sendo acudidas por outros transeuntes. Poucas, porém, passavam sem notar a situação ou sem ser atingidas de algum modo por ela.

O famoso trecho da peça *Hamlet*, escrita por William Shakespeare, exemplifica muito bem o dilema que as questões da vida e da morte impõem à sociedade, e o suicídio se apresenta como uma problemática indigesta nesse dilema. Por outro lado, as vozes da vinheta acima podem simbolizar as diversas emoções e pensamentos que podem surgir no interior do médico diante de alguém (ou dele próprio) com comportamento suicida. Importa, portanto, trabalhar essa temática desde a graduação em medicina.

Referências

1. Botega NJ. Crise suicida – avaliação e manejo. 1. ed. Porto Alegre: Artmed, 2015.
2. Machado L. Os últimos dias do sábio. 1. ed. Porto Alegre: Francisco Spinelli, FERGS; 2012.
3. Turecki G, Brent DA. Suicide and suicidal behaviour. Lancet 2016; 387(10024):1227-39. doi:10.1016/S0140-6736(15)00234-2.
4. Klonsky ED, May AM, Saffer BY. Suicide, suicide attempts, and suicidal ideation. Annu Rev Clin Psychol 2016; 12(1):307-30. doi:10.1146/annurev-clinpsy-021815-093204.
5. OMS. Preventing suicide. Prev suicide A Glob Imp 2014: 92.
6. Botega NJ, Cais CF da S, Correa H et al. Comportamento suicida: conhecer para prevenir – dirigido para profissionais de imprensa. 1. ed. Rio de Janeiro: ABP Editora, 2009.
7. Bostwick JM, Pabbati C, Geske JR, McKean AJ. Suicide attempt as a risk factor for completed suicide: even more lethal than we knew. Am J Psychiatry 2016; (15):appi.ajp.2016.1. doi:10.1176/appi.ajp.2016.15070854.
8. Cocthe JW. Os sofrimentos do jovem Werther. Rio de Janeiro: L&PM Pocket.
9. Sorrows T. Goethe's Werther and its effects. 2014; 1(June):18-9. doi:10.1016/S2215-0366(14)70229-9.
10. Olfson M, Blanco C, Wall M et al. National trends in suicide attempts among adults in the United States. JAMA Psychiatry 2017; 10032. doi:10.1001/jamapsychiatry.2017.2582.
11. Van Heeringen K, Mann JJ. The neurobiology of suicide. The Lancet Psychiatry 2014; 1(1):63-72. doi:10.1016/S2215-0366(14)70220-2.
12. Haim L Ben, Rowitch D. Functional diversity of astrocytes in neural circuit regulation. Nat Rev Neurosci. 2016. doi:10.1038/nrn.2016.159.
13. O'Connor RC, Nock MK. The psychology of suicidal behaviour. The Lancet Psychiatry 2014; 1(1):73-85. doi:10.1016/S2215-0366(14)70222-6.
14. Frankl V. Em busca de sentido. 36. ed. Petrópolis: Editora Vozes, 2014.
15. Koenig HG. Religion, spirituality, and health: the research and clinical implications. ISRN Psychiatry 2012; 2012:278730. doi:10.5402/2012/278730.
16. Nunez ÞR, Montal D, Ribeiro L, Sarmento S. Religiosity as a protective factor in suicidal behavior. J Nerv Ment Dis 2012; 200(10):863-867. doi:10.1097/NMD.0b013e31826b6d05.
17. Rasic DT, Belik S, Elias B, Katz LY. Spirituality, religion and suicidal behavior in a nationally representative sample. J Affect Disord 2009; 114(1-3):32-40. doi:10.1016/j.jad.2008.08.007.

18. Meleiro AMA da S. Suicídio entre médicos e estudantes de medicina. Rev Assoc Med Bras 1998; 44(2):135-140. doi:10.1590/1981-52712015v40n4e00262015.
19. Santa N Della, Cantilino A. Suicídio entre médicos e estudantes de medicina: revisão de literatura. Rev Bras Educ Med 2016; 40(4):772-80.
20. Rubin R. Recent suicides highlight need to address depression in medical students and residents. JAMA 2014; 312(17):1725-1727. doi:10.1001/jama.2014.13505.
21. Schwenk TL, Davis L, Wimsatt L A. Depression, stigma, and suicidal ideation in medical students. JAMA 2010; 304(11):1181-1190.
22. Parekh MA, Majeed H, Khan TR et al. Ego defense mechanisms in Pakistani medical students: a cross sectional analysis. BMC Psychiatry 2010; 10(12). Disponível em: http://www.biomedcentral.com/1471-244X/10/12.

SEÇÃO **IV**

Dimensão Humanística

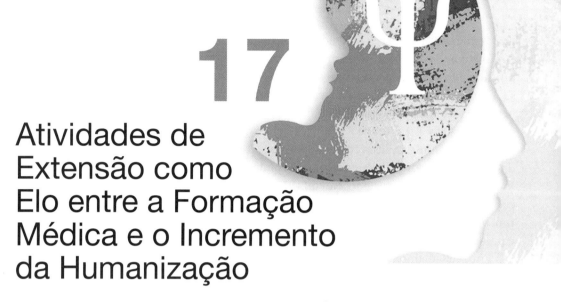

17
Atividades de Extensão como Elo entre a Formação Médica e o Incremento da Humanização

Camila Twany Nunes de Souza
João Alves da Silva Neto

> *O bobo, por não se ocupar com ambições,*
> *tem tempo para ver, ouvir e tocar o mundo [...]*
> *Bobo não reclama. Em compensação, como exclama! [...]*
> *É que só o bobo é capaz de excesso de amor.*
> *E só o amor faz o bobo.*
>
> (***Das vantagens de ser bobo*** – Clarice Lispector)

INTRODUÇÃO

As universidades brasileiras se firmam em três grandes pilares: ensino, pesquisa e extensão. Em relação à extensão, o Plano Nacional de Extensão define *extensão universitária* como *processo educativo, cultural e científico que articula o ensino e a pesquisa de forma indissociável e viabiliza a relação transformadora entre a Universidade e a Sociedade*. Ao longo deste capítulo faremos algumas reflexões históricas sobre a função da universidade, detendo-nos especialmente na extensão e em alguns exemplos utilizados em Pernambuco.

BREVES NOTAS HISTÓRICAS

O ensino superior no Brasil surgiu na figura de institutos isolados e sob a égide exclusivamente da profissionalização, haja vista a abertura do primeiro curso médico, em 1808, no Colégio Médico-Cirúrgico da Bahia e a criação da cadeira de Anatomia no Hospital Militar do Rio de Janeiro. Posteriormente foram inauguradas, então, a Academia Real Militar (embrião da Escola Politécnica) e a Real Academia de Desenho, Pintura, Escultura e Arquitetura Civil (futura Academia das Artes). Embora houvesse, no decorrer do tempo, um aumento significativo dos cursos superiores em terras brasileiras, ainda assim o ensino superior permanecia isolado em seus institutos e sem a conexão de suas áreas de ensino, pesquisa e extensão. Na realidade, o objetivo quase exclusivo era a profissionalização.

Em 1920 foi inaugurada a primeira universidade no Brasil, a Universidade do Rio de Janeiro, que reuniria vários cursos superiores. A necessidade de modificação nos padrões do ensino superior impulsionou novas mudanças que ocorreram durante os governos Vargas, sobretudo no Estado Novo (1937–1945), a Ditadura Militar e a Redemocratização. Essas reformas, não obstante, versavam acerca da autonomia universitária e das funções desempenhadas pelas universidades, mormente acerca do tripé ensino, extensão e pesquisa.

Em 1968, diante das pressões dos vários segmentos universitários, dentre eles o movimento estudantil – através da União Nacional dos Estudantes (UNE) –, a reforma universitária ganha novo rumo a partir da Lei das Diretrizes e Bases (LDB), que assegurou às instituições de ensino superior a autonomia, inclusive financeira, e implementou uma uniformidade no padrão entre as universidades públicas e privadas. Ainda assim, a LDB de 1968 não definia o exato papel de extensão nas universidades.

Definiu-se que a pesquisa seria intrínseca às atividades universitárias, mas as atividades de extensão, executadas apenas como práticas assistencialistas, continuavam vinculadas à aplicação dos resultados das pesquisas à sociedade e à oferta de prestação de serviços, sobretudo na área da saúde, às comunidades.

Em 1987 ocorreu o I Fórum Nacional de Pró-Reitores de Extensão, que deu novos rumos ao ensino superior no Brasil ao lançar as bases para o conteúdo expresso no Artigo 207 da Constituição Federal:

> As universidades gozam de autonomia didático-científica, administrativa e da gestão financeira e patrimonial e obedecerão ao princípio da indissociabilidade entre o ensino, a pesquisa e a extensão.

A EXTENSÃO UNIVERSITÁRIA

Compreender a extensão como possibilidade de articular a universidade com a comunidade a partir da valorização dos mais diversos saberes (científicos, sociais e culturais), as relações interdisciplinares e multiprofissionais, o desenvolvimento de uma percepção crítica para além dos muros universitários e a oportunidade de vivenciar temáticas que, muitas vezes, não são contempladas no curso médico (como atividades artísticas) constituem os principais atrativos das atividades de extensão para os estudantes de medicina durante sua graduação.

Uma parte da necessidade de engajamento nas atividades de extensão se deve à estruturação do currículo médico que, embora tenha passado por várias mudanças em sua estrutura, sobretudo na formação humanística do egresso de medicina, ainda assim tem uma carga horária extensa e pouco tempo resta para a dedicação a outras atividades senão às vinculadas à formação médica.

As Diretrizes Nacionais do Curso de Graduação em Medicina – a mais recente data de 2014 – por meio da Resolução 3 do Ministério da Educação estabelecem uma carga horária mínima de 7.200 horas em um prazo mínimo de 6 anos para conclusão. Há nas diretrizes, ainda, o perfil esperado do médico formado pelas universidades:

> Art. 3º O graduado em Medicina terá formação geral, humanista, crítica, reflexiva e ética, com capacidade para atuar nos diferentes níveis de atenção à saúde, com ações de promoção, prevenção, recuperação e reabilitação da saúde, nos âmbitos individual e coletivo, com responsabilidade social e compromisso com a defesa da cidadania, da dignidade humana, da saúde integral do ser humano e tendo como transversalidade em sua prática, sempre, a determinação social do processo de saúde e doença.

Segundo Oliveira (2014), alguns programas foram criados para contribuir na formação médica preconizada pelas Diretrizes de 2014, dentre eles o Programa Nacional de Reorientação da Formação Profissional em Saúde e Comunidade (PRÓ-SAÚDE) e o Programa de Educação pelo Trabalho para a Saúde (PET-SAÚDE) cujos objetivos eram, dentre outros, a integração do estudante da área de saúde no processo ensino-serviço-comunidade, bem como a participação nas equipes multiprofissionais e a valorização da atuação nos serviços de atenção básica à saúde. Vale ressaltar que esses programas não se destinavam exclusivamente aos estudantes de medicina, mas aos diversos cursos da área da saúde, pois se preconizava a valorização da formação holística na compreensão do processo saúde-doença e na percepção do ser humano em suas mais diversas dimensões.

Dentre as várias atividades desenvolvidas pelas universidades com caráter extracurricular, as de extensão abarcam um grande viés da atenção e assistência à comunidade usuária dos serviços oferecidos pelos *campi*, proporcionando ao estudante de medicina experiências subjetivas que acabam por moldar suas habilidades de vínculo com o paciente e a percepção da realidade dinâmica ao redor: "Não somos uma ilha."

Estimulados desde a semana de acolhimento na universidade a participarem das atividades oferecidas pela faculdade, os estudantes buscam inicialmente na extensão uma espécie de resposta à curiosidade trazida do ensino médio sobre o que é ser médico e qual a função social desse profissional. Não é à toa que quase a totalidade das atividades de extensão se volta para o cuidado dos pacientes dos hospitais-escola, não com um caráter técnico – vale ressaltar – mas com uma base na (re)sensibilização do futuro profissional e da população assistida. Nesse contexto, destacamos os grupos de terapia comunitária, os cine-debates, a arte, música e palhaçoterapias e as rodas de conversa realizadas rotineiramente nos hospitais sob a coordenação de docentes dessas instituições.

A necessidade de contato com os pacientes e com o hospital ainda no começo do curso, uma vez que isso não é tão bem ofertado na grade curricular do ciclo básico, motiva muitos a procurarem as atividades citadas. A curiosidade é o grande motor dos que hoje compõem e sustentam a perpetuação da extensão no meio acadêmico e acaba por se tornar um instrumento de preparação do jovem iniciante de graduação para as relações médico-paciente e médico-equipe interdisciplinar, essenciais para a profissão.

Ao ingressarem no ciclo profissional, por volta do final do segundo ano, os estudantes já apresentam certa maturidade emocional para lidar com dores, perdas e limitações, mantendo-se mais firmes, já que o "elemento surpresa" passou. Conseguem, e isso é facilmente perceptível, lidar melhor com situações-problema e a abordagem ao paciente se dá com mais leveza, uma vez que a habilidade de abordar uma pessoa desconhecida em situação de adoecimento já foi trabalhada na extensão.

Convém pontuar ainda que os estudantes de medicina, além da curiosidade, também acabam por escolher determinada atividade de extensão em razão do desejo de identificação com a profissão, sendo essa muitas vezes uma maneira de tentar vencer limites, como a timidez e o medo, por exemplo. Conscientes de que precisarão ter destreza no diálogo com seus futuros pacientes para passar confiança e segurança, muitos estudantes que veem na timidez uma barreira para um bom exercício da profissão tentam ampliar suas habilidades por meio desses projetos. O medo da dor do outro também passa por amadurecimento e, nesse contexto, encontrar atitudes que podem minimizar a angústia ajuda a superar o sentimento inicial de impotência.

A identificação com a profissão termina também por ser amadurecida nessa fase: a enfermaria de adulto ou a de criança? A escuta atenta ou as atividades lúdicas? E o idoso? Longe de parecer discussão superficial, grandes identificações se dão nesses momentos, bem como idealizações são desfeitas. Trata-se de se projetar naquele espaço, de responder a pergunta básica: "Conseguirei, pelos próximos 50 anos, estar aqui e ainda sentir gratidão?" Percebam que a palavra aqui utilizada é gratidão, não prazer, unicamente. André Comte Sponville, no *Pequeno tratado das grandes virtudes*, escreve que a gratidão é a mais agradável das virtudes, mas não a mais fácil. Batalha árdua, então, é travada ainda no começo da formação médica: *"Qual a minha gratidão dentro da medicina?"* A resposta a essa inquietante pergunta provavelmente ditará a qualidade do exercício pleno do cuidar do outro.

Vale ressaltar um fato curioso e bastante entusiasmante: grande parte dessas atividades de humanização e de intervenção das extensões foi idealizada e criada por estudantes insatisfeitos com as condições em que estavam inseridos, ou seja, afastados do meio hospitalar, imersos no universo bioquímico, biofísico, fisiológico, anatômico etc., mas sobretudo inquietos acerca da humanização na medicina. A inquietação é motor para o desenvolvimento e o aprimoramento de nossa realidade. Com essa inquietação nasceram várias atividades acadêmicas de extensão. Como tão poeticamente descrito por Clarice Lispector em *A hora da estrela*: "Porque há o direito ao grito, então eu grito", ouvimos esses "gritos" diariamente nos hospitais-escola.

A EXTENSÃO UNIVERSITÁRIA E O CURSO DE MEDICINA

Diferentemente da maioria dos cursos superiores, a carga horária do curso de medicina é estruturada no sistema modular, em que várias áreas do conhecimento compõem os módulos. Essa estruturação acaba por transformar cada área do conhecimento em pré-requisito para as demais, de modo que o estudante só conclui o semestre quando aprovado em todos os módulos. A proposta de um sistema modular é uma maneira de integrar o conhecimento, fazendo que caminham juntas as disciplinas que abarcam uma grande área temática, como, por exemplo, os módulos de Saúde da Mulher, nos quais se inserem ginecologia, obstetrícia e patologia.

Nosso foco, no entanto, além de situar o contexto da formação modular, é chamar a atenção para a carga horária do curso, que é integral, e destacar os entraves para a realização de atividades extracurriculares – que, vale ressaltar, configuram exigências para o ingresso no internato –, uma vez que a maioria das extensões ocorre entre as 8 e as 17 horas, o que provoca um choque de horários.

A extensão universitária nada mais é do que uma luta diária dos estudantes que acreditam no poder da humanização para resistir aos entraves do cumprimento da carga horária obrigatória e da carga horária extra, ambas exigindo a presença mínima de 75%. Contornar os empecilhos quanto ao horário é uma dificuldade antiga no curso de medicina, uma vez que as monitorias de cada semestre, a pesquisa e a extensão demandam tempo e dedicação e sobretudo a presença em seminários e as idas aos laboratórios ou ao hospital durante o expediente de aulas.

Nesse contexto encontramos nosso primeiro e primordial impasse: *o tempo*. Como viabilizar um projeto de extensão que não impeça o estudante de estar presente nas aulas teóricas e práticas da graduação? Nisso reside grande habilidade de flexibilização não só da coordenação do projeto, viabilizando diversos horários e dias da semana para a realização das atividades, mas também de cada aluno que elege uma dessas atividades como prioridade no ano ou semestre. Fala-se aqui em complementação e desenvolvimento de atividades pessoais e profissionais: ferramentas únicas para o bom desenvolvimento da relação médico-paciente; por isso, é necessário tempo para sua realização.

São nas visitas para conhecer os pacientes, despidos de qualquer objetivo médico, que os alunos (re)apreendem o significado de conhecer a dor do outro: saber ouvir, sentir suas emoções e, pouco a pouco, saber direcioná-las melhor. Note que a palavra utilizada foi direcionamento, não abafamento, pois acreditamos que permitir que algumas sensações venham à tona é estabelecer empatia na relação ali instalada. Permitir que o paciente sinta a própria dor física, mas sobretudo mental, o medo da morte, não bloquear o choro, é também conhecer os fatores que agravam sua doença de base ou pelo menos que o impedem de progredir no tratamento de doenças crônicas.

É possível dissertar sobre o perfil dos alunos que buscam uma extensão, e nos parece um pouco óbvio dizer que são, na grande maioria dos casos, aqueles que enxergam na humanização uma saída para uma prática médica mais densa e que explore, além dos conhecimentos técnicos, a habilidade humana mais primitiva de todas: *o encontro*.

Muitos estudantes, como já citado, motivados por uma curiosidade intrínseca à rotina hospitalar, o desejo de ter contato com pacientes, ingressam nas atividades desenvolvidas pelos programas de extensão e acabam por descobrir um mundo plural em significados:

1. A maior parte dos usuários do Sistema Único de Saúde (SUS) tem dificuldade em se expressar, seja por baixa escolaridade, seja em razão dos jargões típicos de seus locais de origem ou de sua cultura, o que pode ou não dificultar o atendimento inicial.

    Ao conviver por 1, 2 ou mais anos com essa realidade da população brasileira que busca atendimento em hospitais públicos, os alunos se acostumam e apreendem o contexto da conversa, facilitando, ao entrarem no ciclo profissional, a compreensão das informações coletadas na anamnese. Isso porque desde cedo esses jovens se acostumaram a dialogar descontraidamente com os usuários dos serviços do hospital-escola e a humildemente lhes indagar o significado de algo que eles não conheciam, demonstrando respeito pela cultura enraizada na história de cada paciente e curiosidade por algo que não sabem. Assim, quando esses mesmos estudantes retornam ao hospital para realizar entrevistas médicas, já conseguem entender a dinâmica das queixas de seus pacientes e outros relatos, tornando descontraída a abordagem inicial no consultório e diluindo o medo, a distância e a insegurança que possam existir. A relação médico-paciente se firma inicialmente no reconhecimento da realidade dos pacientes. A partir daí, o conhecimento teórico conduz o raciocínio médico, mas é a sensibilidade da escuta a grande responsável pelo elo.

2. As atividades lúdicas dentro do ambiente hospitalar acabam por diminuir a tensão dos setores e a descontrair/relaxar os funcionários e pacientes e mostram aos alunos as diversas possibilidades de melhorar o ambiente de trabalho, seja vestidos como palhaço, seja por meio de rodas de cantiga, seja pela declamação de poesias ou, mais ainda, como estudantes que frequentam diariamente o hospital e que reconhecem cada indivíduo que ali trabalha e que ali está.

O desejo de conhecer e saber mais sobre os pacientes do hospital é tão grande que muitos dos estudantes acabam não enxergando outros profissionais em cada setor do hospital, peças fundamentais para uma condução clínica melhor para os pacientes, direta e indiretamente. Um funcionário da limpeza que passa sempre despercebido entre as demais pessoas que frequentam o hospital termina por se sentir sozinho, mesmo rodeado de pessoas, e esse sentimento repercute no desempenho de sua atividade, tão importante para todos. Esse é apenas um de vários exemplos. As atividades lúdicas no setor hospitalar visam modificar a rotina exaustiva, alegrar aqueles que cumprem todos os dias a difícil tarefa de salvar vidas, acalmar os familiares, dar esperança e descansar os que acompanham a dor dos parentes, que dormem em cadeiras, que veem o dia passar através das janelas. Os estudantes que ingressam nessas atividades extensivas aprendem uma das maiores qualidades que um profissional médico pode ter: *a habilidade para lidar com intempéries*.

ALGUNS EXEMPLOS DE ATIVIDADES DE EXTENSÃO

O Caminho: grupo de humanização – Hospital das Clínicas da Universidade Federal de Pernambuco (UFPE)

Este tópico é aberto com o relato de um "caminhante" – estudante de medicina da UFPE – com o objetivo de concretizar em arte o grande fruto gerado – ou talvez estimulado a brotar – dos encontros nas enfermarias do hospital-escola, na certeza de que, após essa leitura, mais olhos aguçarão o desejo de perpetuar experiências e vivências do curso médico.

O relato a seguir foi tirado de seu Diário de Bordo, ferramenta do projeto de extensão sob a guarda de seus coordenadores e professor-orientador:

> Os melhores filmes não te [*sic*] dão uma história cozida, mas uma passagem da realidade sob a licença poética chamada ficção. Do mesmo jeito, os contadores de história podem parecer te [*sic*] dar uma cena pronta, com os detalhes que lhes convêm mencionar. É só impressão.
>
> Quem conta uma história sempre fala menos do que realmente está dizendo. A fantasia da realidade está nas palavras não ditas, nas emoções não nomeadas. É aquilo que foto ou vídeo algum capturaram, que letra alguma traduz, que nos faz engolir o nó da garganta e nos deixa os olhos vermelhos, prontos para lacrimejar.
>
> Portanto, não espere encontrar aqui as verdadeiras histórias, porque minha caneta não as foi capaz de traduzir. E mesmo, perceba que meus contos não têm começo nem fim, porque quando entramos a bordo a vida dos contadores já está no meio do caminho e não nos cabe conhecer ou ver o que virá. Apenas fazemos parte de um trecho da viagem, ignorando a partida ou sequer o destino.
>
> A lógica é um pouco manufaturada. Religiosamente, às segundas-feiras, embarcamos toda vez no mesmo horário. Pegamos carona por um breve momento e, às 18 horas, atracamos. Mas eu, e – acredito – todos os caminhantes, jamais esquecerei das mais fortes... não ditas [*sic*].

Assim, trazemos um pouco da história desse projeto. Trata-se de uma extensão existente na UFPE desde o ano 2000, quando a grade curricular do curso médico sofreu modificação a favor da inclusão de mais eixos humanísticos. Amparados nessa mudança curricular que trazia várias disciplinas modulares teóricas, mas ainda pecava pela falta de prática, um grupo de seis estudantes de medicina na época se propôs a criar um grupo de visitas às enfermarias do Hospital das Clínicas da UFPE. Inicialmente, essa atividade tinha caráter informal e se resumia à pediatria para visitação dos leitos com conversas, brincadeiras e cantigas.

No entanto, certos de que era preciso modificar a realidade dos estudantes até então vigente, 1 ano depois esse grupo decidiu firmar essa atividade como extensão. Houve uma migração para as enfermarias de adultos e assim nasceu o Projeto de Humanização nas Enfermarias de Adulto do Hospital das Clínicas, posteriormente intitulado "O Caminho: grupo de humanização", devidamente registrado na plataforma do Sigproj. Vale ressaltar que na enfermaria de pediatria foi implantado outro projeto, intitulado "Brinquedoteca", originário desse grupo de jovens sonhadores e ávidos por mudanças.

Nascido no curso médico há 18 anos, em seus primórdios esse era um projeto destinado apenas aos estudantes de medicina e dividido em grupos chamados Elos, os quais eram nomeados de acordo com as afinidades dos estudantes que os compunham. Por exemplo, havia o Elo Música, o Elo Dança, o Elo Diálogo, em uma tentativa de unir jovens com aptidões e habilidades próximas em prol do bem-estar nas enfermarias e da valorização da releitura do eixo humanístico dentro dos hospitais e na formação médica.

Atualmente, o projeto funciona semanalmente com duração de 2 horas nas enfermarias do HC-UFPE e consta de calendário semestral de atividades. Ao chegarem, os voluntários iniciantes – chamados NEOS – são conduzidos por um debate reflexivo nos primeiros 15 a 20 minutos com seus coordenadores – intitulados PALEOS – acerca da necessidade de reconhecer a dor do outro, respeitar o espaço dos pacientes física e metaforicamente, penetrar no ambiente hospitalar com atenção, compreender e perceber suas emoções, dentre outras temáticas pré-determinadas, no intuito de estabelecer uma ruptura em relação ao dia atribulado dentro da universidade e prepará-los para o contato com os pacientes. Em seguida, os alunos são divididos em duplas ou trios, de maneira aleatória, a fim de promover a integração dos estudantes, e finalmente são direcionados aos leitos. Dali em diante o objetivo é, além do diálogo, permitir que cada *caminhante* dê de fato ao paciente a grande oportunidade de dizer como ele se sente além das esferas da anamnese, do exame físico e dos antecedentes familiares importantes para a conduta profissional. Nesse espaço importam as aventuras românticas da juventude, os banhos de rio com os amigos da rua, histórias dos filhos, casamentos, importam o pedido de namoro, a história do divórcio e tantas outras memórias contadas e nostalgicamente relembradas por tantos seus Josés e donas Marias.

Para os estudantes, o ensino dessa extensão advém da interface de conhecimento do paciente além dos termos técnicos, de conhecimento do paciente como ser humano, de promover o resgate da humanidade e da juventude como ferramenta de amplificação do bem-estar subjetivo, favorecendo melhorias indiretas na resposta terapêutica.

Encerram-se as atividades do Caminho com a chamada dos PALEOS, avisos sobre a importância das anotações das vivências nos Diários de Bordo, tira-dúvidas pontual e preparação para o encontro da semana seguinte, uma vez que existem temas semanais, como, por exemplo, o dia do esporte, o dia do adulto, bingo, festa junina, carnaval, Natal etc. Atividades lúdicas mescladas com escuta atenta, mão estendida e aprendizado intenso.

Desse modo, tornam-se práticas todas as teorias discutidas e, por se tratar de experiência subjetiva, texto algum será capaz de concretizar todo o fruto colhido, mas a direção e a formatação da atividade estão expostas, prontas para serem usadas.

PERTO: Projeto Encontros e Risos Terapêuticos (UFPE) e Entrelaçados-Palhaçoterapia da Universidade de Pernambuco (UPE)

Em 2007, estudantes de medicina da UPE desejosos por vivenciar uma rotina diferente das propostas pelo currículo médico, isto é, uma medicina pautada na humanização, ganharam espaço ao atuarem como palhaços. Surgiu, então, a palhaçoterapia, ou seja, a experiência do eu-palhaço no cuidado dentro das enfermarias, um modo de vivenciar a humanização nos hospitais. A partir de 2011, na UPE, a palhaçoterapia passou a ser projeto de extensão. Também nesse período, a palhaçoterapia foi implantada no curso de medicina da UFPE. Atualmente, além do Hospital das Clínicas da UFPE e do Hospital Universitário Oswaldo Cruz (HUOC) da UPE, a palhaçoterapia atua em outros hospitais, tanto nas enfermarias adultas como nas pediátricas.

Diferentemente dos outros projetos, para ingressar na palhaçoterapia, além de entrevistas, é exigido que os estudantes passem por um processo de transformação para que se tornem palhaços antes de atuarem nas enfermarias dos hospitais. Essa atividade pode ser ministrada por um profissional, isto é, um professor formador de palhaços, uma vez que essa arte em hospitais exige treinamento e orientação, mas sobretudo a descoberta individual de cada estudante ali presente de seu eu-palhaço. Nascem, assim, novos "eu" em cada estudante de medicina que participa do projeto.

Esse espaço é organizado através de um processo seletivo atualmente dividido em três etapas, cujo objetivo básico é o reconhecimento de potenciais singulares por meio de dinâmicas e do lúdico: resgata-se a capacidade de reconhecer o outro como pessoa, como detentor de habilidades melhores que as do aluno, de enxergar o outro com defeitos e ainda assim respeitá-lo, de se reconhecer, ao mesmo tempo, grande e pequeno diante de tantos outros gigantes e pequeninos. A formação do eu-palhaço reside nesse encontro consigo, de se projetar no outro, de deixar vir à tona os erros e defeitos para assim recomeçar e se encontrar com seu novo eu, capaz de enxergar "além de" em todos os momentos.

Para os selecionados no processo seletivo existe a oficina de formação em palhaço, que acontece com intervalos de 30 dias, nos finais de semana, tempo este dedicado à descoberta do que é ser palhaço. Por se tratar de uma oficina extremamente subjetiva, cada voluntário acaba por dar um significado particular à vivência nesse espaço. É difícil descrever o que é construído nessas oficinas, uma vez que as palavras não conseguem comportar todo o sentimento envolvido.

O palhaço, que tem a máxima de que "o menos é mais", que está ali exposto, pronto com sua máscara-objeto (o nariz), o tempo todo a receber críticas, a se despir e mostrar seus defeitos de maneira tão simples, revela a melhor parte de cada um dos que ingressam no projeto. Os estudantes da área de saúde aprendem ali a respeitar seus limites enquanto médicos, enfermeiros ou dentistas em formação, aprendem a ver em seus limites a beleza que é ser único e, a partir daí, conseguem lidar melhor com as perdas e os insucessos e a ver em sua profissão caminhos e saídas alternativas para exercer todos os dias as mesmas atividades, porém repletas de ressignificação para si, para o outro, para todos. O palhaço que está ali oferta tudo o que tem e, apesar da maquiagem e do nariz, reflete o mais belo de cada estudante que está sendo ofertado ali. Quando o encontro ocorre, o tempo para. Paciente e palhaço: as camas já não são de hospitais, mas sim grandes canoas ao mar; o lençol é uma rede cheia de peixes e o vento do ventilador é a brisa do mar.

Contando com o Diário de Bordo como uma ferramenta indispensável para arquivamento dos relatos e das transformações, a palhaçoterapia consegue em curto intervalo de tempo trazer novo sentido e rumo a tantas pessoas carentes de atenção, olhar e encontro. Afinal, a palhaçoterapia é em essência a arte de encontrar o outro através do olhar. Em um desses relatos é exemplificado o que faz esse projeto saltar aos olhos de quem o vê. É um relato escrito por uma "novinha" – assim são chamados os palhaços recém-nascidos – ao final da oficina, já ansiosa para no ano seguinte receber outros "novinhos" na família chamada PERTO:

> Olá, diário de bordo! Faço uns parênteses: isso aqui é SOBRENATURAL! Escrevo hoje acreditando que, em um ano, "novos novinhos" vão encontrar o mesmo milagre que encontrei nas paredes deste teatro. Pois é, sou recém-nascida nessa experiência *clown*, mas já os aguardo ansiosamente, porque sinto essa necessidade pulsante de encontrar novos olhares e explodir para cada um deles tudo o que hoje me é transbordante. Será que outros sentirão o mesmo que eu? É a pergunta que mais me vem à mente. E que estranho: sinto como um sussurro em meus ouvidos dizer "te aquieta, menina, você encontrará infinidade". Fico assustada, afinal como posso exigir o infinito de alguém? Nesse momento recordo toda a oficina em *clown* e vejo que, mesmo nos

210 Seção IV Dimensão Humanística

momentos em que eu só estava a 1%, eu pude ofertar meu infinito a outro alguém. Redescobri o que é infinito agora, novinhos, escrevendo para vocês. Somos a flor que brota do asfalto. Não nos percamos, não nos deixemos "concretizar", floresçamos, porque afinal esse caminhar está só começando e palhaço pronto é palhaço morto! E, sim, eu toquei o céu... Beijos de luz. Ass.: uma *clow* recém-nascida, chamada Martina Mandacaru. Prazer!

A oficina de palhaço guarda ainda o ponto máximo, que é o nascimento do eu--palhaço com pele e nome próprios. A roupa é a pele do palhaço, trazendo itens que são memórias vivas de sonhos de infância, lembranças guardadas que não têm espaço nas aulas de cirurgia ou de terapêutica, mas que aqui ganham vida, cor, babados e algumas listras. O nome do palhaço é uma descoberta totalmente individual, aprovada pelo grupo e reconhecida pelo grito mais alto, que fala sobre o eu particular. Pele e nomes recém--descobertos e um vazio imenso para nos jogar e explorar: nasceu o palhaço!

Perceba aqui a sutil diferença entre esse e o projeto anteriormente citado: O Caminho. A palhaçoterapia propõe uma nova sensibilização do estudante através de uma descoberta de si para somente assim poder ajudar o outro tanto nas atuações como palhaço como também na atuação como futuro médico, levando mais leveza a essa prática. O Caminho, por outro lado, traz um aprendizado ativo, uma vez que os estudantes são convidados a se despir dos estereótipos sobre os pacientes do SUS e acabam por mergulhar em sua realidade financeira, amorosa, particular, para assim compreender melhor a relação médico-paciente nos ambulatórios, consultórios e hospitais, otimizando os vínculos, o tratamento etc. Áreas diferentes são ativadas nesses dois projetos, porém com o objetivo único de trazer à tona a humanização no ambiente da saúde. Ambos são louváveis por representarem uma iniciativa dos próprios estudantes com a tutela de docentes dispostos a abraçar a causa. Os projetos têm resistido ao longo dos anos e encontrado estudantes cada vez mais interessados.

CONSIDERAÇÕES FINAIS

Entrar no hospital que será nossa segunda casa durante os 6 anos da graduação ganha outra releitura depois que frequentamos esses "ambientes-abrigo" que são as atividades de extensão. O paciente do leito 911-B, que aguarda 2 semanas por um exame, deixa de ser "leito" e passa a ser o senhor José, e seu insistente pedido por alta hospitalar deixa de ser somente outra pergunta respondida a cada novo dia de evolução na enfermaria de clínica médica. Agora é uma pergunta entendida como "Doutor(a), meu neto, o Carlinhos, faz aniversário domingo e eu queria estar com ele...". E aquele enorme precipício entre nossa bata branca e o habitante daquela cama de hospital vai para o segundo plano em uma das cenas mais gratificantes da profissão médica, verbalizada com o máximo que podemos externar ao outro, quando nosso peito transborda de felicidade: "Obrigado!"

Vivenciar o hospital e seus pacientes em momento de exposição, impotência e vulnerabilidade desse lado alternativo, que não é o do profissional, tampouco do familiar, abre os olhos antes fadados a enxergar termos técnicos, a ver que a lágrima escorre no canto do rosto, a fé é instrumento transformador, a saudade é companheira assídua de quem espera um diagnóstico. Aqueles minutos – poucos, vale aqui escrever – com nosso paciente representam o pequeno espaço de tempo que ele espera para colocar toda sua dor, insegurança e medos pensados por muitas horas, talvez dias. A consulta tem o mesmo espaço de tempo curto para abrigar nossa escuta e nossa resposta, a qual deve ser capaz de amparar cada um desses sentimentos. Não fossem esses dias, enquanto extensionista, ainda insistiríamos em enxergar somente o que os livros de propedêutica nos mostram. Mas há que se dizer: "O essencial é invisível aos olhos" (Antoine de Saint-Exupéry).

Referências

Arthur RM, Ligia MVT, Péricles T, Caio SM. Educação superior no século XXI e a reforma universitária brasileira. Ensaio: aval. pol.públ. Educ., abr./jun. 2005; 13(47):127-48.

Barkmann C, Siem A-K, Wessolowski N, Schulte-Markwort M. Clowning as a supportive measure in paediatrics – a survey of clowns, parents and nursing staff. BMC Pediatrics Oct 2013; 13:166.

Barreto V. Paulo Freire para educadores. 7. ed. São Paulo: Arte e Ciência, 2006.

Berk LS, Felten DL, Tan SA, Bittman BB, Westengard J. Modulation of neuroimmune parameters during the eustress of humor-associated mirthful laughter. Altern Ther Health Med Mar 2001; 62-76.

Brasil. Constituição, 1988. Constituição da República Federativa do Brasil. Brasília: Senado Federal, 1988.

Brasil. Diretrizes curriculares nacionais dos cursos de graduação em medicina. Brasília: DF, 2014.

Conchão S. Extensão Universitária na Faculdade de Medicina do ABC: quais avanços e limites? ABCS Health Sci 1 out 2015; 40(3):318-23.

Fávero MLA. A Universidade no Brasil: das origens à Reforma Universitária de 1968. Educ 2006; (28):17-36.

Ministério da Educação. Secretaria de Ensino Superior. Institucionalização da Extensão nas Universidades Públicas Brasileiras: estudo comparativo 1993/2004. Brasil: Editora Universitária/UFPB, 2007.

Grinberg Z, Pendzik S et al. Drama therapy role theory as a context for understanding medical clowning. Elsevier 2011; 39 (2012):42-51.

Gonçalves MB, Pereira AMTB. Considerações sobre o ensino médico no Brasil: consequências afetivo-emocionais nos estudantes. Rev Bras Educ Med jul/set 2009; 33(3):482-93.

Hoga LAK. A dimensão subjetiva do profissional na humanização da assistência à saúde: uma reflexão. Rev Esc Enferm USP 8 2003; 38(1):13-20.

Santos Júnior CF. A extensão universitária e a formação médica: contribuições da experiência da participação no Projeto Cananeia da UNIFESP [tese]. São Paulo. Pós-Graduação em Ensino de Ciências da Saúde, Universidade Federal de São Paulo, 2010.

Lispector C. A hora da estrela. 1. ed. Rio de Janeiro: Rocco, 1998.

Martins RG et al. Programa Saúde e Cidadania: a contribuição da extensão universitária na Amazônia para a formação médica. Rev Med 2016; 95(1):6-11.

Messina M, Molinaro F, Meucci D et al. Preoperative distraction in children: hand-held videogames vs clown therapy. Ped Med Chir (Med Surg Ped) 2014; 36:203-206.

Rios IC. Caminhos da humanização na saúde – prática e reflexão. 1. ed. São Paulo: Áurea Editora, 2009.

Sponville AC. Pequeno tratado das grandes virtudes. 1. ed. São Paulo: Martins Fontes, 1995.

Sponville AC. A felicidade, desesperadamente. 1. ed. São Paulo: Martins Fontes, 2001.

Vagnoli L, Caprilli S, Robiglio A, Messeri A. Clown doctors as a treatment for preoperative anxiety in children: a randomized, prospective study. Pediat out 2015; 116(4):563-7.

Zeni P, Cutolo LRA. Abordagem da humanização na formação acadêmica dos cursos de graduação da área da saúde da UNOCHAPECÓ – Avaliação dos Planos Pedagógicos de Cursos. Sau. &Transf. Soc. 10 set 2011; 2(1):88-95.

Resiliência – Para o Paciente, para o Médico e para a Vida

Cleberson Galdino
Leonardo Machado

> *Vá, pensamento, sobre as asas douradas*
> *Vá e pousa sobre as encostas e colinas*
> *Onde os ares são tépidos e macios*
> *Com a doce fragrância do solo natal! (...)*
>
> **(Trecho da ária *Va pensiero*, da ópera *Nabuco*, composta por Giuseppe Verdi)**

Vinheta clínico-histórica

Giuseppe Verdi era um jovem músico com futuro promissor. Tanto era assim que um mercador e amante da música, de nome Antonio Barezzi, decidiu patrocinar a carreira musical do maestro em Milão, então grande palco da ópera italiana. Pelos reencontros do destino, Verdi acabou se apaixonando pela filha de seu tutor, Margherita. Em pouco tempo se casaram e juntos tiveram dois filhos, um casal.

Tudo parecia caminhar maravilhosamente bem na vida do rapaz. Os estudos musicais foram se efetivando e logo chegou a oportunidade para apresentar sua primeira ópera. *Oberto* era o nome da obra. Alla Scala, em Milão, o teatro. Infelizmente, porém, aquele momento da vida do compositor seria marcado pela tragédia, pois, justamente no período de composição da estreia, os dois filhos do músico, ainda muito pequeninos, morreram. Profunda melancolia adentrou a casa dos Verdi...

Ironicamente, quis o diretor do teatro Alla Scala que a segunda ópera do compositor fosse cômica. No entanto, como sorrir e fazer o público se divertir naqueles dias de dor? Dessa vez, o trágico não se confundiu com o cômico. *Un giorno di Regno* foi um fracasso total na estreia. Paralelamente, Margherita não aguentou aquela dor profunda e caiu provavelmente em grave transtorno depressivo que culminou na própria morte.

Verdi agora havia perdido os filhos e a esposa. Profunda revolta corroeu seu coração.

– Nunca mais irei compor! – decidiu desesperadamente o compositor.

Em pouco tempo, aquele jovem que tinha um futuro promissor entraria em verdadeiro ostracismo. Esquecido, enfrentou profunda privação econômica e sua vida parecia não ter mais sentido. Porém, uma jovem cantora que o admirara desde o primeiro contato com sua música pareceu não desistir daquela promessa musical. Assim, certo dia, apesar das reiteradas negativas de Giuseppe, ela lhe entregou um libreto para uma nova ópera, Nabucco. A princípio, Verdi decidiu nem olhar para o material, convencido de que a música tinha sido a origem dos dramas existenciais que o acometeram. Mas quis a força do destino – La forza del destino – que ele folheasse o libreto, indo ao encontro da pequena grande ária Va pensiero.

Aquelas palavras tocaram-lhe profundamente. Logo a inspiração, nascida naquele coração aflito e choroso, terminaria aquela que seria um dos maiores triunfos da história da música. Nabuco contava a história da escravidão dos judeus na Babilônia e por vários paralelos retratava o sentimento do povo italiano que na época via a parte norte de seu território ser dominada pelo império austríaco. Assim, durante muitos anos, Va pensiero, o coro dos escravos hebreus, foi o símbolo do nacionalismo italiano da época. A partir daquela composição, Verdi se reergueu, e o choro parece ter sido a água formadora do cimento com o qual o maestro construiu seu edifício musical, tornando-se um dos maiores compositores de ópera da história da música.

Quando se observa a história do compositor, pensa-se em de que maneira Giuseppe Verdi conseguiu fazer da dor um instrumento de crescimento. A resposta mais óbvia parece ser através da música. Além disso, porém, o conceito de resiliência pode surgir como uma resposta alternativa mais ampla.

Sugestão de filme: Giuseppe Verdi, o Rei da Melodia
(produzido por Maleno Malenotti)

INTRODUÇÃO

O termo *resiliência* vem do latim *resilio*, que significa "voltar ao estado natural". O conceito de resiliência foi desenvolvido inicialmente na física pelo cientista Thomas Young. Em 1807, ao estudar a elasticidade dos materiais, Young definiu resiliência como a *propriedade pela qual a energia armazenada em um corpo deformado é devolvida quando cessa a tensão causadora de uma deformação elástica*[1]. Nas ciências psicossociais, o termo se refere a um processo dinâmico associado a uma adaptação positiva do indivíduo diante de um contexto de significativa adversidade (Figura 18.1)[2].

A resiliência humana passou a ser estudada na década de 1970 mediante a avaliação dos atributos pessoais de crianças que prosperaram apesar de condições fortemente insalubres, como pobreza, violência comunitária, maus-tratos, doença crônica, pais com transtorno psiquiátrico grave e eventos catastróficos na infância[2]. Foram identificadas

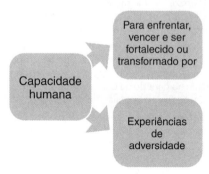

Figura 18.1 Conceito de resiliência.

algumas características nessas crianças, como envolvimento em atividades sociais positivas, prática de talentos ou interesses, aspiração educacional, empatia, expressividade social, inteligência, autocontrole e autoestima[3]. Também nessa época os pesquisadores estudaram os atributos individuais daquelas crianças que não conseguiam superar as adversidade da vida. Essa primeira geração de pesquisadores buscou identificar fatores de resiliência e fatores de vulnerabilidade relacionados com atributos individuais e posteriormente incluíram também a investigação de aspectos familiares e ambientais[2].

O PROCESSO RESILIENTE

A segunda geração de pesquisadores, na década de 1990, passou a estudar com maior detalhamento a interação entre os fatores de resiliência, os fatores de vulnerabilidade e os mecanismos psicológicos do indivíduo[4] a partir de um questionamento central: de que modo acontece o processo resiliente? Para Sturgeon e Zautra (2010)[5], o processo através do qual se constrói a resiliência pode ser mais bem compreendido quando se considera a interação de seus diversos componentes, como detalhado a seguir:

- **Fatores de resiliência e de vulnerabilidade:** cada indivíduo apresenta de maneira relativamente estável ao longo do tempo fatores de resiliência (por exemplo, vínculos sociais fortes ou traço de afeto positivo, como uma tendência de personalidade ao otimismo ou à extroversão) e fatores de vulnerabilidade (por exemplo, história de trauma na infância, depressão recorrente ou traço ansioso de personalidade).
- **Mecanismos de resiliência e de vulnerabilidade:** diante de uma situação adversa, os fatores de resiliência e os fatores de vulnerabilidade influenciam o desenvolvimento de mecanismos de resiliência e de vulnerabilidade, respectivamente. Esses mecanismos se referem a cognições, emoções e comportamentos existentes no contexto estressor, os quais, no primeiro caso, promovem bem-estar e facilitam as respostas de enfrentamento e, no segundo, comprometem a eficácia dessas respostas. Exemplos de mecanismos de resiliência poderiam ser o estado de afeto positivo (como um indivíduo que permanece otimista apesar da presença do agente estressor) e o engajamento em interações sociais positivas (no caso de uma pessoa que se envolve com sua rede social de suporte durante o período de estresse). Já exemplos de mecanismos de vulnerabilidade poderiam ser pensamentos de culpa e de catastrofização, afeto negativo (como raiva e tristeza) ou envolvimento em interações sociais danosas.
- **Respostas ou estratégias de enfrentamento (*coping*):** tanto os mecanismos de resiliência como os de vulnerabilidade irão influenciar as respostas de enfrentamento do indivíduo diante da adversidade. Essas respostas, que também podem ser chamadas de estratégias de enfrentamento, referem-se aos comportamentos que a pessoa executa para lidar diretamente com o agente estressor, seja ele interno (por exemplo, sentimento de angústia) ou externo (por exemplo, situação de pobreza). Algumas estratégias fortemente relacionadas com a resiliência consistem em resolução de problemas, planejamento, aceitação do que está fora do campo de influência pessoal e ressignificação positiva da adversidade[6], enquanto outras estratégias têm se mostrado contraproducentes, como a evitação ou a negação excessiva do problema[7].

A partir das estratégias de enfrentamento utilizadas, o indivíduo poderá favorecer ou dificultar a construção de seu processo resiliente. Esse processo, conforme descrito por Camarotti (2013)[1], *não é um pacote fechado, podendo acontecer em etapas, em saltos ou de forma continuada.* Também não se apresenta de modo uniforme para todos os tipos de adversidades, pois um indivíduo pode se mostrar altamente resiliente diante de um estressor específico e sucumbir diante de outro tipo de estressor[5].

Há, ainda, três classes primárias de desfechos resilientes[5]:

- **Recuperação:** em que o indivíduo, após um impacto inicial em seu ambiente interno de afetos e cognições, retorna a seu nível anterior de homeostase*.
- **Sustentabilidade:** quando, apesar do contexto adverso, ocorrem a manutenção de afetos positivos e da autoestima, a preservação de propósitos e ações de compromisso com eles, além de engajamento social, profissional e familiar.
- **Crescimento:** nesse caso, a partir do contato com a adversidade, o indivíduo se transforma positivamente, descobrindo um novo entendimento sobre suas capacidades, novos aprendizados e significações.

Percebe-se com isso que o processo resiliente evolui de modo peculiar a depender de interações entre múltiplos fatores, individuais e contextuais. Na sequência deste capítulo serão apresentados os aspectos neurobiológicos envolvidos na resposta ao estresse e no processo de resiliência, a importância desse tema para o médico e para o estudante de medicina, intervenções voltadas para a promoção de resiliência e, por fim, considerações práticas para a facilitação do processo resiliente pessoal. Não se pretende realizar uma explanação completa sobre o assunto, mas um apanhado geral, embora não superficial, a respeito desses vários elementos.

ASPECTOS NEUROBIOLÓGICOS RELACIONADOS COM A RESPOSTA AO ESTRESSE E AO PROCESSO DE RESILIÊNCIA

Estresse é definido como uma resposta do organismo à presença de uma ameaça a seu bem-estar. O estressor é entendido como um estímulo, interno ou externo, que leva a múltiplas respostas fisiológicas e psicológicas relacionadas com o estresse[8]. O cérebro é o órgão regulador da resposta ao estresse mediante o processamento dos estímulos sensoriais, a atribuição de uma carga afetiva à experiência, a interpretação de risco ou ameaça da situação e a regulação das respostas psicofisiológicas, as quais poderão ser adaptativas ou mesmo danosas ao indivíduo.

A amígdala, estrutura localizada na região anteromedial dos lobos temporais, é um componente central no processamento das emoções, especialmente** daquelas relacionadas com a vivência de estresse, como o medo e a ansiedade. A amígdala recebe amplas

---

*Os autores ressaltam que, apesar de esse desfecho em tese ser descrito como possível, na prática clínica não parece ser factível. O indivíduo resiliente, diferentemente dos objetos resilientes, está em constante modificação. Voltar ao nível anterior de homeostase não deve ser entendido como voltar a ser o que se era antes, pois as experiências modificam o ser.

**Recentemente, pesquisas têm mostrado que a amígdala também está envolvida no processamento de emoções positivas[12].

aferências do tálamo, uma estrutura subcortical que integra e retransmite os estímulos neurais provenientes das vias sensoriais do organismo, exceto da via olfatória[9]. Experiências potencialmente ameaçadoras são inicialmente apreendidas pelos órgãos sensoriais, passam pelas vias sensitivas, chegam ao tálamo e, a partir daí, ativam a amígdala (via talamoamigdaliana). A amígdala exerce um papel fundamental na atribuição de carga afetiva às situações vivenciadas.

Outras regiões também fundamentais para o processamento inicial das emoções são a ínsula e o hipocampo. Essas estruturas recebem aferências da amígdala e são essenciais para que o estímulo amigdaliano seja traduzido em experiência emocional consciente[10]. Por exemplo, pode-se experimentar a emoção de medo, na forma de sensações corporais e impulsos para a ação, sem que se saiba exatamente "do quê" e antes mesmo de se pensar algo do tipo "estou com medo" ou "de onde vem esse medo?". Quando se escuta um barulho abrupto, a tendência é se assustar, assumir automaticamente uma postura corporal defensiva e sentir expressões de ativação autonômica. Somente depois é que se reconhece (conscientemente) a vivência como "medo" e se avalia a origem do ruído, bem como os riscos reais da situação. Apesar de ser descrita aqui de modo separado, fisiologicamente toda essa cadeia de eventos ocorre muito rápida e dinamicamente.

A via talamoamigdaliana exerce uma função essencial para a sobrevivência do organismo, atuando na rápida detecção de estímulos mais grosseiros que sejam potencialmente ameaçadores à vida[11]. A amígdala também recebe aferências corticais de regiões como o córtex pré-frontal (CPF). Essa via, talamocorticoamigdaliana, mais lenta e mais complexa, está envolvida no processamento do medo aprendido[12].

A amígdala apresenta eferências para a ínsula (que tem como uma de suas funções a regulação da pressão arterial e da frequência cardíaca) e para o hipotálamo. Este, por sua vez, atua na ativação do eixo hipotálamo-hipófise-adrenal (HHA), resultando em liberação de cortisol na corrente sanguínea, e também modula a atividade do sistema nervoso autônomo. Perifericamente, há uma série de respostas fisiológicas ao estresse, como elevação da frequência cardíaca, da frequência respiratória, da pressão arterial e do tônus muscular, além da redução do fluxo sanguíneo para as vísceras e para a pele. Já em relação às funções mentais superiores, a amígdala emite eferências para o córtex frontal e para o parietal, regiões onde ocorrem o processamento cognitivo do medo e o reconhecimento consciente da ameaça.

Nesse ponto, algumas considerações são importantes sobre os conceitos de medo e de ansiedade. O medo pode ser compreendido como uma emoção básica, uma vivência afetiva não verbal, em estreita relação com expressões fisiológicas do organismo, direcionada ao presente e compartilhada com outros organismos filogeneticamente inferiores. A ansiedade, por sua vez, pode ser entendida como uma emoção mais complexa, essencialmente humana, uma experiência que pode trazer consigo a emoção de medo e as sensações físicas associadas, mas também inclui outro componente fenomenológico: os pensamentos. Estes tendem a ser direcionados ao futuro (um futuro imediato ou distante) e costumam ser experimentados pelo indivíduo como preocupações.

A ansiedade exerce uma função adaptativa, pois é capaz de motivar o indivíduo para a ação e aumentar seu estado de alerta e sua *performance* cognitiva. Além disso, é importante no enfrentamento saudável de muitas questões cotidianas (por exemplo, quando se está diante de um cronograma de provas da faculdade, de um projeto a ser entregue ou de um novo rodízio no internato do curso médico). Alguma ansiedade é fundamental para o enfrentamento efetivo dessas situações, podendo motivar o indivíduo a estudar alguns dias antes da prova, a planejar e executar etapas para a elaboração do projeto, a estudar mais e participar ativamente em seu aprendizado durante o novo rodízio.

Por outro lado, a ansiedade pode tomar proporções patológicas. Nesse caso, há algumas características peculiares, como intensidade ou duração desproporcionais ao estímulo eliciador, ou seja, a ansiedade patológica pode ter elevada intensidade, sendo incompatível com a ameaça real oferecida pela situação, pode persistir por longo período de tempo, significativamente maior do que a duração da situação ansiogênica, é vivenciada pelo indivíduo com grande sofrimento ou compromete sua funcionalidade (por exemplo, no trabalho ou na vida social). A ansiedade patológica é uma característica central (apesar de não exclusiva) dos transtornos de ansiedade.

Alterações funcionais ou estruturais amigdalianas têm sido reportadas em diversos estudos sobre ansiedade patológica e transtornos de ansiedade. Bas-Hoogendam e cols. (2016)[13] realizaram uma revisão de literatura sobre endofenótipos no transtorno de ansiedade social (TAS). Na revisão, os autores constataram alta correlação entre TAS e hiper-reatividade amigdaliana (por exemplo, ante a visualização de rostos desconhecidos ou mesmo com a imaginação de situações de exposição social). Já Clauss e cols. (2015)[14], em metanálise sobre a natureza do temperamento inibido e o risco para transtornos psiquiátricos, demonstraram ser a amígdala uma das estruturas cerebrais mais relacionadas com o temperamento inibido, tendendo a apresentar maior ativação e aumento volumétrico nos indivíduos com essa expressão comportamental. O temperamento inibido, por sua vez, foi definido como uma tendência demonstrada desde a infância e composta por inibição diante de situações não familiares, medo e sofrimento ante novidades e evitação de situações novas. Esse temperamento foi considerado pelos autores um importante fator de risco para o desenvolvimento de transtornos de ansiedade.

Quanto aos aspectos bioquímicos, têm sido descritos vários componentes relacionados com a resposta ao estresse e o processo de resiliência, entre eles: noradrenalina, neuropeptídeo Y (NPY), galanina, hormônio liberador de corticotrofina (CRH), cortisol, deidroepiandrosterona (DHEA), sistemas de neurotransmissão dopaminérgica e serotonérgica, fator neurotrófico derivado do cérebro (BDNF) e mediadores inflamatórios. Sob circunstâncias estressantes, o organismo libera noradrenalina de núcleos do tronco encefálico, especialmente do *locus coeruleus*. Esse neurotransmissor exerce um importante papel nos mecanismos de alerta e concentração; entretanto, quando em excesso, pode levar à inibição funcional do CPF, favorecendo respostas instintivas em detrimento de respostas cognitivas mais complexas[15]. Além disso, uma atividade aumentada do sistema noradrenérgico se relaciona com transtornos de ansiedade[16].

Em contrapartida, alguns autores sugerem que uma responsividade reduzida do sistema noradrenérgico pode estar relacionada com a resiliência[17]. Essa responsividade reduzida, por sua vez, está estreitamente relacionada com dois neuropeptídeos: NPY e galanina. Essas substâncias são liberadas quando o sistema noradrenérgico está altamente ativo, prevenindo assim seus efeitos lesivos. O NPY é produzido em diversas áreas cerebrais e atua como neurotransmissor, tendo possíveis repercussões na redução de ansiedade, estresse, percepção álgica, pressão arterial e na regulação do ritmo circadiano[18]. Além de seu papel de contenção sobre a atividade noradrenérgica excessiva, essa substância parece contrabalançar os efeitos ansiogênicos do CRH na amígdala, no hipocampo, no hipotálamo e no *locus coeruleus*, de modo que a resiliência parece envolver um balanço entre essa substância e o CRH durante os períodos de estresse[17].

A galanina, por sua vez, exerce outras funções, que incluem regulação nociceptiva, regulação do sono e do estado de alerta, cognição, além de vários aspectos neuroendócrinos associados à alimentação, ao metabolismo energético, à termorregulação, ao equilíbrio osmótico e à reprodução[19]. Em estudo experimental foi demonstrado que o aumento de galanina no *locus coeruleus* de ratos previne a ocorrência de comportamentos ansiosos após exposição ao estresse, promovendo comportamentos ativos de enfrentamento. Os autores observaram também que o estresse reduz a quantidade de espinhas dendríticas na região medial do CPF, sendo esta uma área cerebral importante no processo resiliente, enquanto a administração repetida de galanina exerce uma proteção contra essa perda[20].

Por fim, outras substâncias com possível contribuição no processo resiliente são: DHEA (ação antiglicocorticoide cerebral e efeito no sistema gabaérgico), serotonina (com funções ansiolíticas ou ansiogênicas a depender da região cerebral e dos receptores ativados), dopamina (facilita a extinção do medo) e BDNF (cujo papel nos mecanismos de resiliência ainda é incerto)[17]. Além disso, é sugerida a participação de algumas citocinas inflamatórias (por exemplo, interleucinas 1-beta e 6) na vulnerabilidade ao estresse e, em contrapartida, de citocinas anti-inflamatórias (por exemplo, interleucinas 4 e 10) nos mecanismos de resiliência[21].

A neuroanatomia funcional da resiliência é atualmente uma temática de grande interesse no universo das neurociências. Regiões como o núcleo dorsal da rafe (NDR) e o córtex pré-frontal ventromedial (CPFvm) têm sido bastante estudadas no contexto de estresse e resiliência. O NDR é uma região heterogênea localizada no tronco encefálico (ponte e mesencéfalo) e apresenta importantes eferências serotonérgicas para o sistema límbico. Essas vias neuronais têm função na amplificação do medo, mediado pela amígdala[22]. O CPFvm, por sua vez, relaciona-se com o NDR e exerce função importante nos mecanismos de resiliência, sendo sua atividade necessária para vários aspectos comportamentais resilientes[20].

O CPFvm realiza um controle inibitório do NDR por meio de neurônios glutamatérgicos que ativam interneurônios gabaérgicos, os quais, por sua vez, inibem os neurônios serotonérgicos projetados do NDR para regiões límbicas como a amígdala[22]. A ativação do CPFvm durante o contato com o agente estressor é suficiente para produzir resistência neuroquímica (inibição do NDR) e resistência às consequências comportamentais do estresse[23], prevenindo a ocorrência de comportamentos como inatividade e congelamento. A ativação do CPFvm está relacionada com o controle comportamental exercido pelo indivíduo diante de uma situação estressora, o que se refere à presença de estratégias de enfrentamento, de comportamentos ativos para o manejo ou para a resolução do agente estressor. Além disso, o CPFvm demonstra capacidade de plasticidade, visto que, após sua ativação diante de um agente estressor, a região também se torna ativa diante de estressores futuros[22].

O CPF como um todo é responsável pela forma de regulação emocional conhecida por *top-down*, associada ao processamento cognitivo e à atenção voluntária, em oposição à regulação *bottom-up*, na qual há redução da reatividade de estruturas subcorticais relacionadas com as emoções sem que haja recrutamento de regiões "superiores"[24]. Desse modo, a regulação *top-down* é uma via neurobiológica fundamental para o processo resiliente, uma vez que apresenta estreita relação com o processamento cognitivo e, portanto, com os mecanismos conscientes de aprendizado.

Por fim, os aspectos genéticos e epigenéticos relacionados com a resiliência constituem outra área de interesse científico. Sabe-se que vários polimorfismos genéticos têm influência sobre a reatividade límbica e a conectividade entre o sistema límbico e o CPF, o que repercute na maneira como o indivíduo responde a eventos estressores[17]. Entretanto, essa área do conhecimento ainda necessita de mais estudos[18].

A RESILIÊNCIA E A PRÁTICA MÉDICA

O grande nível de estresse vivenciado por estudantes de medicina é amplamente reconhecido na literatura científica. Desde meados do século XX, vários trabalhos demonstravam esse fenômeno[25]. Também foi observado, em pesquisa longitudinal, um decréscimo na satisfação com a vida ao longo do curso médico[26]. De fato, são muitas as potenciais ameaças ao bem-estar durante esse período de formação: grande quantidade de conhecimento a ser adquirido, falta de tempo para rever os conteúdos, habilidade insuficiente na prática médica, desejo de fazer bem feito (elevada expectativa de resultado), dificuldade em acompanhar o cronograma de estudos e intensa carga de trabalho, entre outras situações estressoras[27].

Por outro lado, o processo de resiliência também tem sido pesquisado em estudantes de medicina, especialmente na última década. Kjeldstadli e cols. (2006)[26] realizaram uma pesquisa longitudinal com mais de 200 alunos de medicina e identificaram aqueles considerados resilientes, os quais mantiveram um nível estável de satisfação com a vida ao longo do curso. Nesses estudantes foram observadas algumas características que os diferenciavam dos demais, como a percepção de menor interferência do curso sobre a vida social e pessoal, além de menos uso de estratégias de enfrentamento focadas nas emoções. Essas formas de resposta ao estresse se referem a comportamentos ou a cognições que visam lidar diretamente com o desconforto emocional e não com a modificação da situação estressora em si (por exemplo, negar o problema, pensar em outra coisa, distrair-se, usar bebida alcoólica para alívio de tensões ou executar manobras de relaxamento). Algumas dessas formas de resposta ao estresse podem até ser adaptativas, quando utilizadas em situações específicas ou com baixa frequência, porém as estratégias de enfrentamento direcionadas ao problema estão muito mais associadas ao processo resiliente[6].

Há poucos anos foi publicada uma pesquisa sobre as características protótipicas da resiliência em médicos[28]. Por meio de entrevista semiestruturada, foram avaliados 200 médicos atuantes na Alemanha, incluindo residentes, assistentes e diretores. A análise das respostas revelou 30 estratégias, as quais foram agrupadas em três dimensões de comportamentos resilientes. As principais estratégias resilientes mencionadas pelos médicos foram:

- **Fontes de satisfação no trabalho médico:** relação médico-paciente, eficácia médica.
- **Práticas e rotinas:** atividades de lazer, convívio com os colegas, convívio com familiares e amigos, manejo proativo das próprias limitações e dúvidas, atitude reflexiva, engajamento em um aprendizado continuado, auto-organização, demarcação da carga horária de trabalho, práticas espirituais.
- **Atitudes:** percepção realista das situações, autoconsciência, aceitação dos limites pessoais, observação da experiência em perspectiva, interesse em compreender a pessoa por trás dos sintomas.

Então, como desenvolver características pessoais resilientes? Por onde começar? Epstein e cols. (2013)[29] recomendam as seguintes estratégias para o fortalecimento ou a manutenção da resiliência médica:

1. **Autoconsciência e automonitoramento:** capacidade de identificar prontamente as manifestações do estresse (sendo a prática de *mindfulness* uma ferramenta efetiva para a promoção dessa habilidade, segundo os autores).
2. **Autorregulação e resiliência:** envolve a aplicação de estratégias eficazes de enfrentamento do estresse.
3. **Responsabilidade institucional:** os autores afirmam que, infelizmente, poucas faculdades médicas têm incorporado à grade curricular mecanismos de promoção de autoconsciência e autocuidado para os alunos.

Apesar disso, percebe-se uma tendência mundial crescente para o reconhecimento da importância e aplicação de intervenções promotoras de resiliência em estudantes de medicina[30]. Uma dessas tentativas foi iniciada por dois autores deste livro, Leonardo Machado e Amaury Cantilino, no segundo semestre de 2016 na Universidade Federal de Pernambuco (UFPE), durante o módulo de psicologia médica do sétimo período do curso de medicina. No momento em que este capítulo foi escrito, os resultados da pesquisa realizada com a referida intervenção foram transcritos na tese de doutorado em neuropsiquiatria e ciências do comportamento pela UFPE de Leonardo Machado e em artigos científicos submetidos a revistas científicas.

RESILIÊNCIA E PROGRAMAS DE INTERVENÇÃO

Os programas de intervenção para a promoção de resiliência funcionam como estratégias educacionais com os propósitos de facilitar a construção de habilidades de enfrentamento e fortalecer o processo resiliente. Nos últimos anos, essa tem sido uma área de interesse crescente na comunidade científica com aplicação em diversos contextos e favorecida pelo surgimento prévio de escalas validadas para a mensuração de resiliência.

Ao longo dos últimos 30 anos, várias estratégias têm sido desenvolvidas para a aferição do construto resiliência. Nesse período, uma revisão da literatura identificou 19 escalas e analisou suas propriedades psicométricas, classificando três delas como mais bem avaliadas[31]: *Connor-Davidson Resilience Scale* (CD-RISC), *Resilience Scale for Adults* (RSA) e *Brief Resilience Scale* (BRS). No entanto, os autores concluíram que todas as escalas estudadas necessitam de mais trabalhos de validação. No Brasil, existem atualmente três escalas validadas[32]: Escala de Resiliência (ER), Escala de Resiliência Disposicional (DRS-Br) e Escala de Connor-Davidson (RISC-Br). O Quadro 18.1 apresenta algumas características das escalas já validadas para o português brasileiro.

Pesquisas bem desenhadas sobre intervenções promotoras de resiliência têm sido publicadas apenas recentemente, inclusive na área de educação médica. Uma revisão de literatura realizada por Rogers (2016)[36] fornece maior clareza nesse sentido. Essa revisão investigou as intervenções promotoras de resiliência já aplicadas em estudantes e profissionais da saúde e que usaram escalas validadas de resiliência. A maioria dos 16 trabalhos identificados foi produzida nos últimos 5 anos, refletindo a atualidade do tema e o número ainda pequeno de boas publicações a respeito. Quase a metade dos estudos avaliados foi direcionada especificamente à promoção de resiliência em médicos ou estudantes de medicina. Percebe-se que as principais intervenções já estudadas nessa população foram *workshops* (integrando múltiplas abordagens), intervenções cognitivo-comportamentais, pequenos grupos de resolução de problemas e compartilhamento de experiências, técnicas de relaxamento e intervenções com base em *mindfulness*. O autor sugere que a melhor intervenção para promoção de resiliência em estudantes e profissionais da saúde parece consistir na combinação de múltiplas técnicas. A seguir serão apresentadas algumas pesquisas de intervenção pró-resiliência que incluíram médicos ou estudantes de medicina entre seus participantes.

Steinhardt e Dolbier (2008)[6] realizaram um dos primeiros estudos que incluíram universitários da área da saúde entre os sujeitos de intervenção. Participaram 57 acadêmicos (a maior parte de graduandos, mas também mestrandos e doutorandos), os quais foram randomizados em dois grupos distintos: o grupo de intervenção (com 30 indivíduos) e o grupo de comparação (com 27 acadêmicos em lista de espera). O grupo ativo recebeu intervenções psicoeducacionais ao longo de quatro sessões semanais com 2 horas de duração cada. Foram aplicadas escalas avaliativas antes e logo após a intervenção em ambos os grupos, incluindo a DRS e a CD-RISC, para mensuração da resiliência. Em cada avaliação, os participantes deveriam embasar suas respostas na semana anterior. Os resultados indicaram que na segunda aferição apenas o grupo ativo demonstrou escores significativamente maiores em resiliência e em fatores protetores (afeto positivo, autoestima e autoliderança), além de estratégias de enfrentamento mais efetivas (alta resolução de problemas e baixa evitação) e menores escores sintomatológicos (afeto negativo, sintomas depressivos e estresse). A seguir, encontra-se uma descrição estrutural sumária da intervenção elaborada por Steinhardt e Dolbier (2008)[6], conduzida no formato de *workshops*, contendo processos reflexivos e influências cognitivo-comportamentais:

- **Primeira sessão ("Transformando estresse em resiliência"):** psicoeducação sobre estresse, resiliência e estratégias de enfrentamento. Foram apresentados dois grandes grupos de estratégias: com foco nas emoções e com foco no problema.

Capítulo 18 Resiliência – Para o Paciente, para o Médico e para a Vida

Quadro 18.1 Descrição das escalas de resiliência validadas para o português brasileiro

	Escala de resiliência (ER)	Escala de resiliência disposicional (DRS-Br)	Escala de Connor-Davidson (RISC-Br)
Autores da validação para o português brasileiro	Pesce e cols. (2005)	Solano (2016)	Solano (2016)
Escala original	Resilience Scale (RS)	Dispositional Resilience Scale (DRS)	Connor-Davidson Resilience Scale (CD-RISC)
Autores da escala original	Wagnild e Young (1993)	Bartone (1989)	Connor e Davidson (2003)
Propósito da escala	Avaliar o grau de resiliência na forma de competência individual e aceitação de si próprio e dos outros[31]. Nessa escala, a resiliência é vista como uma característica de personalidade, positiva, que melhora a adaptação da pessoa às situações[33]	Projetada para mensurar a resiliência disposicional, ou seja, a resiliência como traço de personalidade: capacidade de comprometimento, sensação de controle e aceitação de desafios[32]	Nessa escala, a resiliência é vista como o resultado de estratégias adaptativas de enfrentamento do estresse[33]. A CD-RISC é composta por cinco dimensões[32]: (1) competência pessoal, ideais elevados e tenacidade; (2) confiança no próprio instinto, tolerância para com afetos negativos e fortalecimento pelo estresse; (3) adaptação às mudanças e relacionamentos de apego seguro; (4) autocontrole; (5) influências da espiritualidade
Considerações	Apresenta limitações para a avaliação de mudanças[31]	Não se adapta ao conceito dinâmico de resiliência[31]	Foi desenvolvida para aplicação na prática clínica[31] e considera a resiliência como um construto pessoal dinâmico, sendo esse atributo enfatizado pela maioria dos estudiosos atuais do tema. Parece ser a escala de resiliência que mais tem recebido refinamentos, adaptações culturais e estudos de validação[32]
Número de itens e tipos de resposta	25 itens, descritos de forma positiva, com resposta variando de 1 (discordo totalmente) a 7 (concordo totalmente)[34]	Bartone apresentou três versões da escala: com 45 (1989), 30 (1991) e 15 itens (1995 e 2007), de conotação positiva e negativa. As possibilidades de resposta variam de 0 (não é totalmente verdadeiro) até 4 (totalmente verdadeiro)[35]. A DRS-Br é uma adaptação da versão mais recente de Bartone, contendo 15 itens[32]	25 itens, de conotação positiva, cujas opções de resposta variam de 0 (totalmente falso) a 4 (quase sempre verdadeiro)[32]
Pontuação	Varia de 25 a 175 pontos, com valores altos indicando elevada resiliência[34]	A DRS produz pontuações específicas para cada uma das três subescalas[35]	Varia de 0 a 100 pontos, com valores altos indicando elevada resiliência

224 Seção IV Dimensão Humanística

- **Segunda sessão ("Responsabilizando-se"):** discussões sobre a importância das escolhas pessoais, considerando-se aquilo que é passível de influência pelo indivíduo.
- **Terceira sessão ("Concentrando-se em interpretações embasadas"):** discussão do modelo cognitivo-comportamental proposto por Albert Ellis (o criador da *terapia racional emotiva comportamental*). Enfatizou-se a influência que os pensamentos e as interpretações dos fatos têm sobre as emoções e os comportamentos do indivíduo.
- **Quarta sessão ("Criando conexões significativas"):** conscientização sobre a importância da proximidade com amigos e com pessoas queridas durante períodos de estresse, além de psicoeducação sobre o conceito de autoliderança e estímulo ao fortalecimento desse construto pessoal. Autoliderança, para os autores, seria *a região nuclear do self que demonstra uma visão em perspectiva e compassiva do próprio indivíduo*, associada a características pessoais, como tranquilidade, clareza, curiosidade, confiança, coragem, criatividade, conectividade e contentamento.

Lançando mão de outra forma de abordagem, Sood e cols. (2011)[37] desenvolveram o *Stress Management and Resiliency Training* (SMART), um programa de intervenção voltado para o aumento de resiliência e da qualidade de vida, bem como para a redução do estresse e da ansiedade. O SMART é composto por uma sessão única de 90 minutos, uma sessão opcional de reforço (de 30 a 60 minutos) e exercícios respiratórios diários (de 5 a 15 minutos), e foi construído com base nos princípios da *Attention and Interpretation Therapy* (AIT). A AIT, por sua vez, é uma abordagem fundamentada em *mindfulness* que incentiva o uso da habilidade de atenção plena para a percepção do ambiente externo, com curiosidade pelo mundo circundante, além de estimular a busca de valores e sentidos de vida[38]. Há poucos anos, o SMART foi testado em um grupo-piloto de 20 médicos, em formato randomizado e controlado por lista de espera (com 12 médicos), e demonstrou, após 8 semanas da intervenção, resultados significativos no aumento de resiliência (avaliada por meio da CD-RISC) e da qualidade de vida global, bem como na redução de estresse e de ansiedade[37].

Mais recentemente, Peng e cols. (2014)[39] realizaram um estudo em que avaliaram os efeitos do Programa de Resiliência da Pensilvânia (PRP) sobre estudantes de medicina de uma universidade chinesa. O PRP é um programa de treinamento embasado na psicologia positiva e em princípios cognitivo-comportamentais desenvolvido por Martin Seligman (considerado o pai da psicologia positiva). O estudo chinês aplicou o PRP em um grupo de 30 estudantes, enquanto outros 30 formaram o grupo de controle (lista de espera). Cada um dos grupos era composto por 15 indivíduos altamente resilientes e 15 indivíduos pouco resilientes, identificados após a aplicação da CD-RISC em uma população de 312 estudantes.

A intervenção utilizada na pesquisa foi constituída por 10 sessões semanais de 90 a 120 minutos, enquanto os componentes de desfecho foram avaliados antes e logo após a intervenção. Resultados significativos foram encontrados apenas no grupo ativo, porém diferiram de acordo com o nível de resiliência inicial dos participantes. Os indivíduos menos resilientes apresentaram aumento nos escores de resiliência, de afeto positivo e de avaliação cognitiva, além de redução nos escores de afeto negativo e de supressão emocional. Já os indivíduos mais resilientes demonstraram aumento de afeto positivo, além de redução de afeto negativo e de supressão emocional. Considerando os resultados, percebe-se que o

PRP pode ser uma intervenção efetiva para a promoção de resiliência em estudantes de medicina, especialmente para aqueles menos resilientes. A estrutura psicoeducativa da intervenção realizada por Peng e cols. (2014)[39] consiste nas seguintes sessões:

- **Primeira sessão ("Conexão entre pensamentos e emoções"):** introdução do modelo cognitivo-comportamental de Albert Ellis.
- **Segunda sessão ("Desafiando pensamentos e crenças irracionais"):** identificação de pensamentos negativos e construção de novas perspectivas.
- **Terceira sessão ("Treinamento cognitivo"):** manejo de situações negativas e pensamento flexível.
- **Quarta sessão:** revisão das sessões 1 a 3.
- **Quinta sessão ("Comunicação interpessoal"):** prática de *role-play*, demonstrando três padrões de comunicação (impulsivo, passivo e confiante), com estímulo ao exercício deste último.
- **Sexta sessão ("Estratégias para manejo de estresse"):** prática de exercícios respiratórios e relaxamento muscular.
- **Sétima sessão ("Modificação comportamental"):** estímulo à modificação de comportamentos mal-adaptativos, além de práticas voltadas para a resolução de problemas (dividindo-os em pequenas partes).
- **Oitava sessão:** revisão das sessões 5 a 7.
- **Nona sessão ("Exercícios de resolução de problemas").**
- **Décima sessão:** revisão de todo o conteúdo.

Atualmente, as intervenções pró-resiliência apresentam certa evidência de eficácia na população de médicos e de estudantes de medicina e constituem uma área empolgante em pleno desenvolvimento. Nesse cenário, inúmeros questionamentos e desafios se fazem presentes. Qual é a magnitude dos efeitos de longo prazo dessas intervenções? Qual é o melhor programa de treinamento para os estudantes de medicina e para os profissionais já formados? Como incorporar efetivamente esses conhecimentos ao currículo da graduação? Essas são apenas algumas das várias inquietações positivas que orbitam em torno do tema.

CONTRIBUIÇÕES PRÁTICAS DAS PSICOTERAPIAS PARA A PROMOÇÃO DE RESILIÊNCIA

Neste tópico serão apresentadas algumas orientações psicoeducativas voltadas para a prática pessoal, cujo embasamento teórico é congruente com as principais intervenções pró-resiliência já estudadas em médicos e estudantes de medicina. O conteúdo pode ser considerado um recurso biblioterapêutico, sendo a biblioterapia, por sua vez, uma intervenção autodirecionada que o indivíduo realiza a partir da leitura de um material fundamentado em protocolos psicológicos de tratamento[40]. As estratégias biblioterapêuticas têm demonstrado eficácia no tratamento de diversos transtornos psiquiátricos[41], bem como na promoção de resiliência[42].

Por quais motivos vale a pena viver?

Um dos primeiros a enfatizar esse tipo de indagação no universo da saúde mental foi Viktor Frankl, psiquiatra austríaco que, insatisfeito com as teorias de Freud e Adler sobre o funcionamento psíquico, ainda na década de 1930 começou a elaborar sua própria teoria psicopatológica e sua forma de abordagem psicoterapêutica, atualmente conhecida por *logoterapia, psicoterapia centrada no sentido* ou *análise existencial de Viktor Frankl*. Frankl pode ser considerado um dos precursores no estudo da resiliência humana. Para ele[43], *a busca do indivíduo por sentido é a motivação primária em sua vida*. Descobrir sentidos de vida e agir em sua direção possibilita o surgimento espontâneo da felicidade, o enfrentamento positivo e das adversidades e facilita o convívio e a superação do sofrimento. A resiliência pode ser amplamente favorecida nesse processo.

O primeiro passo seria identificar sentidos de vida, tendo em mente que esse é um trabalho individual, ou seja, cada pessoa é responsável pela identificação de sentidos em sua própria vida e pelo comprometimento com eles. Frankl (2015)[43] refere que os sentidos de vida só podem ser descobertos no mundo prático das ações (e não meramente no âmbito metafísico), podendo o indivíduo descobrir sentido através dos seguintes comportamentos: criando um trabalho ou praticando um ato, experimentando algo ou encontrando alguém, ou pela atitude adotada diante do sofrimento inevitável.

Se desejar, permita-se passar alguns minutos com as reflexões listadas a seguir, tendo por base sua experiência de vida:

- Você consegue se lembrar de alguma tarefa ou ação no passado que foi acompanhada por um sentimento de realização pessoal?
- Que emoções você sente quando está envolvido em uma tarefa ou ação de grande significado para você? Que pensamentos passam por sua mente?
- Com que frequência você tem se envolvido em tarefas ou ações de grande importância pessoal? Você está satisfeito com essa frequência?
- O que você sente quando está compartilhando o momento com alguém importante em sua vida? Você tem feito isso ultimamente?
- Pense em alguma situação desconfortável pela qual você está passando agora, neste momento da vida, uma situação que lhe causa sofrimento, mas que você não pode modificar. Como você está lidando com isso?
- Como você imagina sua vida daqui a 10 anos? E daqui a 20 anos? Tente imaginar com alguma riqueza de detalhes, incluindo pessoas, situações, ocupações, sentimentos, pensamentos...
- O que faz sua vida valer a pena?
- Você percebeu, a partir dessas reflexões, algo que gostaria de pôr em prática atualmente?

Um dos itens se refere ao sofrimento inevitável e, nesse ponto, a psicologia budista pode oferecer importantes contribuições[44]. Tradições orientais budistas têm se debruçado sobre esse tema por milênios e vêm fornecendo elementos que nas últimas décadas têm sido incorporados à psicologia ocidental.

O sofrimento está presente durante todo o curso da vida, mas é possível considerar a existência de dois componentes em sua estrutura: o sofrimento "limpo" (ou a "primeira flecha do sofrimento") e o sofrimento "sujo" (ou a "segunda flecha do sofrimento").

O sofrimento "limpo" é aquele experimentado diretamente e considerado inevitável, como uma dor sentida após tocar na água quente ou a emoção inicial de tristeza vivenciada depois de uma demissão. Por outro lado, o sofrimento "sujo" se manifesta após reações ao sofrimento inicial, aumentando a experiência de desconforto.

Por exemplo, se após sentir uma tristeza inicial com a demissão do emprego o indivíduo "mergulhar" em pensamentos do tipo "eu mereço mesmo!", "tinha que acontecer logo agora?", "eu sou um lixo!", "não vou mais conseguir outro emprego assim!", a tendência é que o sofrimento inicial (tristeza) seja amplificado, passando o indivíduo a vivenciar uma tristeza ainda maior e o surgimento de outras emoções negativas, como raiva, medo, ansiedade e desespero.

Desse modo, a maneira como se responde ao sofrimento inevitável tem grande impacto sobre o estado emocional, sendo uma janela estratégica de oportunidade para a construção do processo resiliente. Na prática, vários recursos psicoterapêuticos podem ser aplicados ao manejo adaptativo do sofrimento inevitável, como técnicas cognitivo-comportamentais e a habilidade de *mindfulness.*

Vinheta histórica

A trágica Segunda Guerra Mundial já foi relatada e vista por diversos ângulos. O olhar de Viktor Frankl, no entanto, é encantador. Médico psiquiatra e psicoterapeuta de origem judaica, desde jovem demonstrou interesse pela área, correspondendo-se e conhecendo pessoalmente Sigmund Freud, o médico neurologista fundador da psicanálise.

Tendo passado grandes privações econômicas com seus familiares durante a Primeira Guerra Mundial, Frankl posteriormente obteve relativo sucesso profissional. Assim, quando estourou a Segunda Grande Guerra e os nazistas invadiram Viena, ele ocupava o cargo de diretor do pavilhão das mulheres suicidas do hospital psiquiátrico da referida cidade. Naquela ocasião recebeu a ordem de provocar eutanásia em todos os doentes mentais daquela instituição. Heroicamente, porém, desobedeceu às ordens germânicas.

Entretanto, por ser judeu, Frankl, sua esposa grávida e a família foram levados aos temidos campos de concentração e separados uns dos outros. Viktor recebeu a tatuagem de prisioneiro número 119.104 e sobreviveu a essa tragédia, mas, ao ser libertado no final da guerra, descobriu que sua esposa, seus pais e um dos irmãos haviam sido mortos durante o holocausto.

Alma sensível, o eminente psiquiatra conseguiu legar à humanidade um olhar diferenciado sobre aquele momento. Ele notou que com o tempo os judeus dos campos de concentração percebiam que iam morrer de uma ou de outra forma. Se não fosse de fome ou por alguma afecção, seria nos terríveis banhos dos quais ninguém voltava. Desse modo, era relativamente comum observar alguém que cometia o suicídio, segurando nos fios de alta tensão das grades. Apesar disso, muitos se mantinham firmes. E ele começou a questionar o que motivaria as pessoas a quererem permanecer vivas.

Com o tempo, foi percebendo que elas encontravam um sentido para sobreviver. Um desejava rever os parentes e ajudar a filhinha a superar aquele trauma. Outro se vinculava a um "porquê" metafísico para entender o significado de aquilo estar ocorrendo na própria vida. Todos encontravam um sentido existencial.

Frankl já suspeitava que isso era de fundamental importância. Até porque, tempos antes, escolheu para sua primeira conferência, no ano de 1921, o título *A respeito do sentido da vida*. Agora, no entanto, era fato. Ele estava diante da comprovação. Ele mesmo aplicaria em si os princípios de encontrar um sentido, ainda que dentro de dias trevosos.

Paralelamente, notou que, mesmo dentro daquele campo de dor, para se sentirem mais humanas as pessoas se utilizavam da arte e do humor para aliviar as tensões. Viktor Frankl fundou, assim, a logoterapia, ou a terapia do sentido, e ele próprio foi o primeiro paciente a dela se valer nos campos de concentração nazistas. Ele estava convencido de que não eram somente os momentos de alegria que traziam ensinamentos, mas também as horas de sofrimento, a depender do olhar.

Leitura recomendada: Frankl V. *Em busca de sentido* – Editora Vozes.

228 Seção IV   Dimensão Humanística

Técnicas cognitivo-comportamentais

A terapia cognitivo-comportamental (TCC) se utiliza de uma ampla variedade de técnicas psicoeducativas e de intervenções para treinamento de habilidades. A seguir serão apresentados alguns recursos de aplicação prática:

- **O modelo ABC de Albert Ellis:** trata-se de um modelo cognitivo-comportamental desenvolvido na década de 1960 que enfatiza a influência dos pensamentos e das crenças sobre emoções, sensações e comportamentos. O Quadro 18.2 apresenta um esboço explicativo.

- **Identificando pensamentos automáticos:** no curso das atividades cotidianas é comum o surgimento de pensamentos avaliativos sobre as situações, muitas vezes sem que a pessoa os perceba com clareza. Esses pensamentos ("B") acabam influenciando as emoções vivenciadas e a maneira como o indivíduo se comporta ("C"). Esses pensamentos costumam surgir rapidamente diante das situações (pensamentos automáticos) e podem ter características irracionais. Algumas categorias de pensamentos irracionais incluem as seguintes[45]: (1) *pensamento tudo ou nada:* visão polarizada das situações, considerando apenas os extremos (por exemplo, ou se está totalmente certo ou totalmente errado ou se é totalmente eficaz ou um fracasso absoluto); (2) *raciocínio emocional:* tirar conclusões a partir da emoção vivenciada (por exemplo, "Estou me sentindo muito ansioso; então, isso quer dizer que a situação é mesmo perigosa"); (3) *adivinhação:* prever a ocorrência de algo negativo (por exemplo, "Eu vou tirar uma nota ruim na prova"); (4) *leitura mental:* antever o que os outros irão pensar (por exemplo, "Ele não vai gostar de mim"); (5) *pensamentos do tipo "deveria":* ideia fixa e preconcebida sobre o modo como o próprio indivíduo ou as pessoas devem agir; (6) *desqualificação do positivo:* ignorar ou desqualificar os atributos pessoais positivos; (7) *catastrofização:* projetar consequências desastrosas para as ações pessoais ou as situações em geral. Uma consideração importante: tomar consciência dos pensamentos automáticos que surgem nas situações cotidianas é o primeiro passo para avaliar se eles são ou não irracionais.

- **Questionando pensamentos automáticos:** após a identificação de um pensamento automático, é possível fazer uma série de perguntas, mentalmente, para a avaliação de sua veracidade e sua utilidade. Seguem algumas sugestões de questionamento[46], exemplificadas pelos pensamentos elencados no Quadro 18.2: "Estou 100% certo de que chegarei atrasado?"; "Tenho uma bola de cristal?"; "Quão ruim seria eu chegar atrasado?"; "Como posso lidar com isso?"; "Quais evidências tenho a favor do pensamento 'o paciente não vai confiar em mim'?"; "Quais as evidências de que ele irá confiar em mim?"; "Não saber a dose do medicamento é igual a ser inseguro?"; "Há outro ponto de vista?".

- **Resolução de problemas:** a primeira indagação seria: se existe algum problema a ser solucionado? Talvez o problema identificado seja passar em um concurso ou escrever uma dissertação, ou então sanar a deficiência de alguma habilidade profissional ou pessoal. Uma vez identificado o problema de interesse, realiza-se a chamada tempestade de ideias mediante a produção de um grande número de possíveis soluções. Para que esse processo seja efetivo é importante que a pessoa exercite sua criatividade e

Quadro 18.2 Descrição e exemplificação do modelo cognitivo-comportamental de Albert Ellis

A		B		C
Evento ou situação ativadora	Influencia o surgimento de	**Pensamentos ou crenças**	Influenciam o surgimento de	**Emoções, sensações ou comportamentos**
Exemplos:				
Estar dentro de um ônibus, a caminho da faculdade, e perceber um engarrafamento logo adiante		"Isso só acontece comigo!" "Eu vou me atrasar" "Todos da faculdade vão achar que eu sou irresponsável"		Raiva, ansiedade, movimentos de inquietação no corpo e decisão de faltar à aula
Verificando a dose de um medicamento no *smartphone* durante o atendimento a um paciente		"Eu já deveria saber isso" "O paciente vai perceber que eu não sei a dose" "Eu sou inseguro" "O paciente não vai confiar em mim"		Ansiedade, vergonha, tristeza, tensão muscular, fala hesitante e encerramento precoce do atendimento
Exercício:				
Agora, lembre-se de uma situação recente em que você sentiu alguma emoção desagradável (medo, ansiedade, raiva, tristeza, vergonha)		Que pensamentos passaram pela sua mente naquela ocasião ou que pensamentos poderiam ter passado?		Que emoções você sentiu? Lembra-se de alguma sensação no corpo? O que você fez?

se abstenha da autocrítica, ou seja, o indivíduo se dispõe a gerar mais e mais soluções (anotando-as se desejar) sem se preocupar caso algumas delas pareçam tolas. Em seguida, a pessoa avalia as consequências esperadas para cada uma das soluções, escolhe uma ou mais e as coloca em prática. Durante esse processo, que é dinâmico, o indivíduo precisa atentar para a possível necessidade de escolher outras ou de gerar mais soluções, aplicando-as e verificando os novos resultados. Além disso, é possível fragmentar o problema inicial em várias partes menores, as quais poderão ser trabalhadas uma a uma com as mesmas estratégias descritas.

- **Respiração diafragmática:** essa técnica pode ser utilizada para o manejo de estados agudos de ansiedade. Um modo de exercitá-la é o seguinte: sente-se em uma cadeira, mantenha uma postura ereta e os dois pés em contato com o chão; coloque a mão direita sobre o abdome e a esquerda sobre o tórax; respire com o abdome (as mãos funcionam como uma pista visual e proprioceptiva, ajudando-o a manter a respiração no abdome e não no tórax); não é necessário encher completamente os pulmões, basta respirar lentamente, com um tempo expiratório aproximadamente duas vezes maior que o tempo inspiratório; realize uma breve pausa respiratória após cada expiração.

Mindfulness: abertura ao momento presente

O termo *mindfulness* se origina da palavra *sati* em páli, idioma utilizado nas tradições budistas 2.500 anos atrás[44]. Em português, *mindfulness* tem sido mais frequentemente traduzido como *atenção plena*. Esse conceito milenar foi trazido à medicina ocidental na década de 1970 por Jon Kabat-Zinn, professor emérito da University of Massachusetts Medical School. Para Kabat-Zinn (2013)[47], *mindfulness é, simplesmente, a consciência do momento presente de forma não julgadora*. Refere-se a um modo peculiar de direcionamento da atenção ao fluxo de experiências que se desenvolvem no momento presente, sendo este o presente imediato, que está exatamente agora diante do indivíduo. Trata-se de uma capacidade natural do ser humano, a qual costuma ser pouco utilizada pela maioria das pessoas.

A habilidade de *mindfulness* costuma ser treinada por meio de exercícios meditativos sem qualquer conotação religiosa (prática formal), durante os quais o indivíduo geralmente permanece sentado ou deitado, em silêncio, escutando um áudio-guia ou a condução verbal de um instrutor (com o tempo, este último item deixa de ser necessário). Desde o início de qualquer programa com base em *mindfulness*, o participante também é incentivado a aplicar essa habilidade em tarefas cotidianas (prática informal), trazendo-a, de fato, para dentro de sua vida. Um consenso entre praticantes e estudiosos do assunto é que o *mindfulness* só pode ser adequadamente compreendido por meio da prática pessoal (e não através de conceitos e definições). Por isso, serão apresentados alguns exercícios de *mindfulness* organizados pelos autores e sugeridos como introdução terapêutica e vivencial do *mindfulness* (Quadros 18.3 a 18.5). Para aprofundamento, recomenda-se o desenvolvimento de uma prática regular, auxiliada por livros e áudios confiáveis ou, principalmente, por um instrutor capacitado.

Quanto à duração dos exercícios, sabe-se que uma prática regular de *mindfulness* por cerca de 20 minutos diários é capaz de promover mudanças psicológicas significativas[48]. No entanto, a atitude de buscar resultados pode em si comprometer o desenvolvimento dessa habilidade. Por isso, recomenda-se que apenas depois de algumas semanas de prática regular o indivíduo se disponha a avaliar os efeitos do *mindfulness* em sua vida.

A palavra *mindfulness* pode ser utilizada para designar uma habilidade, como descrito nos parágrafos anteriores, mas também pode se referir a um estado do indivíduo em dado momento ou mesmo a um traço da personalidade. Nesse ponto, dois conceitos se mostram bastante ilustrativos: "modo fazer" e "modo ser".

O "modo fazer" se refere à maneira como geralmente as pessoas funcionam em seu dia a dia, elaborando estratégias, comparações ou julgamentos para alcançar objetivos. Quando se deseja obter o que não se tem ou afastar o que não se quer, a mente entra no "modo fazer"[49]. Em alguns momentos, há uma função adaptativa do "modo fazer" (por exemplo, quando se está diante de um projeto a realizar). Entretanto, em diversas outras situações esse modo de funcionamento pode ser contraproducente e aumentar o sofrimento da pessoa (por exemplo, quando se está passando uma tarde na praia com a família e a atenção se mantém submersa em um oceano de preocupações ou ruminações ou quando se reage à emoção de tristeza com autorrepreensão e com raiva).

Por outro lado, no "modo ser" o indivíduo se permite estar com sua própria experiência sem a intenção de mudá-la, mas percebê-la em seus diversos componentes, como um observador compassivo de si próprio. Isso permite à pessoa obter maior clareza sobre seu mundo interno, bem como maior consciência sobre seus comportamentos e escolhas. Esse é o modo de prestar atenção relacionado com o *mindfulness*.

Quadro 18.3 Escaneamento corporal

> Encontre um local em que você possa realizar este exercício, por alguns minutos, livre de interrupções. Sente-se em uma cadeira, mantendo uma postura ereta, altiva, que denote sua disposição de vivenciar o que quer que surja em sua experiência neste momento. Mantenha as costas afastadas do encosto e o pescoço alinhado, os dois pés em contato com o chão, as mãos em uma posição simétrica, talvez apoiadas sobre as coxas e com as palmas para cima ou para baixo. Mantenha o nível do olhar para a frente e um pouco para baixo. Se desejar, feche os olhos. Passe mais alguns instantes atento à sua postura, ajustando-a, se quiser.
>
> Então, traga sua atenção para as sensações que você percebe agora nas regiões de contato do corpo com a cadeira; dos pés em contato com o chão; e agora traga sua atenção para as sensações da respiração. Não é necessário controlar o ritmo da respiração. Permita que seu corpo encontre o próprio ritmo de respirar. Observe as sensações que você percebe durante a inspiração... E durante a expiração. Observe as sensações do movimento do abdome ou do tórax durante a entrada e a saída do ar. Essas sensações se mantêm constantes ou se modificam com o passar do tempo?
>
> Mantenha-se consciente de sua respiração neste momento, de modo que, quando o ar estiver entrando, saiba que ele está entrando; quando o ar estiver saindo, sinta isto também. Lembre-se de que nesse exercício não há intenção de atingir nenhum estado alterado de consciência nem de obter um estado de relaxamento. Talvez a sensação de relaxamento ocorra ou não, porém a meta aqui é simplesmente estar atento, estar desperto e consciente de sua experiência sem intenção de mudar nada.
>
> Agora, traga sua atenção para as sensações que você percebe, neste momento, na superfície do abdome. Como são essas sensações? Elas se modificam com o tempo? Passe alguns instantes observando com curiosidade as sensações que você percebe nessa região do corpo. Lembre-se de que não temos a intenção de mudar nada, apenas de observar o que já está aí. Talvez você perceba uma sensação de frio, calor, dormência, pressão ou alguma outra sensação, ou talvez você não perceba nenhuma sensação... Se isso acontecer, perceba também o vazio...
>
> Agora, passe alguns instantes observando as sensações na região do tórax acima do abdome. O que você percebe? Atente, agora, para as sensações no ombro esquerdo. No braço esquerdo... No antebraço esquerdo... Na mão esquerda... Em algum momento durante este exercício pode acontecer de sua mente se distrair, de surgir algum pensamento, talvez uma preocupação ou uma lembrança, ou um julgamento sobre algo. Quando isso acontecer, saiba que você não errou, pois essa é a natureza da mente. Então, sempre que isso acontecer, basta que você perceba para onde sua mente foi e suavemente, sem qualquer tipo de autocrítica, mantendo-se gentil consigo próprio, traga de volta sua atenção para o ponto do exercício em que você quer estar.
>
> Agora, passe alguns segundos observando as sensações em cada uma das áreas de seu membro superior direito. As sensações no ombro direito... No braço direito... No antebraço direito... Na mão direita... Talvez você perceba as sensações em cada um dos dedos, ou talvez isso não aconteça; lembre-se de que não há uma sensação certa nem errada. Agora, direcione sua atenção, novamente, para as sensações na superfície do abdome e, em seguida, passe alguns segundos percebendo as sensações em cada um dos membros inferiores... coxas... joelhos... canelas... panturrilhas... e pés... Lembre-se de que não se trata de "pensar" nos pés, mas de "sentir" as sensações que estão acontecendo agora nessa região. Em seguida, traga sua atenção para as sensações da respiração. Quando o ar estiver entrando, saiba que ele está entrando. Quando o ar estiver saindo, perceba isso também... Quando desejar, pode abrir os olhos, caso estejam fechados, e encerrar o exercício. Tente levar um pouco dessa forma de atenção para as próximas atividades de seu dia.

232 Seção IV Dimensão Humanística

Quadro 18.4 *Mindfulness* de sons

Sente-se em uma cadeira, mantendo uma postura ereta, altiva e que denote a sua disposição de vivenciar o que quer que surja em sua experiência neste momento. Procure manter as costas afastadas do encosto e o pescoço alinhado, os dois pés em contato com o chão e as mãos em uma posição simétrica, talvez apoiadas sobre as coxas, com as palmas para cima ou para baixo. Mantenha o nível do olhar para a frente e um pouco para baixo. Se desejar, feche os olhos. Passe mais alguns instantes atento à sua postura, ajustando-a se quiser, e então traga sua atenção para as sensações que você percebe agora nas regiões de contato do corpo com a cadeira; dos pés em contato com o chão; e agora traga sua atenção para as sensações da respiração. Que sensações você percebe durante a entrada do ar? E durante a saída do ar?

Agora, traga sua atenção para os sons. Primeiro, percebendo os sons que acontecem neste momento dentro da sala onde você está. Depois, perceba os sons mais distantes, e então esteja consciente de sua experiência auditiva como um todo, percebendo os sons que chegam até você a cada momento. Observe as características dos sons, se são agudos ou graves, fortes ou fracos, e o timbre; se eles se modificam com o tempo... Os espaços entre os sons, e os sons dentro dos sons, pois pode acontecer de algum som mais intenso esconder sons mais fracos. Perceba estes também.

Passe mais alguns instantes observando os sons. Procure fazer isso com curiosidade, como se você jamais tivesse escutado esses sons antes, como se eles fossem completamente novos para você, e sempre que você se perceber não mais escutando os sons, mas pensando sobre os sons, basta reconhecer em que pensamento sua mente se prendeu e então, gentilmente, trazer sua atenção de volta à experiência de simplesmente ouvir os sons. Passe mais alguns instantes consciente de sua experiência auditiva. Tente cultivar uma admiração por essa capacidade de ouvir tantas coisas! Quando desejar, permita que a consciência dos sons se enfraqueça, trazendo sua atenção para as sensações da respiração. Quando o ar estiver entrando, saiba que ele está entrando. Quando o ar estiver saindo, perceba isso também. Então, quando quiser, pode abrir os olhos, caso estejam fechados, e encerrar o exercício.

Quadro 18.5 *Mindfulness* da visão

Observe atentamente, por alguns minutos, a paisagem através de uma janela ou mesmo alguma paisagem da vida cotidiana. Você pode estar em pé ou sentado. Se quiser, pode começar este exercício trazendo sua atenção para as sensações da respiração, por alguns instantes, para conectá-lo ao momento presente e então perceber as diferentes imagens diante de você neste momento. As cores... As formas... As texturas... O movimento... A luz... As sombras... Explore com curiosidade a sua experiência visual neste momento, e sempre que notar alguma divagação da mente, por exemplo, que você não está simplesmente observando a paisagem, mas pensando sobre ela, acolha este pensamento, percebendo onde sua mente foi e em seguida, suavemente, traga-a de volta à visão. Cores, formas, texturas, movimento, luz, sombras... Aprecie sua experiência visual neste momento. Perceba os detalhes. Por fim, quando quiser encerrar o exercício, você pode trazer sua atenção de volta às sensações da respiração por alguns instantes e, então, abrir os olhos, caso estejam fechados, voltando em seguida às atividades de seu dia.

Considerações sobre a psicologia positiva

Apesar de a expressão *psicologia positiva* ter sido cunhada por Abraham Maslow em 1954[50], seu uso como designação de uma área particular da psicologia teve início apenas em 1998 com Martin Seligman, então presidente da American Psychological Association[51]. Os principais temas abordados pela psicologia positiva são as emoções positivas (como a felicidade), as qualidades humanas e o bem-estar, além das intervenções capazes de promovê-las. Com isso, a psicologia positiva apresenta um vasto campo de aplicação, como o clínico, o escolar e o organizacional[52].

Alguns autores sugerem que as emoções positivas têm a capacidade de regular emoções negativas e de ampliar o repertório de pensamentos e comportamentos do indivíduo em determinado momento, motivando-o para a ação[53]. Snyder e Lopez (2009)[50] recomendam algumas estratégias para a promoção de afetos positivos: cercar-se de pessoas felizes, dizer às pessoas que as ama, começar uma reunião com comentários positivos sobre os colegas, realizar atividades lúdicas do passado e executar atividades breves de relaxamento ao longo do dia. As atividades que promovem afetos positivos frequentemente são deixadas de lado durante a formação médica[54]. Portanto, um movimento de resgate dessas atividades pode ser uma maneira de cuidar melhor de si próprio.

O bem-estar, especialmente de médicos e estudantes de medicina, bem como tópicos sobre a psicologia positiva serão abordados em outro capítulo deste livro.

CONSIDERAÇÕES FINAIS

Resiliência é um fenômeno complexo, multifacetado, dinâmico e idiossincrático e se configura em um objeto de estudo fascinante. Além disso, trata-se de um processo vivo, sentido na pele, em constante movimento dentro de cada indivíduo e com o potencial de provocar repercussões profundas no entorno.

A área médica, por sua vez, parece ser um ambiente muito propício para a promoção de resiliência. Em primeiro lugar, por suas intempéries tão características, presentes desde o início da formação médica. Em segundo, pelo impacto que o médico pode exercer por meio de sua atividade ao lidar diretamente com as pessoas e suas vidas, suas fragilidades, doenças e expectativas. Assim, são inúmeras as oportunidades de levar o processo resiliente adiante, para além de si – tantas quanto forem os contatos com seus pacientes.

Referências

1. Camarotti M. Resiliência: o poder da autotransformação. Brasília: Editora Kiron, 2013.
2. Luthar S, Cicchetti D, Becker B. The construct of resilience: a critical evaluation and guidelines for future work. Child Dev 2000; 71(3):543-62.
3. Howell KH. Resilience and psychopathology in children exposed to family violence. Aggress Violent Behav [Internet]. 2011; 16(6):562-9.
4. Melillo A, Néstor E, Ojeda S. Resiliência: descobrindo as próprias fortalezas. Porto Alegre: Artmed. 2005.
5. Sturgeon JA, Zautra AJ. Resilience: a new paradigm for adaptation to chronic pain. Curr Pain Headache Rep 2010; 14(2):105-12.
6. Steinhardt M, Dolbier C. Evaluation of a resilience intervention to enhance coping strategies and protective factors and decrease symptomatology. J Am Coll Heal 2008; 56(4):445-53.
7. Guerra C, Pereda N, Guilera G, Abad J. Internalizing symptoms and polyvictimization in a clinical sample of adolescents: The roles of social support and non-productive coping strategies. Child Abuse Negl [Internet] 2016; 54:57-65.
8. Kumar A, Rinwa P, Kaur G, Machawal L. Stress: neurobiology, consequences and management. J Pharm Bioallied Sci 2013 Apr; 5(2):91-7.
9. Machado A. Neuroanatomia funcional. São Paulo: Atheneu, 2004.
10. Nanda U, Zhu X, Jansen BH. Image and emotion: from outcomes to brain behavior. Heal Environ Res Des J 2012; 5(4):40-59.
11. Öhman A, Carlsson K, Lundqvist D, Ingvar M. On the unconscious subcortical origin of human fear. Physiol Behav 2007; 92(1-2):180-5.
12. Boatman JA, Kim JJ. A thalamo-cortico-amygdala pathway mediates auditory fear conditioning in the intact brain. Eur J Neurosci 2006; 24(3):894-900.
13. Bas-Hoogendam JM, Blackford JU, Br??hl AB, Blair KS, van der Wee NJA, Westenberg PM. Neurobiological candidate endophenotypes of social anxiety disorder. Neurosci Biobehav Rev [Internet] 2016; 71:362-78.
14. Clauss J, Avery S, Blackford J. The nature of individual differences in inhibited temperament and risk for psychiatric disease: A review and meta-analysis. Prog Neurobiol 2015 Apr(127-8):23-45.
15. Krystal JH, Neumeister A. Noradrenergic and serotonergic mechanisms in the neurobiology of post-traumatic stress disorder and resilience. Brain Res 2009; 13(1293):13-23.
16. Bandelow B, Baldwin D, Abelli M et al. Biological markers for anxiety disorders, OCD and PTSD – a consensus statement. Part I: Neuroimaging and genetics. World J Biol Psychiatry [Internet] 2016; 17(5):1-45.

234 Seção IV Dimensão Humanística

17. Feder A, Nestler E, Charney D. Psychobiology and molecular genetics of resilience. Nat Rev Neurosci 2009; 10:446-57.
18. Osório C, Probert T, Jones E, Young AH, Robbins I. Adapting to stress: understanding the neurobiology of resilience. Behav Med [Internet] 2016; 4289(September):0-16.
19. Merchenthaler I. Galanin and the neuroendocrine axes. EXS 2010; 102:71-85.
20. Sciolino N, Smith J, Stranahan A et al. Galanin mediates features of neural and behavioral stress resilience afforded by exercise. Neuropharmacology 2015; 89:255-64.
21. Felger J, Haroon E, Miller A. Risk and resilience: animal models shed light on the pivotal role of inflammation in individual differences in stress-induced depression. Biol Psychiatry 2015; 78(1):7-9.
22. Maier SF, Watkins LR. Role of the medial prefrontal cortex in coping and resilience. Brain Res 2010; 8(1355):52-60.
23. Amat J, Paul E, Watkins LR, Maier SF. Activation of the ventral medial prefrontal cortex both the immediate and long-term protective effects. Neuroscience [Internet] 2008; 154(4):1178-86.
24. Chiesa A, Serretti A, Jakobsen JC. Mindfulness: top-down or bottom-up emotion regulation strategy? Clin Psychol Rev [Internet] 2013; 33(1):82-96.
25. Firth J. Levels and sources of stress in medical students. Br Med J (Clin Res Ed) [Internet] 1986; 292(6529):1177-80.
26. Kjeldstadli K, Tyssen R, Finset A et al. Life satisfaction and resilience in medical school – a six-year longitudinal, nationwide and comparative study. BMC Med Educ [Internet] 2006; 6(1):48.
27. Yusoff MSB, Abdul Rahim AF, Yaacob MJ. Prevalence and sources of stress among Universiti Sains Malaysia medical students. Malays J Med Sci [Internet]. 2010; 17(1):30-7.
28. Zwack J, Schweitzer J. If every fifth physician is affected by burnout, what about the other four? Resilience strategies of experienced physicians. Acad Med [Internet] 2013; 88(3):382-9.
29. Epstein RM, Krasner MS. Physician resilience: what it means, why it matters, and how to promote it. Acad Med 2013; 88(3):301-3.
30. Rahimi B, Baetz M, Bowen R, Balbuena L. Resilience, stress, and coping among Canadian medical students. Can Med Educ J 2014; 5(1):e5-e12.
31. Windle G, Bennett KM, Noyes J. A methodological review of resilience measurement scales. Health Qual Life Outcomes [Internet] 2011; 9(1):8.
32. Solano JPC. Adaptação e validação de escalas de resiliência para o contexto cultural brasileiro: escala de resiliência disposicional e escala de Connor-Davidson. Universidade de São Paulo 2016.
33. Ahern NR, Kiehl EM, Sole ML, Byers J. A review of instruments measuring resilience. Issues Compr Pediatr Nurs 2006 Apr-Jun; 29(2):103-25.
34. Pesce RP, Assis SG, Avanci JQ, Santos NC, Malaquias JV, Carvalhaes R. Adaptação transcultural, confiabilidade e validade da escala de resiliência. Cad Saúde Pública 2005; 21(2):436-48.
35. Picardi A, Bartone PT, Querci R et al. Development and validation of the Italian version of the 15-item dispositional resilience scale. Riv Psichiatr 2012; 47(3):231-7.
36. Rogers D. Which educational interventions improve healthcare professionals' resilience? Med Teach [Internet] 2016; 0(September):1-6.
37. Sood A, Prasad K, Schroeder D, Varkey P. Stress management and resilience training among department of medicine faculty: a pilot randomized clinical trial. J Gen Intern Med 2011; 26(8):858-61.
38. Voigt BR. The impact of attention and interpretation therapy on the practitioner: beneficial for helping professionals? 2013.
39. Peng L, Li M, Zuo X et al. Application of the Pennsylvania resilience training program on medical students. Pers Individ Dif [Internet] 2014; 61-62:47-51.
40. Cuijpers P, Schuurmans J. Self-help interventions for anxiety disorders: an overview. Curr Psychiatry Rep 2007; 9(4):284-90.
41. Cuijpers P, Donker T, Johansson R, Mohr DC, van Straten A, Andersson G. Self-guided psychological treatment for depressive symptoms: a meta-analysis. PLoS One 2011; 6(6):1-7.
42. Sharma V, Sood A, Prasad K, Loehrer L, Schroeder D, Brent B. Bibliotherapy to decrease stress and anxiety and increase resilience and mindfulness: a pilot trial. Explore (NY) [Internet] 2014; 10(4):248-52.
43. Frankl V. Em busca de sentido. 36. ed. Petrópolis: Editora Vozes, 2015.
44. Germer C, Siegel R, Fulton P. Mindfulness e psicoterapia. 2. ed. Porto Alegre: Artmed 2016.
45. Knapp P. Terapia cognitivo-comportamental na prática psiquiátrica. Porto Alegre: Artmed, 2004.
46. Hope D, Heimberg R, Turk C. Vencendo a ansiedade social: manual do paciente. Porto Alegre: Artmed, 2012.
47. Kabat-Zinn J. Full Catastrophe Living. 2. ed. New York: Bantam Books; 2013.
48. Leahy R, Tirch D, Napolitano L. Regulação emocional em psicoterapia: um guia para o terapeuta cognitivo-comportamental. Porto Alegre: Artmed, 2013.

49. Snyder C, Lopez S. Psicologia positiva: uma abordagem científica e prática das qualidades humanas. Porto Alegre: Artmed, 2009.
50. Duckworth A, Steen T, Seligman MEP. Positive psychology in clinical practice. Annu Rev Clin Psychol [Internet] 2005; 1:629-51.
51. Hutz C. Avaliação em psicologia positiva. 1. ed. Porto Alegre: Artmed, 2014.
52. Fredrickson BL, Mancus RA, Branigan MMT. The undoing effect of positive emotions. Motiv Emot 2000; 24(4):237-58.
53. Machado L, Cantilino A. A systematic review of the neural correlates of positive emotions. Rev Bras Psiquiatr 2016; (ahead):0-0.

SEÇÃO **V**

Dimensão Ciclo da Vida

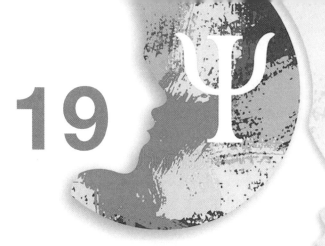

19

Personalidade – Uma Visão Psicobiológica

Leonardo Machado

INTRODUÇÃO

Inicialmente, o termo *personalidade* se limitava ao conjunto de características relacionais e à qualidade moral de conduta do indivíduo. Hoje, o conceito foi bastante ampliado, sendo possível afirmar de modo simples e direto que a personalidade é o jeito característico de ser de cada um.

A palavra personalidade provém do termo *persona*, que significa a máscara dos personagens do teatro. Em latim, *personare* também significa ressoar por meio de algo. Traduz os padrões duráveis de cognição, emoção, motivação e comportamento que determinam a maneira única com que cada indivíduo interage com os outros indivíduos e com o ambiente (externo e interno) (Figura 19.1).

Depois de estabelecida no adulto, a personalidade é consistente e estável ao longo dos anos. No entanto, algumas características estão sujeitas a modificações dinâmicas ao

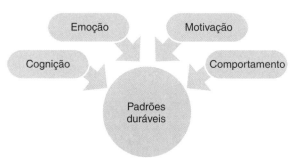

Figura 19.1 Conceito geral de personalidade.

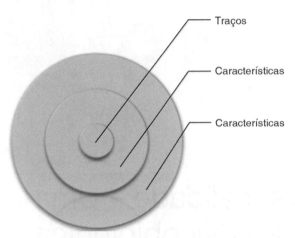

Figura 19.2 Traços e características da personalidade.

longo das experiências (por exemplo, de um adoecimento). Além disso, alguns traços que pouco mudarão já podem ser percebidos na criança. De modo didático, pode-se dizer que existem traços mais estáveis e pouco acessíveis a uma modificação e características mais passíveis de sofrer mudanças ao longo da vida (Figura 19.2).

A EVOLUÇÃO DO CONCEITO

Desde o passado os médicos tentavam entender a personalidade. A escola hipocrático-galênica foi a primeira a se interessar pelo assunto. Com base em uma medicina ambientalista influenciada pela teoria dos quatro elementos (água, terra, ar e fogo), do filósofo pré-socrático Empédocles (500-430 a.C.), foi formulada a teoria dos quatro humores (ou fluidos): sangue, bílis, fleuma (ou linfa) e atrabílis (ou bílis negra). De acordo com o predomínio de um ou de outro humor, a escola explicava o surgimento de adoecimentos e também as características da personalidade[1,2]:

- **Sanguíneo:** atlético, expansivo, otimista, irritável e impulsivo.
- **Fleumático:** formas arredondadas, sonhador, dócil e com uma existência isenta de paixões.
- **Colérico:** protuberâncias musculares evidentes, vontade tenaz, ambição, desejo de domínio e com reações abruptas e explosivas.
- **Melancólico ou atrabílico:** músculos pouco desenvolvidos, olhar triste, pessimismo, rancor e solidão.

Mais recentemente, a psicanálise assumiu um papel preponderante no estudo da personalidade. Segundo os preceitos de Freud, a constituição da personalidade passa pelo desenvolvimento da libido em diversas fases, pelo modo como se estrutura o desejo inconsciente e as formas como o Eu lida com seus conflitos e frustrações libidinais. As fixações infantis e a tendência à regressão (a esses pontos de fixação) determinam tanto os diversos tipos de neuroses como o perfil de personalidade do adulto[2].

Na atualidade, a personalidade é entendida como o conjunto de duas esferas: temperamento e caráter[3]. *Temperamento* está ligado a fatores genéticos ou constitucionais precoces[2], sendo considerado o núcleo emocional da personalidade que tende a gerar respostas automáticas[4]. Por sua vez, *caráter* reflete o temperamento moldado pelo meio ambiente familiar e sociocultural[2], sendo visto como o núcleo conceitual da personalidade que, a partir de conceitos autoconscientes, influenciam intenções e atitudes voluntárias[4].

De qualquer modo, é importante estudar a personalidade e seus tipos mais conflituosos porque, por detrás do jogo caracterial funcional ou mórbido de uma sintomatologia eventual e sempre superficial, convém pesquisar as bases constantes sobre as quais repousa o funcionamento mental de um sujeito. Só assim é possível avaliar a importância dos sinais presentes e suas implicações na gênese, bem como no prognóstico evolutivo do indivíduo em questão[5]. Entretanto, um modelo de personalidade atual precisa levar em consideração variáveis neurogenéticas e influências psicossociais.

MODELO *BIG-FIVE*

Quais são as dimensões mais básicas da personalidade? Quais são os caminhos mais importantes que diferenciam as pessoas em relação a seus estilos emocionais, cognitivos, comportamentais e relacionais? O chamado *Big-five* foi uma das primeiras e mais bem-sucedidas propostas para responder esses questionamentos e assim entender a personalidade através de dimensões ou fatores básicos que manteriam certa estabilidade entre aspectos culturais, etários, de gênero ou de etnia. A construção desse modelo, no entanto, não foi algo linear e consensual nem um caminho trilhado por um único pesquisador. Antes, deveu-se a uma série de proposições e de análises fatoriais ao longo de décadas e por grupos de pesquisadores diferentes[6-9]. O Quadro 19.1 sumariza as cinco dimensões ou os cinco fatores desse modelo[10,11].

Na atualidade, estudos de neuroimagem têm conseguido demonstrar que pelo menos algumas dimensões do modelo *Big-five* estão associadas a áreas cerebrais específicas. Por exemplo, variações na área do córtex occipital foram associadas a variações no fator extroversão; variações na espessura do córtex parietal se associaram a variações no fator neuroticismo; e conexões de tratos conectando áreas posteriores e anteriores do cérebro mostraram associação positiva com o fator abertura[12].

Quadro 19.1 Características do modelo *Big-five* de personalidade

Fatores do modelo *Big-five*	Características associadas
Neuroticismo	Tendência a apresentar mal-estar psicológico, como sintomas depressivos e ansiosos Tendência a comportamento impulsivo
Extroversão	Tendência a sentir emoções positivas, como alegria e otimismo Tendência à socialização Tendência a ser mais ativo e dominante
Abertura	Tendência à curiosidade e receptivo a novas ideias Tendência a ser imaginativo e sensível Necessidade de variar
Amabilidade	Tendência a ser compassivo, altruísta, cooperativo e simpático nos relacionamentos
Consciensiosidade	Tendência a ser organizado, persistente, responsável, disciplinado e manter comportamento direcionado a objetivos

O MODELO DE CLONINGER

Um dos modelos que mais têm sido estudados na atualidade foi proposto pelo psiquiatra americano Robert Cloninger. Basicamente, esse modelo modifica as propostas anteriores ao ampliar fatores e ao acrescentar mais dados neuronais e genéticos a cada esfera psicossocial desses fatores. O modelo busca, portanto, fundamentos neuroestruturais, neuroquímicos e genéticos e também divide a personalidade em duas esferas: temperamento e caráter[3].

Temperamento é o domínio da personalidade que está ligado a fatores constitucionais mais precoces e inatos. Por isso, manifesta-se precocemente na infância e se estabiliza ao longo da vida, sobretudo a partir da segunda e terceira décadas de vida. Tem, assim, um fator genético mais forte (cerca de 40% a 60%). Desse modo, o temperamento de um indivíduo está vinculado a respostas mais automáticas que ele apresenta diante das situações da vida. Pode-se dizer que é o núcleo emocional da personalidade, pois é o viés emocional que regula condicionamentos comportamentais, envolvendo sensações pré-semânticas que provocam emoções básicas, como medo e raiva. Nesse sentido, esse envolvimento independe do reconhecimento consciente, da observação descritiva, da reflexão ou da razão. De modo didático, é possível dizer que o comportamento de um indivíduo envolve um motivo, um conteúdo e um estilo. Em outras palavras, o temperamento seria o componente estilístico do comportamento (Figura 19.3)[3,13-15].

Caráter é o temperamento moldado pelo ambiente. Trata-se do núcleo conceitual da personalidade que envolve não apenas aspectos que entram na esfera da moralidade, mas conceitos conscientes amplos que influenciam intenções e atitudes voluntárias, bem como significados atribuídos aos acontecimentos da vida. O caráter é mais influenciado pelo aprendizado sociocultural e pela maturidade ao longo da vida; no entanto, ao contrário do que se poderia imaginar, também tem influência genética (cerca de 10% a 15%). O caráter, portanto, envolve emoções mais elaboradas, como moderação intencional, empatia e paciência[3,13-15].

O modelo de Cloninger divide o temperamento em quatro fatores. Cada um desses quatro fatores de temperamento são dimensões geneticamente independentes que ocor-

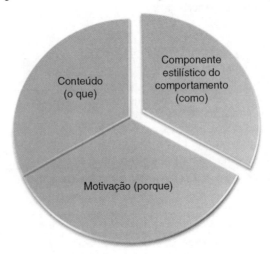

Figura 19.3 Temperamento e comportamento.

rem com várias possibilidades de combinação em um mesmo indivíduo. Cada fator tem suas vantagens e desvantagens, as quais podem variar de acordo com o contexto em que o indivíduo está inserido. Além disso, cada traço de personalidade tem variações extremas (traços muito fortes ou muito fracos)[3,13-15].

A evitação de danos seria o equivalente ao neuroticismo do *Big-five* e é o fator de temperamento responsável pela *inibição do comportamento* em resposta a sinais de punição ou de frustração. A busca de novidades é o fator que leva à *ativação do comportamento* em resposta à novidade ou à recompensa. O fator dependência de recompensa está ligado à *manutenção do comportamento* em resposta a pistas de *recompensas sociais* (ou aprovação social). Já o fator persistência permite a *manutenção do comportamento* apesar da frustação, da fadiga ou de as recompensas serem intermitentes[3,13].

Com relação ao caráter, o modelo de Cloninger propõe três fatores: autodirecionamento, cooperatividade e autotranscendência. O autodirecionamento engloba traços associados a responsabilidade, determinação, desenvoltura, autoaceitação e autodisciplina. A cooperatividade está relacionada com a capacidade de se ver como integrante da sociedade. Altos traços de cooperatividade levam a uma atitude empática, tolerante, de apoio e com princípios. Já a autotranscendência diz respeito à visão de si próprio como parte integrante de uma realidade ampliada não alcançada pela apreensão sensorial, refletindo como cada pessoa se conceitua como parte integrante do universo como um todo[3,13].

Esses sete fatores propostos por Cloninger como constituintes da personalidade apresentam correlatos neuroquímicos, neuronais e genéticos distintos em vários estudos conduzidos por grupos diferentes de pesquisadores[16-21]. Por exemplo, um dos mais estudados tem sido o fator busca de novidade, demonstrando ampla ligação com a neurocircuitaria e a genética do sistema dopaminérgico[13,22]. De modo geral, os fatores relacionados com o temperamento estão associados a estruturas subcorticais e a algumas poucas áreas corticais do sistema límbico, enquanto os fatores ligados ao caráter estão amplamente relacionados com as funções mais complexas do córtex cerebral, particularmente do neocórtex (lobos frontais e córtex pré-frontal), possibilitando aos seres humanos a execução de atividades simbólicas e a capacidade de abstração.

A PERSONALIDADE E A ESCOLHA DA ESPECIALIDADE MÉDICA

Entender esse construto chamado personalidade tem implicações em várias áreas médicas. Por exemplo, traços fortes de neuroticismo estão fortemente associados ao adoecimento psiquiátrico[23].

Além disso, vários estudos têm evidenciado que as características da personalidade são fatores importantes que influenciam a escolha da especialidade[24-26]. Por exemplo, médicos intensivistas evidenciaram traços maiores de conscienciosidade e traços menores de extroversão, enquanto cirurgiões demonstraram maiores extroversão e abertura[27]. Por outro lado, os estudantes de medicina com maior amabilidade preferem especialidades clínicas[27]. Abertura, neuroticismo e conscienciosidade parecem ser os traços associados à escolha da especialidade médica mais replicados em outros estudos. Por exemplo, os traços de neuroticismo parecem ser maiores entre os que escolhem as áreas de clínica médica, pediatria ou radiologia. Os traços de abertura tendem a ser maiores entre os que

244 Seção V Dimensão Ciclo da Vida

optam pela psiquiatria. Aqueles que escolheram cirurgia parecem apresentar os menores níveis de conscienciosidade[28].

Por outro lado, levando em conta o modelo de Cloninger e não apenas a escolha da especialidade, mas também a satisfação com a vida diante dessa escolha, os resultados parecem ser mais complexos. Uma atitude mais resiliente diante da vida e da profissão está associada a níveis maiores de bem-estar subjetivo, e sentir mais bem-estar subjetivo parece estar mais associado a níveis altos de autodirecionamento (caráter) e de persistência (temperamento) e a níveis baixos de esquiva ao dano (temperamento) do que a uma escolha de especialidade médica que combine mais com a personalidade[25].

Quais são os fatores preponderantes de sua personalidade?

Que tal estabelecer uma visão sobre si a partir do modelo de personalidade de Cloninger? No endereço abaixo é possível ter acesso ao questionário formulado pelo pesquisador para avaliação dos sete fatores de personalidade propostos no modelo explicado nas páginas anteriores.

http://www.tci-cloningerteste.com.br

CONSIDERAÇÕES FINAIS

Entender a personalidade humana parece ser uma preocupação perene da medicina, e várias teorias foram formuladas. No entanto, apenas recentemente tem sido possível refinar os modelos que levam em conta fatores comportamentais, emocionais, genéticos e neuronais. Isso tem possibilitado um maior entendimento do funcionamento do ser humano. Para a medicina em particular, esse avanço no entendimento da personalidade se reveste de grande importância para o entendimento da multiplicidade do funcionamento do indivíduo acometido por uma doença. Além disso, pode ser útil para entender o estudante de medicina e o médico em si próprios. Dessa maneira, é imprescindível que o futuro médico generalista e/ou especialista estude a personalidade e vá aos poucos se apropriando desse construto.

Referências

1. Cordás TA, Louzã Neto MR. Transtornos da personalidade: um esboço histórico-conceitual. In: Cordás TA, Louzã Neto MR (eds). Transtornos da personalidade. 1. ed. Porto Alegre: Artmed, 2011: 15-24.
2. Dalgalarrondo P. A personalidade e suas alterações. In: Dalgalarrondo P, ed. Psicopatologia e semiologia dos transtornos mentais. 2. ed. Porto Alegre: Artmed, 2008: 257-76.
3. Cloninger C, Svrakic DM, Przybeck TR. A psychobiological model of temperament and character. Arch Gen Psychiatry 1993; 50:1975-90.
4. Schestatsky S. Desenvolvimento e estruturação da personalidade. In: Brasil MAA, Campos EP, Amaral GF do, Medeiros JGM de (eds). Psicologia médica: a dimensão psicossocial da prática médica. Rio de Janeiro: Guanabara Koogan, 2012: 26-31.
5. Bergeret J. Personalidade normal e patológica. 1. ed. Porto Alegre: Artes Médicas, 1988.
6. Goldberg LR. An alternative "Description of personality": the Big-Five factor structure. J Personal Psychol 1990; 59(6):1216-29.
7. Zuckerman M, Kuhlman DM, Joireman J et al. A comparison of three structural models for personality: the Big Three, the Big Five, and the Alternative Five. J Pers Soc Psychol 1993; 65(4):757-68.
8. McCrae RR, John O. An introduction to the five-factor model and its applications. J Pers 1992;60:175-215.
9. Deyoung CG, Carey BE, Krueger RF, Ross SR. Ten aspects of the Big Five in the personality inventory for DSM-5. Personal Disord Theory Res Treat 2016; 7(2):113-23.

10. Caballo VE. Manual de transtornos de personalidade. 1. ed. Santos-SP: Santos Editora-Grupo Gen, 2014.
11. Marrero RJ, Rey M, Hernández-Cabrera JA. Can Big Five facets distinguish between hedonic and eudaimonic well-being? A dominance analysis. Span J Psychol 2017; 19(2016):E84.
12. Privado J, Roman FJ, Saenz-Urturi C, Burgaleta M, Colom R. Gray and white matter correlates of the Big Five personality traits. Neuroscience 2017:In Press.
13. Kedia S, Cloninger CR. Personality. In: Arciniegas DB, Anderson CA, Filley CM (eds.) Behavioral neurology and neuropsychiatry. 1. ed. New York: Cambridge University Press, 2013: 299-309.
14. Tavares H. Perspectivas futuras dos transtornos da personalidade. In: Louzã Neto MR, Cordás TA (eds). Transtornos da personalidade. Porto Alegre: Artmed, 2011: 337-52.
15. Tavares H, Ferraz R. Transtornos da personalidade. In: Miguel EC, Gentil V, Gattaz WF (eds.) Clínica psiquiátrica: a visão do departamento e Instituto de Psiquiatria do HCFMUSP. São Paulo: Manole, 2011: 1051-64.
16. Sugiura M, Kawashima R, Nakagawa M et al. Correlation between human personality and neural activity in cerebral cortex. Neuroimage 2000; 11(5 Pt 1):541-6.
17. Turner RM, Hudson IL, Butler PH, Joyce PR. Brain function and personality in normal males: A SPECT study using statistical parametric mapping. Neuroimage 2003; 19(3):1145-62.
18. Rutherford BR, Wall MM, Brown PJ et al. Patient expectancy as a mediator of placebo effects in antidepressant clinical trials. Am J Psychiatry 2016:appi.ajp.2016.1.
19. Borg J, Andrée B, Soderstrom H, Farde L. The serotonin system and spiritual experiences. Am J Psychiatry 2003; 160(11):1965-9.
20. Kaasinen V, Maguire RP, Kurki T, Brück A, Rinne JO. Mapping brain structure and personality in late adulthood. Neuroimage 2005; 24(2):315-22.
21. Menza MA, Golbe LI, Cody RA, Fonnan NE. Dopamine-related personality traits in Parkinson's disease. Neurology 1993; 43(March):505-8.
22. Gomez R, Van Doorn G, Watson S, Gomez A, Stavropoulos V. Cloninger's personality dimensions and ADHD: a meta-analytic review. Pers Individ Dif 2017; 107:219-27.
23. Atari M, Yaghoubirad M. The Big Five personality dimensions and mental health: the mediating role of alexithymia. Asian J Psychiatr 2016; 24:59-64.
24. Bexelius TS, Olsson C, Järnbert-Pettersson H, Parmskog M, Ponzer S, Dahlin M. Association between personality traits and future choice of specialisation among Swedish doctors: a cross-sectional study. Postgr Med J 2016; 92(1090):441-6.
25. Sievert M, Zwir I, Cloninger KM, Lester N, Rozsa S, Cloninger CR. The influence of temperament and character profiles on specialty choice and well-being in medical residents. Peer J 2016; 4(September):e2319.
26. Borges NJ, Savickas ML. Personality and medical specialty choice: a literature review and integration. J Career Assess 2002; 10(3):362-80.
27. Kwon OY, Park SY. Specialty choice preference of medical students according to personality traits by Five-Factor Model. Korean J Med Educ 2016; 28(1):95-102.
28. Markert RJ, El-Baghdadi MM, Resident A, Juskaite K, Hillel AT, Maron BA. Personality as a prognostic factor for specialty choice: a prospective study of four medical school classes clinical fellow of medicine. Medscape J Med 2008; 10(2):1-7.

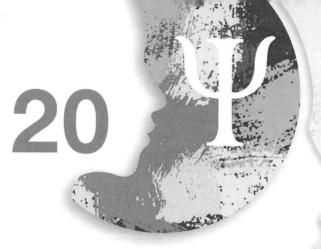

20

Psiquiatria e Psicologia da Infância e da Adolescência

Liliane Machado
Dennysson Teles
Leonardo Machado

Seja qual for a idade ou o problema clínico da criança, é importante que a entrevista combine um adequado grau de estruturação e padronização (que são essenciais para a comparabilidade entre crianças) e sensibilidade para o inesperado e questões individuais.

(Rutter & Taylor[1])

INTRODUÇÃO

Durante muito tempo a criança foi encarada como um pequeno adulto. Apenas nos séculos XVII e XVIII alguns filósofos passaram a entender a infância como um período único na vida de um indivíduo. A partir do século XVIII, com a percepção das especificidades inerentes ao referido período, começaram a surgir estudos sobre a criação e a educação e como uma criança deveria ser tratada[1].

Nesse contexto, a psiquiatria da infância e da adolescência (PIA) é uma especialidade recente. O primeiro congresso na área da PIA (First International Conference on Child Psychiatry) ocorreu somente em 1937[2]. Apesar disso, há relatos de melancolia e/ou de mania em crianças desde a Grécia Antiga[3]. Na atualidade, estima-se que 10% a 15% das crianças e adolescentes sejam acometidos por transtornos mentais, o que interfere negativamente no aprendizado, no relacionamento social e, consequentemente, no desenvolvimento emocional, social e acadêmico dos afetados[4]. Assim, essa faixa etária merece atenção em virtude de suas especificidades e das consequências do adoecimento mental para os indivíduos em questão.

PRINCIPAIS TEORIAS SOBRE O DESENVOLVIMENTO NA INFÂNCIA E NA ADOLESCÊNCIA

É essencial entender que não se pode abordar o indivíduo, grande ou pequeno, sem considerar em que etapa se encontra seu amadurecimento psíquico e cognitivo rumo a um funcionamento equilibrado[5]. No decorrer da história alguns teóricos contribuíram com a ciência do desenvolvimento.

Em 1905, Sigmund Freud descreveu os estágios do desenvolvimento psicossocial em *Três Ensaios sobre a Teoria da Sexualidade*. A cada estágio a libido está centrada em parte diferente do corpo. No bebê (do nascimento até 1 ano), a boca é o foco da pulsão por prazer físico – por isso, o estágio é chamado de fase oral. Com o avançar da idade (entre 1 e 3 anos), Freud descreve a fase anal, em que a libido se torna focada no ânus com a principal tarefa desenvolvimentista de treinamento higiênico. Em seguida vem a fase fálica (dos 3 aos 6 anos), em que a libido se foca nos genitais, e há a identificação com o genitor do mesmo sexo e a resolução do Complexo de Édipo/Electra. Freud acreditava que a fase de latência (dos 6 aos 12 anos) não era realmente um estágio psicossexual, pois a libido não estaria focada no corpo durante esse período e haveria diminuição no interesse sexual. Nessa fase ocorre a identificação com pares do mesmo sexo. A última fase descrita é a genital (acima de 12 anos), em que há a realização da intimidade sexual madura[6,7].

Jean Piaget formulou a teoria da cognição e a dividiu em quatro estágios[5,6]:

- **Sensorimotor:** do nascimento aos 2 anos, o bebê aprende por meio da observação sensorial, explorando e manipulando o ambiente.
- **Pensamento pré-operatório:** dos 2 aos 7 anos as crianças começam a ampliação dos símbolos e da linguagem.
- **Operatório concreto:** dos 7 aos 11 anos as crianças começam a perceber as coisas pela perspectiva de outra pessoa.
- **Operatório formal:** dos 11 anos até o fim da adolescência os jovens passam a ter o pensamento altamente simbólico, sistemático e lógico. Essa nova maneira de pensar permite que os adolescentes pensem logicamente sobre ideias que não estão relacionadas apenas com o mundo concreto. Nesse estágio, os adolescentes desenvolvem esquemas que lhes permitem raciocinar logicamente sobre conceitos abstratos.

Um ambiente desfavorável pode retardar alguns desses estágios do desenvolvimento cognitivo, assim como um ambiente favorável pode acelerar o processo[6].

John Bowlby estudou o apego de bebês com suas mães e concluiu que a separação precoce entre a mãe e o bebê tem efeitos negativos graves sobre os desenvolvimentos intelectual, emocional e social das crianças[6,8]. Embora uma ligação de apego segura entre a criança e o cuidador seja importante para o posterior desenvolvimento da criança, sua influência depende de múltiplos fatores, dentre os quais a sensibilidade e a responsividade materna, o temperamento do bebê, o ambiente de casa, o *status* socioeconômico e o contexto étnico e racial. A mãe biológica não é necessariamente a principal figura de apego. Esse papel pode ser exercido pelo pai biológico, pelos pais adotivos ou por outros membros da família[8]. Nesse sentido, a avaliação do apego no ambiente clínico requer a observação dos problemas e dos pontos fortes na relação entre a criança e seu cuidador, mais do que somente das dificuldades individuais da criança[8].

Mary Ainsworth ampliou as observações de Bowlby ao perceber que as crianças que desenvolvem apego seguro com seus cuidadores são mais cooperativas e afetivamente mais positivas, bem como menos agressivas ou esquivas com seus cuidadores ou outros adultos menos familiares[9]. Recentemente, a epigenética tem ampliado os estudos de Bowlby e de Ainsworth. A separação periódica de uma criança do cuidador (diariamente por 3 horas), durante o período sensível do desenvolvimento, é suficiente para induzir modificações epigenéticas que alteram a atividade do eixo hipófise-hipotálamo-adrenal (HPA). Foi visto também que a separação da criança de seu cuidador durante os primeiros 10 dias de vida resulta em hiperatividade do eixo HPA, caracterizada pelo aumento da secreção de corticosterona tanto em condições basais como em resposta ao estresse[10].

O termo *adolescência* é derivado do latim *adolescens*, que significa crescer. Somente a partir do século XIX a adolescência passou a ser reconhecida como um período crítico da existência humana. Não é tão difícil entender a negação dessa fase da vida humana em períodos históricos anteriores, quando se vivia, em média, três ou quatro décadas[12].

A adolescência é um período marcado por intensas modificações biopsicossociais. Determina o final da etapa infantil e o período de transição para a vida adulta. O que antes era uma relação muito voltada para a família agora tem de se voltar para o mundo no intuito de atender as futuras demandas sociais de um adulto.

Enquanto as modificações físicas do processo de adolescer são universais, as vivências em relação às modificações psicossociais dependem de fatores individuais, da família e da sociedade em que o indivíduo está inserido. Desse modo, a adolescência pode ser entendida também como um fato cultural[13]. Por exemplo, um jovem com bom *status* socioeconômico que vive em uma sociedade ocidental contemporânea experimenta a adolescência de maneira diversa de um adolescente pobre que trabalha desde a infância para sustentar seus irmãos menores ou de outro jovem que vive em uma zona de guerra no Oriente Médio.

Para Erik Erikson, um dos mais influentes estudiosos sobre a adolescência, a crise de identidade da adolescência seria uma espécie de momento crucial para o ser humano. Nessa fase, o jovem busca alcançar sua identificação própria, propiciando uma ideia coerente sobre sua identidade sexual, direção vocacional e visão ideológica do mundo[14]. Por outro lado, segundo a psicanalista Arminda Aberastury, as transformações psicológicas dessa etapa da vida se correlacionam às mudanças corporais da puberdade e levam o adolescente a estabelecer novas relações com seus pais e com o mundo. Essa revolução pode ser comparada a um processo de luto: o luto pelo corpo infantil, o luto pela identidade infantil, o luto pela bissexualidade[15].

MARCOS DO DESENVOLVIMENTO DA CRIANÇA E DO ADOLESCENTE

Como ressaltado anteriormente, a criança e o adolescente apresentam características específicas no desenvolvimento que merecem ser lembradas durante uma avaliação médica. Assim, os principais marcos dos desenvolvimentos cognitivo, socioemocional e comportamental desses períodos podem ser encontrados resumidamente nos Quadros 20.1 a 20.3[1,7,8].

Quadro 20.1 Marcos dos desenvolvimentos cognitivo, socioemocional e comportamental até os 2 anos de idade

	Marcos cognitivos	Marcos socioemocionais e comportamentais
Nascimento a 6 meses	Observa por certo tempo objetos em movimento e os acompanha até a linha média Melhor diferenciação de estímulos externos (responde a sons de chocalhos e sinos) Orienta-se pela voz humana e reconhece a expressão facial Chora para expressar necessidades básicas Atenção conjunta: cuidador e bebê se revezam fazendo expressões faciais e barulhos	Resposta à voz da mãe nas primeiras horas de vida Sorriso social: resposta a um rosto humano familiar (6 semanas) e iniciada pelo bebê (3 ou 4 meses) Sorri preferencialmente para a mãe Reduz a atividade se exposto à superestimulação (*gaze aversion*) Autorregulação baseada nas rotinas de alimentação e sono
7 meses a 1 ano	Permanência do objeto (8 meses): compreensão de que os objetos continuam existindo mesmo quando não podem ser vistos Aponta para um objeto (1 ano) Responde ao próprio nome Tenta imitar rabiscos	Desenvolvimento da relação de apego com o principal cuidador Demonstra ansiedade de separação quando afastado do principal cuidador Responde a brincadeiras sociais (bate palminha) Diferenciação entre *self* e não *self* Toca em sua imagem no espelho
13 a 18 meses	Atira objetos como brincadeira ou recusa Imita movimentos de escrita Permanência do objeto: procura por objetos escondidos em mais de um lugar Aumento do atraso entre o comportamento observado e sua imitação em outro contexto Procura novidades	Reconhecimento de si próprio Ajuda a se vestir Aponta ou vocaliza desejos Primeiras demonstrações de empatia: capacidade de sentir e de entender as emoções demonstradas por outras pessoas Alimenta-se quase sozinho; derrama
19 meses a 2 anos	Desenvolvimento e execução de planejamento de ação Imita movimentos verticais e circulares Brinca de faz de conta (cabeleireiro, cozinheira) Imita trem Desenvolve comportamentos originais	Usa a linguagem e o comportamento para regular experiências emocionais Consciência de emoções complexas (vergonha, culpa) Ansiedade de separação diminui Brinca ao lado de outras crianças, mas não interage com elas

CRIANÇAS E ADOLESCENTES COM DOENÇAS CRÔNICAS

A prevalência de crianças que sofrem de doenças crônicas varia de 10% a 20%, e essas crianças são mais propensas a apresentar sintomas psiquiátricos, comportamentais e emocionais do que as saudáveis[11]. No diabetes melito insulino-dependente (diabetes tipo 1), por exemplo, existe uma preocupação quanto às possíveis dificuldades cognitivas relacionadas com a doença. As crianças que tiveram início precoce da doença ou que apresentam episódios de hipoglicemia recorrentes têm risco maior de desenvolver problemas de aprendizagem com dificuldades na atenção, no processamento da fala, na memória de longa duração e nas funções executivas. Nesses casos, é importante uma avaliação neurocognitiva e trabalhar em conjunto com a escola um plano individualizado de aprendizado[12].

Capítulo 20 Psiquiatria e Psicologia da Infância e da Adolescência 251

Quadro 20.2 Marcos dos desenvolvimentos cognitivo, socioemocional e comportamental dos 2 até os 11 anos de idade

	Marcos cognitivos	Marcos socioemocionais e comportamentais
2 a 5 anos	Amigos imaginários (3 anos) Períodos dos porquês (explicações de causa-efeito) Controle dos esfíncteres Copia círculo e cruz Repete quatro dígitos Representação dupla (3 a 4 anos): o reconhecimento de que um objeto simbólico (foto) é um objeto e um símbolo de algo mais (membro da família) Conta três objetos, apontando-os corretamente Desenha pessoa com cabeça, corpo e membros Experiências anteriores guiam comportamentos da criança. Conta 10 objetos de maneira precisa	Birras: aparecem entre 1 e 3 anos e diminuem juntamente com o comportamento fisicamente agressivo em torno de 4 ou 5 anos Comportamento agressivo é usual, mas deve diminuir em torno de 5 a 6 anos Entende o conceito de alternar a vez Brinca cooperativamente com outras crianças (desenvolvimento das primeiras amizades) Veste e tira a roupa sozinho Desenvolvimento de expressões mais complexas da emoção (empatia e simpatia) Surgimento de crenças morais e regras de adequação emocional: normas culturais para expressar emoções Consegue descrever características do outro como emoções e atitudes (4 a 5 anos) Fica mais consciente do comportamento de gênero (5 a 6 anos) Vai ao banheiro sozinho Calça sapatos Escova os dentes Curiosidade sexual e autoexploração Escreve algumas letras
6 a 11 anos	Escreve o nome Copia triângulo Melhor autocontrole e uso da atenção dividida, focada e seletiva Melhor uso de habilidades para melhorar e aumentar a memória Automatização: ato de praticar ou repetir uma nova informação e relacionar pensamentos e comportamentos até que o processo se torne uma rotina Orientação no tempo e no espaço: diferenciação de direita e esquerda Consegue categorizar objetos Desenvolvimento da metacognição: pensar sobre o pensamento Autorregulação cognitiva: processo de monitoramento dos próprios pensamentos e ações	Amarra os sapatos Desenvolvimento da autoestima: resultado de comparações interpessoais, na competência no grupo de seus pares Melhor autocontrole: consegue atrasar gratificação Maior consciência do estereótipo e dos papéis de gênero Progresso na empatia e no desenvolvimento moral Amizades fundamentadas na confiança e na apreciação mútua de atividades similares Interesses sexuais e/ou românticos podem começar a se desenvolver

Por outro lado, as crianças com doenças crônicas tendem a exibir um comportamento mais submisso do que as saudáveis, e as restrições físicas e as dores decorrentes da doença limitam suas atividades sociais. Essas crianças devem, portanto, receber atenção extraordinária porque são vulneráveis a problemas em seu desenvolvimento social[13].

Outro aspecto importante que deve ser observado na avaliação dessas crianças diz respeito à privação de alimentação. Weinreb e cols. (2002) verificaram que pré-escolares

Quadro 20.3 Marcos dos desenvolvimentos cognitivo, socioemocional e comportamental dos 12 aos 18 anos de idade

Marcos cognitivos	Marcos socioemocionais e comportamentais
Melhoria na habilidade de processar informações, nas estratégias de autorregulação e da metacognição	Flutuação frequente e intensa da autoestima relacionada com as flutuações hormonais
Crescimento da autoconsciência e de distorções cognitivas	São esperadas variações do humor leves/moderadas; desentendimentos frequentes (principalmente com o cuidador primário)
Acredita ser o centro da atenção das outras pessoas (*imaginary audience*)	Importância de conformidade com os pares: adaptação às normas do grupo
Acredita que suas experiências emocionais e sentimentais são únicas e mais acentuadas que a dos outros (*personal fable*)	Mais propenso a comportamentos de risco (álcool, drogas, violência, *bullying* etc.)
Dificuldades na tomada de decisões	Passa a fazer amizades segundo características como confiança mútua, lealdade e apoio
Impulsividade	Maior compreensão de suas próprias crenças morais
Vocabulário com mais de 40.000 palavras (aos 18 anos) e refinamento das estruturas gramaticais	
Progresso nas habilidades de conversação (sarcasmo, ironia)	

que vivenciaram privações alimentares extremas têm associação maior a problemas de comportamentos internalizantes. Da mesma maneira, crianças em idade escolar que passaram pelas mesmas privações têm maior associação a sintomas depressivos e ansiosos[14].

Estresses significativos na primeira infância, como o abuso físico, a negligência parental, o uso de substâncias químicas pelos pais e a depressão materna, podem desencadear alterações biológicas, como hipertrofia da amígdala, e disso resultar uma hiper-responsividade ou uma resposta cronicamente ativada ao estresse fisiológico com maior potencial de desenvolvimento de medo e ansiedade. O estresse tóxico nesse período tão precoce pode levar a mudanças potencialmente permanentes no aprendizado, no comportamento (respostas adaptativas × inadaptativas às adversidades no futuro) e na fisiologia, podendo causar perturbações que resultam, em níveis mais elevados e persistentes, em doenças crônicas relacionadas com o estresse[15].

ASPECTOS PSICOSSOCIAIS NO ATENDIMENTO CLÍNICO DE CRIANÇAS E ADOLESCENTES

Habitualmente, não é a criança quem solicita a consulta médica, ela é levada. Os motivos da avaliação são os mais diversos. Sejam quais forem, devem ser observados nos diversos *settings* para que a coleta de dados seja a mais ampla e completa possível[6]. Além disso, é útil saber em qual ambiente o comportamento disfuncional piora ou melhora e qual é considerada a área de fortaleza daquela criança[8].

Nenhuma criança pode ser avaliada totalmente de modo isolado. Faz-se necessária a obtenção de informações de múltiplos informantes (pais, avós, principal cuidador, professores, assistentes sociais e pediatras)[8]. Adicionalmente, deve-se ter em mente que a habilidade da criança durante a consulta reflete seu nível de desenvolvimento neuropsicomotor e que, por isso, algo que poderia ser considerado patológico pode fazer parte do desenvolvimento normal da criança.

Assim, a maneira de obtenção dos dados vai diferir de acordo com a idade da criança (observação, brincadeira ou conversação)[8]. Por isso, é importante que o profissional da saúde aprenda sobre psicologia do desenvolvimento para se comunicar melhor com a criança e, assim, informá-la diretamente sobre sua dificuldade ou doença ou responder suas dúvidas, promovendo uma boa interação médico-paciente-família[16].

É de suma importância formar um vínculo com a criança e se colocar como "aliado" dela, e não apenas dos pais[1]. Por outro lado, a qualidade da comunicação com os pais ou cuidadores é extremamente importante, já que uma família mais bem informada promove a adaptação dos pais ao tratamento, além de um cuidado melhor para o paciente. Isso diminui as idas do paciente ao ambulatório e à emergência, além de reduzir a sobrecarga emocional dos pais e o custo com os cuidados em saúde[17,18]. Para uma comunicação com qualidade alguns autores destacam a capacidade do médico de utilizar linguagem acessível, discutir fatores estressores do tratamento, criar empatia, acolher incertezas e ansiedades e manter uma boa interação interpessoal[17].

Durante o tratamento, muitas vezes a criança é levada à consulta médica em razão de alterações comportamentais que refletem um sintoma familiar. Desse modo, o médico deve ser capaz de avaliar a família como um todo e de indicar os tratamentos adequados a cada um de seus membros. Esse aspecto sinaliza a importância de um olhar mais extenso sobre a família em um aspecto mais global, propondo intervenções que possam acolher não apenas a criança em seu sofrimento psíquico, mas também o grupo familiar responsável pela oferta de um ambiente propício à saúde de seus membros e, principalmente, da criança[19].

Alguns princípios da avaliação clínica da criança são[8]:

1. A segurança da criança é inevitável em todas as avaliações.
2. Quase sempre, os pais desejam o melhor para seus filhos. O papel do médico é ajudá-los a alcançar isso.
3. A abordagem biopsicossocial garante que fatores físicos, psicológicos, interpessoais, sociais e culturais contribuam para a apresentação da família e da criança que são examinados. O bem-estar físico e o bem-estar psicossocial da criança não podem ser considerados separadamente.
4. Os problemas emocionais da criança devem ser entendidos em um contexto de desenvolvimento. Problemas emocionais, comportamentais e de desenvolvimento que se apresentam na infância podem ter consequências ao longo da vida, mas alguns são a manifestação do desenvolvimento normal. Com o tempo e o apoio adequado, eles vão se resolver.
5. A capacidade de apoio da família pode ser determinante na resolução de um problema.
6. Determinar fatores de risco e fatores de proteção.
7. O desenvolvimento da criança é visto como um produto das interações dinâmicas contínuas da criança e da experiência fornecida por seu contexto familiar e social. Esses fatores devem ser sempre considerados no desenvolvimento.

O adolescente pode, a exemplo da criança, ser levado ao atendimento médico pelos cuidadores, boa parte das vezes contra sua vontade, o que pode resultar em uma atitude de hostilidade e resistência ativa durante a entrevista. Em outras circunstâncias, a demanda por auxílio profissional pode vir do próprio jovem. Neste caso, o exame clínico costuma fluir de modo mais natural e exigir menos esforço do médico examinador. Seja qual for o motivo e de que maneira o adolescente chegou para a consulta, o médico deve ouvir claramente o motivo pelo qual ele acredita estar ali, ouvir a história do ponto de vista do adolescente e ter o cuidado de não julgar nem atribuir culpa[7].

O caráter de confidencialidade da consulta costuma ser um ponto crucial para o adolescente, e o médico deve garantir que todas as informações ali coletadas não sejam divulgadas. No entanto, a confidencialidade deve ser quebrada caso a informação coloque em risco a vida do paciente ou de terceiros. Nessas situações, o paciente deve ser informado da necessidade de quebra do sigilo, ressaltando o caráter de proteção, e a informação deverá ser repassada aos responsáveis legais, sempre que possível, pelo próprio jovem[7,25].

Inicialmente, caso o adolescente opte por se manter em silêncio, sua escolha deve ser respeitada, tentando aos poucos entrar nos temas de interesse dessa faixa etária (esporte, escola, filmes e namoro, por exemplo). Também pode ser explorado o que o médico acredita ser o resultado da avaliação, como uma possível mudança de escola, hospitalização, saída de casa ou corte de privilégios. À medida que o médico vai demonstrando empatia e interesse pelo ponto de vista do jovem, este passa a confiar no médico e sua atitude, antes cautelosa, se modifica. Uma vez estabelecido o *rapport*, muitos adolescentes apreciam a oportunidade de contar seu lado da história e podem revelar fatos que mais ninguém conhece[7].

Entre os adolescentes também pode ser necessária a coleta de dados com outros informantes, como pais, parentes e educadores. Cada um pode ter informações valiosas a dar, e costuma levar tempo para obtê-las. Os relatos colaterais de como o indivíduo reage emocionalmente e atua em diversos ambientes sociais, associados ao questionamento junto ao jovem (de maneira não invasiva nem inquisidora) sobre seu ponto de vista em relação a esses sentimentos e comportamentos, possibilitam uma compreensão melhor dos fatos e facilitam a formação do vínculo[26].

ALGUNS TRANSTORNOS PSIQUIÁTRICOS NA INFÂNCIA E NA ADOLESCÊNCIA

Depressão

Os sintomas depressivos na PIA se apresentam de acordo com a idade. Quanto às mudanças de humor, as crianças mais novas demonstram mais variabilidade no tempo, tornando difícil a caracterização do episódio de humor. Sintomas como culpa excessiva, indecisão ou ideação suicida têm pouca aplicabilidade entre crianças. A anedonia pode se manifestar como uma dificuldade para brincar. As crianças podem ter dificuldade em verbalizar seus sentimentos ou podem negar que estão deprimidas. Atenção deve ser dada a situações como mudanças no padrão de sono, irritabilidade, baixo rendimento

Capítulo 20 Psiquiatria e Psicologia da Infância e da Adolescência

escolar e retraimento social[20], as quais se devem ao nível de desenvolvimento e crescimento neurobiológico e psicossocial da criança. A identificação dos próprios sentimentos está associada à maturidade emocional e cognitiva do indivíduo. Assim, para a criança essa identificação se torna difícil, e os sintomas, mais inespecíficos. Portanto, é fundamental avaliar características como mudanças súbitas de comportamento em casa e na escola, maior sensibilidade aos acontecimentos cotidianos, presença de conteúdos mórbidos na produção gráfica (desenhos), episódios de agressividade e queixas somáticas sem respaldo físico[3].

Transtornos de ansiedade

Os transtornos de ansiedade são muito prevalentes na infância e na adolescência (4,6% e 12%, respectivamente)[28]. É importante salientar que timidez, medos e preocupações estão comumente presentes nas crianças e nos adolescentes que apresentam desenvolvimento normal, e a distinção entre a ansiedade normal e a patológica pode ser difícil na prática clínica.

Ao contrário dos adultos, as crianças e os adolescentes com transtornos de ansiedade muitas vezes não reconhecem esses sintomas como irracionais ou exagerados. Por isso, os clínicos precisam verificar se a intensidade, a frequência e o prejuízo causados justificam o diagnóstico de um transtorno de ansiedade[2]. Alguns fatores de risco para transtornos ansiosos são: sexo feminino, condição socioeconômica precária, insucesso escolar, disfunção familiar, baixa escolaridade dos pais e eventos estressantes de vida[1].

A maneira como o sintoma ansioso se exterioriza tem relação com a fase do desenvolvimento infantil em que se encontra a criança. Em todas as idades é comum a presença de sintomas somáticos, como dor abdominal, dor de cabeça, náusea e vômitos[29]. O pré-escolar costuma temer criaturas imaginárias e a escuridão, sendo comuns também comportamentos relacionados com a ansiedade de separação. Ele chora ao se afastar dos cuidadores e reluta em dormir no próprio quarto. Na idade escolar, também podem estar presentes sintomas de ansiedade de separação, como dificuldade em ficar na escola e medo de que algum mal aconteça aos pais. Preocupações e temores relacionados com o desempenho escolar também são comuns[30].

Na adolescência, são comuns preocupações com competências sociais (namoros, amizades e pertencimento a um grupo), com problemas de saúde e com o rendimento escolar[2]. Em relação a este último, é comum o atendimento de adolescentes com transtornos ansiosos acontecer em fases importantes de definição da vida profissional, como a que antecede o vestibular. Um estudo mostrou que cerca de 23,5% dos vestibulandos apresentaram ansiedade considerada moderada ou grave[31].

Na adolescência, observa-se claramente uma diminuição progressiva, em relação às crianças menores, na incidência do transtorno de ansiedade de separação. Essa situação resulta do desejo cada vez maior de independência do adolescente em relação aos pais. Uma forma de apresentação da ansiedade que tipicamente se inicia nessa etapa da vida é o transtorno de pânico, que se caracteriza por ataques de pânico (sudorese, taquicardia, dificuldade de respirar, sensação de desmaio, desrealização e despersonalização, entre outros sintomas) espontâneos e inesperados[1,32].

256 Seção V Dimensão Ciclo da Vida

Psicoses

Psicose pode ser definida como uma desordem mental na qual estão comprometidos o pensamento, a resposta afetiva e a capacidade de perceber a realidade. As características clássicas da psicose são dificuldades na percepção da realidade de maneira adequada com a presença de delírios, alucinações e ilusões[7,33].

A esquizofrenia é um transtorno psiquiátrico particularmente devastador, constituindo o protótipo das psicoses funcionais. Seu aparecimento é muito raro antes dos 13 anos (a chamada esquizofrenia de início muito precoce), com prevalência inferior a 1/10.000[34]. A incidência aumenta progressivamente ao longo da adolescência (1/500) e atinge o pico na vida adulta (1/100)[1]. Quando ocorre antes dos 18 anos, a esquizofrenia é dita de início precoce.

Em comparação às formas de início tardio, as esquizofrenias de início precoce apresentam:

- Início mais insidioso[35].
- Taxa maior de atraso no desenvolvimento da linguagem[36] e dos marcos motores[37].
- Déficits pré-mórbidos no ajustamento social[38].
- Maiores déficits prévios de QI[39].

Outras características da esquizofrenia de início precoce consistem na presença frequente de sintomas negativos (como afeto embotado), alucinações de diferentes modalidades além da auditiva (alucinação visual, por exemplo), delírios menos sistematizados, grande desorganização e incoerência dos pensamentos e do senso de *self*[1].

Nas crianças pequenas, costuma ser difícil averiguar o conteúdo das experiências delirantes, mesmo quando é evidente a atividade alucinatória auditiva e visual. Por vezes, os delírios representam identificações com animais ou monstros ou podem se manifestar através de padrões regressivos de comportamento e de ideação com o reaparecimento de atitudes já superadas no desenvolvimento da criança.

Um dos principais diagnósticos diferenciais das alucinações em crianças são os "amigos imaginários". No entanto, estes últimos apresentam algumas características importantes: (a) aparecem e desaparecem por vontade da criança; (b) não representam ameaça e muitas vezes são uma fonte de conforto; (c) podem ser descritos em detalhes pela criança; (d) não são egodistônicos (não geram sofrimento)[40].

Na adolescência, a doença se inicia comumente com um quadro inespecífico com pródromos que incluem humor depressivo, ansiedade ou deterioração das funções cognitivas[41]. Desse modo, o reconhecimento precoce e o acompanhamento evolutivo são necessários para o correto manejo desses casos.

Transtorno afetivo bipolar (TAB)

Kraepelin considerava muito rara a mania em idades precoces. Entretanto, com a mudança conceitual e dos critérios diagnósticos passou-se a adotar uma visão menos restritiva com a consequente observação de que muitos adolescentes até então diagnosticados como esquizofrênicos eram na verdade portadores de transtornos afetivos, como o transtorno bipolar. Alguns fatores, entretanto, têm sido sistematicamente apresentados como mais caracterísiticos na fenomenologia e no curso do transtorno bipolar pediátrico, quais sejam[1]:

- Humor expansivo ou elevado.
- Irritabilidade proeminente.
- Episódios prolongados de humor caracterizados por períodos significativos de sintomatologia subsindrômica.
- Sintomas depressivos entremeados por sintomas maníacos ou hipomaníacos.
- Alta prevalência de comorbidades, especialmente transtorno de déficit de atenção e hiperatividade, outros transtornos de conduta disruptivos e transtornos ansiosos.
- Grande prevalência de sintomas psicóticos e de tentativas de suicídio com prejuízo funcional significativo.

Existem diferenças em relação à apresentação dos sintomas de mania no adulto e na criança. Um estudo com uma amostra de 93 pacientes de 6 a 17 anos, sendo 57 meninos e 36 meninas (Geller e cols.), mostrou diferenças da mania na criança em relação ao adulto: agitação motora ocorreu em 99%, humor irritável em 98%, discurso acelerado em 97%, humor eufórico em 89% e hipersexualidade em 43% dos casos[3].

Relatos retrospectivos dos pais sobre os primeiros sintomas de psicopatologia em crianças pré-púberes com transtorno bipolar revelou uma ocorrência muito precoce de precursores afetivos (irritabilidade e desregulação do humor), além de fatores de risco clínicos, como agressividade, impulsividade e ansiedade que podem preceder em vários anos o início de mania. Grave instabilidade de humor, crises de birra, sintomas de ansiedade, distúrbios do sono e agressividade estavam entre os sinais mais comuns de psicopatologia relatados em crianças diagnosticadas com transtorno bipolar antes da puberdade[21].

Autismo

O transtorno do espectro do autismo (TEA) é um transtorno do neurodesenvolvimento caracterizado pela presença de déficits na interação social e de comportamentos restritos e estereotipados[22]. Antigamente, o autismo era considerado uma desordem rara, afetando aproximadamente 4 a 5 crianças em 10.000, mas hoje é considerado uma desordem comum. Dois a 3 anos atrás, a incidência de autismo era estimada em 1 a cada 68 crianças. Os números mais recentes, segundo o Centers for Disease Control and Prevention, são de 1 para 45 crianças com TEA[23].

De acordo com a quinta edição do *Manual Diagnóstico e Estatístico de Transtornos Mentais* (DSM-5)[24], para o diagnóstico de TEA devem existir déficits persistentes na comunicação social e na interação social em múltiplos contextos, manifestados no momento atual ou em história prévia, como:

1. **Déficits na reciprocidade socioemocional:** variam desde a dificuldade em estabelecer uma conversa normal em razão do compartilhamento reduzido de emoções até a dificuldade para iniciar ou responder às interações sociais.

2. **Déficits nos comportamentos comunicativos não verbais:** variam desde uma comunicação verbal ou não verbal pouco integrada com o contato visual e a linguagem corporal até a ausência total de expressões faciais e comunicação não verbal.
3. **Déficits para desenvolver, manter e compreender relacionamentos:** variam desde a dificuldade em ajustar o comportamento para se adequar a contextos sociais até a ausência de interesse por seus pares.

A presença de comportamentos restritos e repetitivos deve ser manifestada por dois dos seguintes na história atual ou prévia:

1. Movimentos motores, uso de objetos ou fala estereotipados ou repetitivos (por exemplo, alinhar brinquedos, girar objetos ou falar frases idiossincráticas).
2. Insistência nas mesmas coisas, adesão inflexível a rotinas ou padrões ritualizados de comportamento verbal ou não verbal (por exemplo, agitação em relação a pequenas mudanças, cumprir a mesma rotina todos os dias, necessidade de fazer o mesmo caminho ou ingerir os mesmos alimentos).
3. Interesses fixos e altamente restritos que são anormais em intensidade ou foco (por exemplo, forte apego ou preocupação com objetos incomuns, interesses circunscritos, como gostar de brincar com apenas um tipo de brinquedo).
4. Hiper ou hiporreatividade a estímulos sensoriais ou interesse incomum por aspectos sensoriais do ambiente (por exemplo, indiferença aparente à dor/temperatura, reação contrária a sons, fascinação visual por luzes ou movimento).

Os sintomas devem estar presentes precocemente no período do desenvolvimento, mas podem não se tornar plenamente manifestos até que as demandas sociais excedam as capacidades limitadas. Os sintomas devem causar prejuízo clinicamente significativo no funcionamento social, profissional ou em outras áreas importantes da vida do indivíduo no presente. As perturbações não são mais bem explicadas por deficiência intelectual ou por atraso global do desenvolvimento, porém a deficiência intelectual e o TEA costumam ser comórbidos.

Considerando a questão etiológica, apesar das muitas discussões e controvérsias, no momento não há dúvidas quanto à sua base biológica. No autismo podem ser observados altos níveis periféricos de serotonina em cerca de um terço dos casos, bem como maior frequência de alterações eletroencefalográficas com quadros convulsivos associados. Além disso, há evidências fortes da participação de fatores genéticos, embora deva ser considerada a multifatorialidade etiológica[1].

Atualmente, é consenso que o TEA deve ser diagnosticado precocemente para que possa ser iniciada a intervenção precoce mais adequada (Spjut Jansson e cols., 2016). O principal objetivo da intervenção precoce é proporcionar às crianças com autismo o desenvolvimento da linguagem, da capacidade de brincar, de se socializar, de desenvolver atenção compartilhada e de aprender novas habilidades sociais. A intervenção precoce ocorre por meio de atendimentos individuais ou em grupos por uma equipe multiprofissional composta de pediatra, psiquiatra, fonoaudiólogos, terapeutas ocupacionais, psicólogos e pedagogos. Além disso, é extremamente importante que as crianças com autismo

Capítulo 20 — Psiquiatria e Psicologia da Infância e da Adolescência

possam ser incluídas no ensino regular para que tenham a oportunidade de conviver com as crianças típicas, que funcionam como modelos para a aquisição de habilidades e comportamentos sociais[25]. O tratamento medicamentoso visa apenas ao manejo do comportamento.

CONSIDERAÇÕES FINAIS

A infância e a adolescência constituem períodos singulares no ciclo de vida humano, apresentando características específicas no desenvolvimento cognitivo, emocional e comportamental que merecem ser lembradas para uma melhor abordagem clínica. Os transtornos psiquiátricos guardam nessa etapa da vida importantes singularidades e peculiaridades a serem observadas pelo médico. Esses adoecimentos mentais podem repercutir em outras condições clínicas patológicas, e as doenças clínicas de outras especialidades também interferem na saúde mental dessa população. Doenças mentais podem gerar consequências para os futuros anos de vida da criança e do adolescente. Assim, a psiquiatria e a psicologia da infância e da adolescência muito têm a contribuir no entendimento médico global do invidíduo, objetivando intervir de modo precoce e eficaz para garantir o melhor prognóstico possível esses pacientes tanto do ponto de vista social como emocional ou acadêmico.

Referências

1. Thapar A, Pine D, Leckman J et al. Rutter's child and adolescent psychiatry. 6. ed. Oxford: JohnWiley & Sons, Ltd.
2. Assumpção Júnior F, Kuczynski E. Tratado de psiquiatria da infância e da adolescência. 2. ed. São Paulo: Atheneu, 2012.
3. Coêlho B, Pereira J, Assumpção T et al. Psiquiatria da infância e da adolescência: guia para iniciantes. 1. ed. Novo Hamburgo: Sinopsys, 2014.
4. Lee F-I, Boarati M, Maia A. Transtornos afetivos na infância e adolescência: diagnóstico e tratamento. 1. ed. Porto Alegre: Artmed, 2012.
5. Polanczyk G, Lamberte M. Psiquiatria da infância e adolescência. Barueri: Manole, 2012.
6. Asbahr F. Transtornos de ansiedade na infância e adolescência. 2. ed. Casa Leitura Médica, 2010.
7. Sadock B, Sadock VA, Ruiz P. Compêndio de psiquiatria: ciência do comportamento e psiquiatria clínica. 11. ed. Porto Alegre: Artmed, 2017.
8. Boyd D, Bee H. A criança em crescimento. Porto Alegre: Artmed, 2011.
9. Rey J. IACAPAP e-Textbook of Child and Adolescent Mental Health. International Association for Child and Adolescent Psychiatry and Allied Professions, 2015.
10. Ainsworth M. Infant-mother attachment. Am Psychol 34:932-7.
11. Roth T, Sweatt J. Annual Research Review: epigenetic mechanisms and environmental shaping of the brain during sensitive periods of development. J Child Psychol Psychiatr 2010.
12. Ariés P. História social da criança e da família. Rio de Janeiro: LTC editora, 1981.
13. Saito MI, Silva LEV da. Adolescência: prevenção e risco. São Paulo: Atheneu, 2001.
14. Erikson E. Identidade, juventude e crise. 2. ed. Rio de Janeiro: Guanabara, 1987.
15. Aberastury A. Adolescência. 2. ed. Porto Alegre: Artes Médicas, 1983.
16. Turkel S, Pao M. Late consequences of chronic pediatric illness. Psychiatr Clin North Am; 30:819-5.
17. Miguel EC, Gentil V, Gattaz WF. Clínica psiquiátrica. 1. ed. São Paulo: Manole, 2011.
18. Meijer SA, Sinnema G, Bijstra JO et al. Social functioning in children with a chronic illness. J Child Psychol Psychiatry; 41:309-17.
19. Weinreb L, Wehler C, Perloff J, et al. Hunger: its impact on children's health and mental health. Pediatrics 110:1-9.
20. Shonkoff JP, Garner AS, Siegel BS et al. The lifelong effects of early childhood adversity and toxic stress. Pediatrics; 129:e232-e246.
21. Gabarra LM, Crepaldi MA. A comunicação médico-paciente pediátrico-família na perspectiva da criança. 29:209-218.

260 Seção V Dimensão Ciclo da Vida

22. Kohlsdorf M, Costa Junior AL. Comunicação em pediatria: revisão sistemática de literatura. Estud Psicol 30:539-52.
23. Cristo LM de O, Araujo TCCF. Comunicação em saúde da criança: estudo sobre a percepção de pediatras em diferentes níveis assistenciais. Rev Psicol e Saúde 5:59-68.
24. Osti NM, Sei MB. A importância da família na clínica infantil: um ensaio teórico-clínico. Temas em Psicol 24 145-57.
25. Orientações básicas de atenção integral à saúde de adolescentes nas escolas e unidades básicas de saúde. Brasília: Ministério da Saúde, 2013.
26. McConaughy SH. Clinical interviews for children and adolescents: assessment to intervention. New York: Guilford Press, 2005.
27. Rocha TBM, Zeni CP, Caetano SC et al. Mood disorders in childhood and adolescence. Rev Bras Psiquiatr 35:22-31.
28. Ribeiro R, Barboza A, Alfano A et al. Transtornos de ansiedade na infância e adolescência : uma revisão – Anxiety disorders in childhood and adolescence: a review. 5: 46-61.
29. Regina A, Castillo GL, Recondo R et al. Transtornos de ansiedade. 22: 22-5.
30. Suveg C, Aschenbrand SG, Kendall PC. Separation anxiety disorder, panic disorder, and school refusal 14:773-95.
31. Rodrigues DG, Pelisoli C. Ansiedade em vestibulandos: um estudo exploratório – Anxiety in candidates for university entrance examinations: an exploratory study 35:171-7.
32. Pine DS, Cohen P, Gurley D et al. The risk for early-adulthood anxiety and depressive disorders in adolescents with anxiety and depressive disorders. 55:56-64.
33. Tengan SK, Maia AK. Psicoses funcionais na infância e adolescência – Functional psychosis in childhood and adolescence. 3-10.
34. Asarnow JR, Tompson MC, Mcgrath EP. Annotation: childhood-onset schizophrenia: clinical and treatment issues. 2:180-94.
35. Asarnow JR, Ben-Meir S. Children with schizophrenia spectrum and depressive disorders: a comparative study of premorbid adjustment, onset pattern and severity of impairment. 29:477-88.
36. Nicolson R, Lenane M, Singaracharlu S et al. Premorbid speech and language impairments in childhood -onset schizophrenia: association with risk factors. 794-800.
37. Taylor A, Murray RM, Poulton R. Evidence for early-childhood, pan-developmental impairment specific to schizophreniform disorder. 2002; 59.
38. Amminger GP, Pape S, Rock D et al. Relationship between childhood behavioral disturbance and later schizophrenia in the New York high-risk project. 525-30.
39. Rapoport JL, Gogtay N. Childhood onset schizophrenia: support for a progressive neurodevelopmental disorder. Int J Dev Neurosci 29:251-8.
40. Pearson D, Burrow A, Fitzgerald C et al. Auditory hallucinations in normal child populations 31:401-7.
41. Starling J, Feijo I. Schizophrenia and other psychotic disorders of early onset. In: IACAPAP Textbook of Child and Adolescent Mental Health. Disponível em: http://iacapap.org/iacapap-textbook-of-child-and-a-dolescent-mental-health 2012.
42. Hernandez M, Marangoni C, Grant M et al. Parental reports of prodromal psychopathology in pediatric bipolar disorder. Curr Neuropharmacol 2016 Aug 1.
43. Tanet A, Hubert-Barthelemy A, Crespin GC et al. A developmental and sequenced one-to-one educational intervention for autism spectrum disorder: a randomized single-blind controlled trial. Front Pediatr 4:99.
44. Goldson E. Advances in autism. Adv Pediatr 2016; 63:333-55.
45. APA. Manual diagnóstico e estatístico de transtornos mentais: DSM-5. 1. ed. Porto Alegre: Artmed, 2014.
46. Dourado F. Autismo e cérebro social. 1. ed. Fortaleza: Premius Editora, 2012.

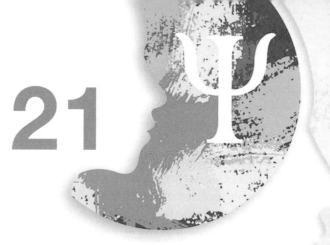

Psicologia da Mulher Grávida e no Pós-Parto

Carla Fonseca Zambaldi

> *A vida pode ser comparada a um bordado que no começo da vida vemos pelo lado direito e, no final, pelo avesso. O avesso não é tão bonito, mas é mais esclarecedor, pois deixa ver como são dados os pontos.*
> **(Schopenhauer)**

INTRODUÇÃO

O profissional da saúde que se dedica aos cuidados prestados à mulher durante a gestação, o parto e o pós-parto precisa ter conhecimento, habilidade e destreza para prevenção, diagnóstico e tratamento das doenças que ocorrem nesse período. Entretanto, para uma adequada assistência à mulher não basta se ater ao físico. É imprescindível uma sensibilidade aguçada para perceber e abordar as vivências psíquicas, além das biológicas. O periparto é um período vulnerável à ocorrência das doenças mentais em razão de fatores psíquicos, hormonais, fisiológicos e genéticos. Por isso, é preciso estar aberto e preparado para ouvir, perceber e abordar os aspectos mentais.

A GESTAÇÃO

A gravidez tem sido compreendida pela sociedade como um momento de muita alegria e satisfação na vida da mulher. Contudo, esse é um período de grande adaptação a mudanças, o que pode ser causa de estresse, desajustamento e sofrimento. A gestante sofre alterações em seu corpo e em sua fisiologia para se integrar à nova condição, o que também ocorre em sua vida psíquica.

262 Seção V Dimensão Ciclo da Vida

A gestação é um período de crise em que se tornam necessários a flexibilidade e o uso de recursos mentais para adequação a uma nova realidade. As condições físicas da mulher não são as mesmas, nem sua disposição, sendo necessário moldar-se à nova imagem corporal. O modo como se relaciona com seu companheiro e a família se altera, e seu papel no trabalho ou na vida produtiva pode exigir reestruturação. Há a reformulação de sua rotina, de seu tempo livre, das tarefas e responsabilidades, além de ocorrerem mudanças de prioridades, hábitos e interesses. Em uma gestação não planejada ou não desejada, essa adaptação pode ser ainda mais difícil.

Ao longo da gestação tem início a relação de vínculo com o feto. Em uma relação mãe-feto considerada adequada, a gestante interage com o feto, dá-lhe um nome, conversa com ele, reage a seus movimentos e planeja sua chegada. Não demonstrar afeto e preocupação com o feto ou estabelecer uma relação mãe-feto inadequada é um sinal de alerta para a situação de estresse ou sofrimento mental. Uma situação extrema de relação mãe-feto inadequada é representada pela negação da gestação. Esse é um quadro preocupante, em que a mulher não tem consciência de que está grávida. Não percebe os sinais ou os interpreta de maneira equivocada. Consequentemente, ela deixa de fazer o pré-natal ou qualquer acompanhamento durante a gravidez e só descobre a gestação quando surpreendida pelo trabalho de parto. O parto geralmente ocorre sem assistência médica, em casa ou em banheiros públicos, e é grande o risco de neonaticídio. Qualquer mulher sob suspeita de apresentar essa condição deve ser encaminhada para tratamento[1].

O suporte psicossocial é imprescindível durante a gestação. Ter pessoas por perto com quem possa dividir as inquietações e receber afeto e apoio é um fator importante para a manutenção da saúde mental. Além disso, é necessário um suporte de saúde adequado, que mantenha a mulher informada e preparada, especialmente em situações de risco materno ou fetal.

O profissional que presta assistência à gestante precisa ter em mente que mesmo uma gestação sem qualquer complicação ou anormalidade pode ser vivida pela mulher como um momento de estresse. A condição de saúde mental deve integrar o exame clínico, especialmente nas gestantes mais vulneráveis (Quadro 21.1). A escala de rastreamento *Edimburg Postnatal Depression Scale* (EPDS) é um recurso útil para identificação de gestantes com quadro de depressão ou ansiedade.

O adoecimento mental durante a gestação tem várias implicações negativas: ocorre piora na qualidade de vida, a rotina diária sofre prejuízo, o sofrimento é significativo e existe o risco de suicídio[3,4]. A presença de transtornos mentais na gestação está relacionada com intercorrências obstétricas, como parto prematuro, baixo peso ao nascer e di-

Quadro 21.1 Fatores de risco para depressão e ansiedade na gestação[2]

História prévia de transtornos mentais
Traumas prévios (abuso sexual, violência doméstica)
Pouco suporte social ou do companheiro
Eventos de vida estressantes
Gestação não desejada/não planejada
Gestação de alto risco
Abortos prévios

Quadro 21.2 Sinais de alerta para transtorno mental na gestação

EPDS ≥12
Tristeza, choro frequente, falta de vontade e prazer, culpa excessiva
Ansiedade, tensão, preocupações excessivas, inquietação, dificuldades para se concentrar
Insônia
Falta de cuidados consigo ou com o feto
Relação mãe-feto inadequada
Negação da gestação

EPDS: *Edinburgh Postnatal Depression Scale.*

ficuldades na amamentação[5,6]. Além disso, está associada a prejuízo no desenvolvimento emocional, cognitivo e motor da criança[7,8]. Qualquer quadro suspeito deve ser encaminhado para avaliação especializada e tratamento (Quadro 21.2).

O PARTO

Ao longo da gravidez, muitas expectativas são geradas quanto ao parto. O parto é um momento decisivo em que se espera que tudo transcorra bem com a mãe e o bebê. Trata-se de um momento inesquecível vivido sob emoções intensas e múltiplas. É também um momento de tensão, preocupação e ansiedade que se transforma em júbilo com o encontro com o bebê. Ouvir seu choro, olhar em seus olhos, tocá-lo, senti-lo junto à pele representa o reconforto depois da longa espera.

Algumas situações vivenciadas durante o parto são compreensivelmente traumáticas em virtude do risco real de morte e ameaça à vida, como necessitar de um procedimento de urgência, apresentar complicações ou o bebê nascer com algum problema de saúde ou intercorrência. No entanto, o parto pode representar um trauma mesmo para as mulheres que passam por esse momento sem risco ou complicações, em que, segundo a visão do médico, tudo transcorreu bem. A mulher apreende esse momento como um risco ou agressão à sua vida ou à sua integridade física ou de seu bebê e sente um medo intenso, horror, desamparo, frustração ou sente sua dignidade ferida[9]. Muitas têm experiências dissociativas: o tempo pode ser percebido de maneira alterada, como se passasse muito rápido ou em câmera lenta; ocorrem períodos de amnésia em que elas não conseguem se recordar de certos episódios; ou têm a sensação de estar fora do corpo ou em um sonho[10].

Algumas mulheres, ainda durante a gestação, sentem um medo intenso do parto, medo do incerto, de apresentar complicações, de perder o controle e, especialmente, de sentir dor. Elas precisam contar com suporte emocional para vivenciar esse momento, pois são suscetíveis a encarar o parto como um trauma. As mulheres com histórico de violência sexual podem apresentar dificuldades durante o parto e alguns procedimentos podem recordá-la do trauma vivido, e por isso também precisam de suporte emocional. Algumas medidas ajudam a diminuir a chance de experimentar o parto como um trauma (por exemplo, a mulher deve ser informada e bem instruída sobre todo o procedimento obstétrico, os métodos de controle da dor devem ser adequadamente utilizados, doulas e acompanhante devem estar disponíveis para promover conforto e devem ser prestadas todas as informações sobre o estado de saúde de seu bebê).

264 Seção V Dimensão Ciclo da Vida

O parto traumático está muitas vezes relacionado com a satisfação com o atendimento e o suporte oferecido pela equipe de saúde. Quando a parturiente percebe que não está sendo ouvida ou respeitada, quando não conta com a presença de alguém de confiança por perto, não recebe informações sobre a evolução de seu parto ou de seu estado de saúde, e quando é ofendida com gritos e xingamentos ou não recebe assistência no momento exato do parto, mesmo em um hospital, possivelmente ela viverá esse momento como um trauma.

Algumas dessas mulheres podem desenvolver o transtorno de estresse pós-traumático, passando a se lembrar recorrentemente do parto e a ter pesadelos com ele, evitando pessoas ou situações que possam relembrá-la desse momento. Muitas vezes, elas terão não só dificuldade em cuidar da criança, mas pensamentos negativos, de culpa ou medo, isolamento e outros problemas emocionais.

Uma boa assistência no parto pode proteger a mulher da experiência de um parto traumático. Ela deve ser bem educada e preparada para esse momento. Entre a parturiente e a equipe de saúde deve ser estabelecida uma relação de respeito e cuidado. É importante ouvir o que ela espera do parto e escutar seus medos e necessidades nesse momento. Sempre que possível, devem ser respeitadas as escolhas e as preferências da mulher, sendo primordiais o bom manejo da dor, o suporte emocional e promover a percepção de controle da parturiente.

O PÓS-PARTO

Os primeiros dias com o bebê são muito intensos e demandam da puérpera enorme dedicação. Existe a expectativa de que a mulher esteja radiante com a chegada de seu filho, mas na verdade esse é um período estressante. A mulher se vê em uma situação de muita responsabilidade ao cuidar de um bebê dependente e frágil. Muitas vezes, ela encara esses cuidados ainda com dores ou se recuperando fisicamente. A amamentação não costuma ser tão fácil como se espera. A descida do leite pode demorar, a pega do recém-nascido pode ser difícil, e podem ocorrer dores ou problemas com as mamas ou com o mamilo.

O pós-parto, além disso, se caracteriza como um período de privação do sono, o que pode causar irritabilidade, cansaço e alterações de humor e desencadear transtornos mentais. O apoio do companheiro, da família e da equipe de saúde é fundamental para o conforto da mulher. Ao se sentir apoiada, sua segurança quanto aos cuidados com o bebê aumenta e ela passa a se adaptar à nova rotina com mais facilidade.

O pós-parto é fundamental para a relação afetiva entre a mãe e o bebê. O apego da mãe com seu filho não ocorre de maneira instantânea após o parto, mas é um processo de construção que se inicia ainda na gestação e se desenvolve fortemente no pós-parto. O contato físico, o olhar e as vocalizações são fatores que ajudam a estruturar essa relação. Uma relação mãe-bebê adequada repercute substancialmente no desenvolvimento motor, emocional e cognitivo da criança. A relação mãe-bebê deve ser avaliada pela equipe de saúde (Quadro 21.3), e a presença de transtorno mental deve ser investigada quando a mulher mostra dificuldade em desenvolver sentimentos afetivos em relação a seu bebê.

Ao longo da vida da mulher, o pós-parto é o período mais vulnerável para a ocorrência de transtornos mentais, e as alterações hormonais próprias dessa época têm grande

Quadro 21.3 Sinais de relação mãe-bebê adequada

A mãe segura seu bebê no colo, de maneira acolhedora e confortável, bem próximo ao corpo, toca nele e o beija de modo carinhoso
Interage falando, brincando ou cantando com voz suave
Troca de olhares e sorrisos, especialmente no momento da posição face a face na amamentação
Procura atender às necessidades da criança, tentando perceber quando está com fome, quando precisa dormir, trocar as fraldas, tomar banho, promovendo temperatura adequada, conforto e segurança
A mãe vai adquirindo habilidade para consolar o bebê durante o choro, brincar e estimulá-lo quando animado ou acalmá-lo quando está com sono. O bebê se vira em direção à voz materna, acompanha seus movimentos com o olhar, retorna seu olhar e sorriso, mostra-se feliz na presença da mãe e reage a ela de maneira diferente

influência nesse processo. A depressão, a ansiedade, o transtorno de pânico, o transtorno obsessivo-compulsivo (TOC), o transtorno de estresse pós-traumático e a psicose são os principais quadros. As mulheres mais vulneráveis são aquelas que já apresentavam alguma sintomatologia durante a gestação, as com história de transtornos mentais prévios ou abuso de substâncias, as portadoras de doenças crônicas, as com história de abuso sexual, violência doméstica, traumas ou eventos de vida estressantes ou as que contam com pouco suporte social ou marital[11].

A mulher com depressão no pós-parto apresenta tristeza, falta de ânimo, fadiga, falta de prazer nas atividades, dificuldade em se concentrar e tomar decisões, insegurança, culpa e, muitas vezes, sentimento de incapacidade de cuidar do bebê[12]. Seu estado nem sempre é compreendido pelos familiares, e costuma ser grande a demora para a procura de atendimento especializado.

A ansiedade no pós-parto é um quadro ainda mais frequente que a depressão. A puérpera apresenta apreensão constante, preocupações exageradas, geralmente envolvendo a saúde do bebê, tensão, inquietação, dificuldade para dormir, além de nervosismo, cansaço e irritação[13]. Esse quadro prejudica muito sua capacidade de prestar os cuidados necessários ao bebê e ser fonte de afeto e relação estável. Muitas mulheres com ansiedade no pós-parto não são identificadas e não recebem tratamento adequado.

O TOC no pós-parto é causa de sofrimento importante e muitas vezes faz a mulher sentir-se incapaz e ter medo de cuidar do bebê. No pós-parto, o TOC com frequência se apresenta como pensamentos obsessivos envolvendo agressão ao bebê. São pensamentos repetitivos e incômodos (que a mulher tenta afastar de sua mente a todo custo), como cenas mentais do bebê machucado, sangrando ou caindo, ou ímpetos agressivos de sufocar o bebê ou agredi-lo. Os pensamentos obsessivos não são relacionados com infanticídio, são egodistônicos, pensamentos não desejados ou esperados. Obsessões de simetria e compulsões de limpeza ou checagem também podem estar presentes[14]. Muitas mulheres têm vergonha de relatar o quadro, se sentem culpadas, temem que o conteúdo de seus pensamentos se realize e sofrem por muito tempo sem procurar ajuda.

A psicose pós-parto é o quadro psiquiátrico mais grave que pode ocorrer no puerpério e exige intervenção médica imediata. Logo nos primeiros dias após o parto ocorrem inquietação, insônia, agitação, logorreia e sensação de energia. O quadro evolui para confusão metal, delírios e alucinações[15]. A psicose pós-parto está relacionada com o risco de suicídio e infanticídio, sendo necessária a identificação precoce e imprescindível o encaminhamento para tratamento.

Os familiares e a equipe de saúde que perceberem sinais de transtornos mentais no pós-parto precisam encorajar a busca por tratamento especializado. O tratamento pode consistir em psicoterapia e/ou no uso de medicação e promove melhora importante na vida da puérpera. Ademais, a saúde mental da puérpera é importante para a construção de uma relação mãe-bebê adequada e estável, o que contribui para o desenvolvimento afetivo e cognitivo da criança.

CONSIDERAÇÕES FINAIS

Os cuidados prestados à mulher durante a gestação, o parto e o puerpério devem visar à promoção de sua saúde mental. É preciso manter-se atento às mulheres em situações de risco e vulnerabilidade para adoecimento mental. A pesquisa de sintomas psiquiátricos deve integrar a rotina de avaliação. A identificação precoce e o tratamento dos transtornos mentais no periparto são indispensáveis, uma vez que têm impacto na saúde da mulher, na família e na vida da criança.

Referências

1. Jenkins A, Millar S, Robins J. Denial of pregnancy: a literature review and discussion of ethical and legal issues. J R Soc Med 2011; 104(7):286-91.
2. Biaggi A, Conroy S, Pawlby S, Pariante CM. Identifying the women at risk of antenatal anxiety and depression: a systematic review. J Affect Disord 2016; 191:62-77.
3. Orsolini L, Valchera A, Vecchiotti R et al. Suicide during perinatal period: epidemiology, risk factors, and clinical correlates. Front Psychiatry 2016; 7:138.
4. Gelaye B, Kajeepeta S, Williams MA. Suicidal ideation in pregnancy: an epidemiologic review. Arch Womens Ment Health 2016; 19(5):741-51.
5. Grigoriadis S, VonderPorten EH, Mamisashvili L et al. The impact of maternal depression during pregnancy on perinatal outcomes. J Clin Psychiatry 2013; 74(4):e321-e341.
6. Szegda K, Markenson G, Bertone-Johnson ER, Chasan-Taber L. Depression during pregnancy: a risk factor for adverse neonatal outcomes? A critical review of the literature HHS Public Access. J Matern Fetal Neonatal Med 2014; 27(9):960-7.
7. Kingston D, Tough S, Whitfield H. Prenatal and postpartum maternal psychological distress and infant development: a systematic review. 2012.
8. Stein A, Pearson RM, Goodman SH et al. Effects of perinatal mental disorders on the fetus and child. Lancet 2014; 384(9956):1800-19.
9. Zambaldi CF, Cantilino A, Sougey EB. Parto traumático e transtorno de estresse pós-traumático: revisão da literatura. Traumatic birth and posttraumatic stress disorder: a review. 2009.
10. Zambaldi CF, Cantilino A, Farias JA, Moraes GP, Sougey EB. Dissociative experience during childbirth. J Psychosom Obstet Gynaecol 2011; 32(4):204-9.
11. Howard LM, Molyneaux E, Dennis C-L, Rochat T, Stein A, Milgrom J. Non-psychotic mental disorders in the perinatal period. Lancet 2014; 384(9956):1775-88.
12. Becker M, Weinberger T, Chandy A, Schmukler S. Depression during pregnancy and postpartum.
13. Fairbrother N, Janssen P, Antony MM, Tucker E, Young AH. Perinatal anxiety disorder prevalence and incidence. 2016.
14. Zambaldi CF, Cantilino A, Montenegro AC, Paes JA, de Albuquerque TLC, Sougey EB. Postpartum obsessive-compulsive disorder: prevalence and clinical characteristics. Compr Psychiatry 2009; 50(6):503-9.
15. Sit D, Rothschild AJ, Wisner KL. A review of postpartum psychosis. J Womens Health (Larchmt) 2006; 15(4):352-68.

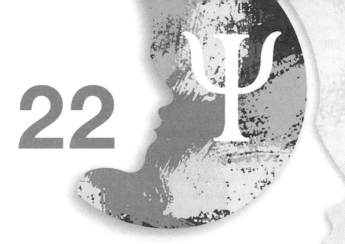

22

Psicologia do Envelhecimento

Rodrigo Cavalcanti Machado da Silva

> *No que diz respeito aos desgostos, aos aborrecimentos domésticos, estes têm apenas uma causa, Sócrates, que não é a velhice, mas o caráter dos homens. Se eles tiverem bom caráter e espírito equilibrado, a velhice não lhes será um fardo insuportável. Para os que não são assim, tanto a velhice quanto a juventude lhes serão desgostosas.*
> **(A República, Platão – séc. IV a.C.)**

INTRODUÇÃO

O envelhecimento é uma fase da vida que, apesar de muitas vezes estudada separadamente, engloba todo o processo de vida, que precisa ser compreendido na perspectiva de cada pessoa e de maneira individualizada. Neste capítulo, procuraremos entender a psicologia normal do envelhecimento e demonstrar as variáveis de um envelhecimento bem-sucedido em diversos aspectos, além das relações que se estabelecem entre o idoso e o médico em um contexto de adoecimento.

O envelhecimento torna-se um tema cada vez mais relevante para a ciência em virtude do momento de mudança demográfica significativa em que o mundo se encontra, quando pela primeira vez na história a população de idosos será maior que a de jovens com menos de 14 anos, sendo esperado o número absoluto de 1,4 bilhão de idosos em 2040[1]. Embora muitas vezes o foco principal tenha sido direcionado para a construção correta de definições, o entendimento dos mecanismos e o desenvolvimento de tratamentos adequados para os transtornos mentais, faz-se necessário dar equânime atenção

às investigações dos estados positivos do estado mental, incluindo o bem-sucedido envelhecimento cognitivo e emocional[2].

PSICOLOGIA DO DESENVOLVIMENTO: ASPECTOS HISTÓRICOS

A psicologia do envelhecimento enfoca as mudanças nos desempenhos cognitivo, afetivo
e social, assim como as alterações em motivações, interesses, atitudes e valores que são
característicos dos anos mais avançados da vida adulta e dos anos da velhice. Detém-se
sobre as diferenças intraindividuais e interindividuais que caracterizam os diferentes
processos psicológicos na velhice, levando em conta os desempenhos de diferentes grupos de idade e sexo e de grupos de portadores de diferentes bagagens educacionais e
socioculturais[3]. Em conjunto com a medicina, a biologia e as ciências sociais, a psicologia
do envelhecimento forma a base para os conhecimentos da gerontologia.

O estudo científico do envelhecimento no âmbito da psicologia é relativamente recente – nos primeiros anos do século XX havia o entendimento de que os anos de velhice
seriam exclusivamente de declínio, concepção que se modificou em decorrência de várias
teorias que foram surgindo ao longo do tempo[4]. No início do século XX, a psicologia bus-
cava maneiras de produzir conhecimento que rompessem com a tradição especulativa que
sempre a caracterizara. A então nascente psicologia da criança inspirou-se na teoria da
evolução de Darwin e no paradigma biológico de ciclo de vida para a construção das primeiras grandes teorias de estágio sobre o desenvolvimento psicológico. Essas teorias clássicas focalizavam o desenvolvimento na fase do bebê até o início da vida adulta e não avançaram em explicações sobre fases ou processos evolutivos da vida adulta, da meia-idade
e da velhice[5].

A psicologia do envelhecimento foi impulsionada principalmente nos últimos 60
anos, período em que foi elaborada a maioria dos conceitos e teorias sobre o envelhecimento e no qual também se observaram profundas mudanças na noção do tempo da
vida humana e da velhice graças ao envelhecimento populacional que se expandiu por
praticamente todo o mundo[5].

A velhice, ou idade adulta tardia, costuma se referir ao estágio do ciclo vital que começa aos 65 anos, havendo algumas divisões entre as diferentes faixas etárias: são considerados idosos jovens aqueles com menos de 75 anos e idosos muito idosos aqueles com
mais de 85 anos[6]. Neste capítulo serão abordadas tanto essa faixa etária como a chamada
meia-idade, um importante período transicional que integra o processo de envelhecimento (bem como todo o processo de vida, como será visto adiante).

O estudo do envelhecimento ao longo da história

Historicamente, o envelhecimento é citado pelas civilizações grega, romana, hindu e
judaico-cristã. Um dos modelos mais interessantes é o hindu, que considera que no desenvolvimento ao longo da vida a juventude é um estágio preparatório (*Brahmacharya*)
de aprendizado a partir do qual o indivíduo passa para estágios mais tardios e particularmente para o segundo estágio produtivo da vida (*Grihastha*), em que são focados a
família e o papel do trabalho. O terceiro estágio da vida (*Vanaprastha*, "o aposentado") se
refere à transição para uma vida de maior introspecção, e os indivíduos bem-sucedidos

renunciam aos prazeres materiais, físicos e sexuais, retiram-se da vida social e profissional e passam o tempo meditando e rezando; a pessoa em geral adquire um senso de felicidade ao longo do curso da vida junto com familiares e amigos, estando os filhos na liderança da casa. O quarto e último estágio da vida (*Sannyasa*, "o ascético") refere-se ao recluso e errante que renuncia a todos os desejos, medos, esperanças e responsabilidades com uma aura mística e de santidade[7].

Entre os antigos filósofos gregos, ao falar de envelhecimento, Platão afirma que a visão espiritual melhora e a visão física declina – grande parte dos filósofos gregos, cuja cultura cultuava o corpo belo, jovem e saudável, tratava a velhice de maneira negativa. No Antigo Testamento percebe-se uma visão positiva da velhice como uma bênção, um período em que a pessoa irá receber da divindade o cumprimento das promessas da juventude, e várias passagens citam o envelhecimento: sobre Abraão, um dos grandes patriarcas, diz-se que "morreu em feliz velhice, idoso, e se reuniu com seus parentes".

No primeiro século antes da Era Cristã, Marco Túlio Cícero (103-43 a.C.), o grande filósofo romano, político, jurista e orador, demonstrou ser uma figura exponencial nos estudos sobre a velhice. Aos 63 anos de idade, senador da República, escreveu o livro *De Senectute ou Catão, o velho*. Nele resumiu sua visão de envelhecimento como processo fisiológico, relatando os problemas do idoso, como a redução da memória e da capacidade funcional, as alterações dos órgãos dos sentidos e a diminuição da capacidade de trabalho. Salientou que, com o envelhecimento, os prazeres corporais vão sendo substituídos pelos intelectuais, enfatizando a necessidade de prestigiar os idosos e de fazer-lhes um preparo psicológico para a morte.

PSICOLOGIA DO ENVELHECIMENTO: ASPECTOS GERAIS

O objetivo da psicologia do envelhecimento é estudar os padrões de mudança comportamental associados ao avançar da idade, diferenciando aqueles que são típicos da velhice daqueles que são compartilhados por outras idades[5].

As ciências do envelhecimento não têm uma explicação simples e única a respeito da velhice, mas contam com uma considerável soma de conhecimentos sobre elementos que aumentem a probabilidade de que os anseios humanos por viver muito e viver bem se concretizem. É disseminado o conhecimento de que a velhice é a última etapa da vida, caracterizada por declínio nas funções biológicas, resiliência, plasticidade e aumento da dependência. Sabe-se, entretanto, que tal declínio não é universal para todos os aspectos do indivíduo, ocorrendo em ritmos diferentes para pessoas e grupos. Cada vez mais se admite que a velhice preserva a possibilidade de ganhos evolutivos em domínios selecionados do funcionamento, especialmente no que diz respeito ao domínio afetivo[3].

Para muitos indivíduos a passagem da juventude para a velhice reflete a mudança de uma busca pela riqueza para a manutenção da saúde – o corpo em envelhecimento torna-se cada vez mais uma questão central, substituindo as preocupações da meia-idade com a carreira e os relacionamentos[6]. Apesar dessas particularidades, o corpo ainda pode ser objeto de prazer e pode comunicar um senso de competência, desde que seja dada atenção adequada a exercícios físicos regulares, dieta saudável, repouso adequado e cuidados da medicina preventiva[6].

O processo de mudança acontece ao longo de toda a vida, e é inegável que as modificações físicas e cognitivas que vão se acumulando ao longo dos anos têm impacto profundo no psiquismo humano, pois, como lembra a célebre frase de Freud em seu trabalho *O Ego e o Id*, de 1923, "o ego é antes de tudo um ego corporal". Apesar de tantas modificações, sente-se que algo permanece constante, há uma noção de que alguma coisa na identidade não mudou e que, ao contrário do que demonstra o reflexo do espelho, há uma essência que permanece a mesma. Arthur Schopenhauer escreve em um de seus livros:

> Ainda que envelheçamos muito, em nosso íntimo sentimo-nos exatamente os mesmos que éramos na juventude, ou melhor, na infância. Isso que permanece inalterado, sempre igual e que não envelhece com o passar do tempo é o cerne de nossa essência, que não reside no tempo e, justamente por essa razão, é indestrutível[8].

Segundo Jung, que tem sua teoria firmada nos paradigmas dos ciclos da vida, em torno dos 40 anos têm início a meia-idade e a transição para a velhice: o adulto se dá conta de que atingiu a segunda metade da vida e começa um período de contração com relação às metas perseguidas na primeira metade – ao contrário da primeira metade, que é marcada por crescimento, realizações e expansão do *self*. Nesse período há uma revisão da vida, de busca de autoconhecimento e de autoaceitação. Trata-se de uma contração produtiva, na medida em que favorece a adesão do adulto a metas de gradual diferenciação e integração do *self* e uma resposta a uma necessidade de autoconhecimento e interiorização, lastreada em arquétipos culturais universais. Os temas vigentes nesse período são a diminuição da perspectiva de tempo futuro, a interiorização e o autoconhecimento. Transcender a experiência material e desenvolver a espiritualidade por meio de investimentos no sagrado, no belo, na justiça, no bem-estar da humanidade ou na continuidade cultural por meio das memórias e da sabedoria ajuda os idosos a encontrar sentido na vida e na morte e a ganhar em ajustamento pessoal[5].

CONCEITOS TEÓRICOS SOBRE O ENVELHECIMENTO: ALGUMAS CONTRIBUIÇÕES EM MENOS DE UM SÉCULO

As grandes teorias psicológicas sobre o desenvolvimento que dominaram a cena na primeira metade do século XX e as tentativas de estabelecimento de grandes teorias sociológicas sobre o envelhecimento que predominaram entre meados dos anos 1950 e 1970 cederam espaço às microteorias sobre aspectos particulares do comportamento e do desenvolvimento social, afetivo e cognitivo. Um número importante e crescente de estudos longitudinais no campo do envelhecimento tem olhado para os ganhos e as perdas do envelhecimento por meio das lentes dessas microteorias.

Dentre os estudos sobre a psicologia do envelhecimento, as teorias de estágio da vida adulta e da velhice que respondem ao modelo crescimento-culminância-contração e ao paradigma de ciclos de vida predominaram com mais força até a década de 1970.

Em um grupo de teorias de transição estão a teoria do desenvolvimento da personalidade ao longo da vida de Erikson e a teoria social-interacionista da personalidade na velhice. A primeira, apesar de decorrer do paradigma de ciclos de vida, substitui a ideia de linearidade dos processos de crescimento, culminância e contração por uma concepção dialética do desenvolvimento que anos mais tarde viria a ser adotada pelo paradigma de desenvolvimento ao longo de toda a vida. A segunda teoria, apesar de entender a trajetória do desenvolvimento como produto da construção social, deixa de lado aspectos importantes das influências genético-biológicas no envelhecimento.

No cenário atual, as teorias psicológicas sobre o envelhecimento refletem o desenvolvimento dos paradigmas de curso de vida na sociologia e de desenvolvimento ao longo de toda a vida (*lifespan*) na psicologia que começaram a ser construídos principalmente no fim da década de 1980 por Baltes, como será explicado mais adiante neste capítulo.

Teoria do desenvolvimento psicossocial e desenvolvimento da personalidade: paradigma dos ciclos de vida

A personalidade é o conjunto integrativo de traços psíquicos, consistindo na totalidade das características individuais em sua relação com o meio, incluindo todos os fatores físicos, biológicos, psíquicos e socioculturais de sua formação – conjuga tendências inatas e experiências adquiridas no curso da existência[9]. Bastos (1997) ressalta ainda que há uma dimensão essencial no conceito de personalidade: seu duplo aspecto. Ao mesmo tempo que é relativamente estável ao longo da vida do sujeito, também destaca características dinâmicas sujeitas a modificações dependentes de mudanças existenciais ou alterações neurobiológicas – mostra-se essencialmente dinâmica, podendo ser mutável sem ser necessariamente instável, encontrando-se em constante desenvolvimento[9].

Os primeiros teóricos da personalidade propuseram que o desenvolvimento ocorreria até o fim da infância ou adolescência, e um dos primeiros estudiosos do desenvolvimento a propor que a personalidade continua a desenvolver-se durante toda a vida foi Erik Erikson (1902-1994)[10]. Sem negar a teoria freudiana sobre o desenvolvimento psicossexual, Erikson mudou o enfoque desta para o problema da identidade e das crises do ego, ancorado em um contexto sociocultural. O estudo da identidade tornou-se estratégico para o autor, que viveu em uma época em que a psicanálise deslocava o foco do *id* e das motivações inconscientes para os conflitos do *ego*.

Um avanço da teoria freudiana sem dúvida da maior importância para o estudo do humano no século XX é o foco no ego. Em Freud, o ego aparece como sistema muitas vezes subserviente ao *id*. Anna Freud, filha de Sigmund Freud, dando continuidade aos estudos de seu pai, atribuiu ao ego uma característica de mais autonomia com maior poder de decisão e de atuação[11]. Em meados do século XX, Erikson começa a construir sua teoria psicossocial do desenvolvimento humano, repensando vários conceitos de Freud, sempre considerando o ser humano como um ser social, antes de tudo um ser que vive em grupo e sofre a pressão e a influência deste[11].

Assim como Freud, Piaget e Sullivan, entre ouras figuras da época, Erikson optou por distribuir o desenvolvimento humano em uma série de estágios psicossociais, cada um com seus conflitos, os quais podem ser resolvidos com maior ou menor sucesso pelo indivíduo. No entanto, seu modelo aborda algumas características peculiares: desviou-se o foco fundamental da sexualidade para as relações sociais; a proposta dos estágios psicossociais envolve outras artes do ciclo vital além da infância, ampliando a proposição de Freud. Sem negar a importância dos estágios infantis, Erikson observa que o que construímos na infância em termos de personalidade não é totalmente fixo e pode ser parcialmente modificado por experiências posteriores. A cada etapa o indivíduo cresce a partir das exigências internas de seu ego, mas também das exigências do meio em que vive, sendo, portanto, essencial a análise da cultura e da sociedade em que vive o sujeito em questão.

Em cada estágio o ego passa por uma crise, que pode ter um desfecho positivo ou negativo: da solução positiva da crise surge um ego mais rico e forte e da solução negativa temos um ego mais fragilizado. A cada crise, a personalidade vai se reestruturando e reformulando de acordo com as experiências vividas, enquanto o ego vai se adaptando a seus sucessos e fracassos. Erikson criou alguns estágios, que ele chamou de psicossociais, nos quais descreveu algumas crises pelas quais o ego passa ao longo do ciclo vital. Essas crises seriam estruturadas de modo que, ao sair delas, o sujeito sairia com um ego (no sentido freudiano) mais fortalecido ou mais frágil de acordo com a maneira como vivenciou o conflito, e esse final de crise influenciaria diretamente o próximo estágio, de modo que o crescimento e o desenvolvimento do indivíduo estariam completamente imbricados em seu contexto social, palco dessas crises[11].

Erikson designou a crise da última época da vida como integridade *versus* desespero e acreditava que sua resolução bem-sucedida envolveria um processo de exame da vida e o alcance de um sentimento de paz e sabedoria por meio da reflexão a respeito de como a vida foi vivida[10]; a resolução bem-sucedida dessa crise seria caracterizada por um sentimento de ter vivido bem a vida, enquanto uma resolução de menos sucesso seria caracterizada pelo sentimento de que a vida foi curta demais, de que o indivíduo não fez escolhas com bom senso e por uma amargura por não ter a chance de vivê-la novamente.

Agora é tempo de o sujeito refletir, rever sua vida, o que fez e o que deixou de fazer. Pensar principalmente em termos de ordem e significado de suas realizações. Essa retrospectiva pode ser vivenciada de diferentes formas. A pessoa pode simplesmente entrar em *desespero* ao ver a morte se aproximando. Surge um sentimento de que o tempo acabou, que agora resta o fim de tudo, que nada mais pode fazer pela sociedade, pela família, por nada. São aquelas pessoas que vivem em eterna nostalgia e tristeza por sua velhice. Contudo, a vivência também pode ser positiva. A pessoa sente a sensação de dever cumprido, experimenta o sentimento de dignidade e *integridade*, e reparte sua experiência e sabedoria. Existe ainda o perigo de o indivíduo se julgar o mais sábio e impor suas opiniões em nome de sua idade e experiência[11].

Erikson cita duas principais possibilidades: procurar novas maneiras de estruturar o tempo e utilizar sua experiência de vida em prol de viver bem os últimos anos ou se estagnar diante "do terrível fim", quando desaparecem pouco a pouco todas as fontes de carinho e o desespero toma conta da pessoa[11].

Daniel Levinson também deu uma importante contribuição à teorização do desenvolvimento humano. O autor via a idade adulta como uma sequência de fases por ele denominada *estações da vida do homem*, cuja base essencial é semelhante para todos os indivíduos. À semelhança de Erikson, o desenvolvimento psicossocial apresentado por Levinson é constituído por uma estrutura de vida – uma sequência de períodos com uma ordem preestabelecida, onde se alternam períodos estáveis e de transição em que se constroem e modificam estruturas, respectivamente. O último período é o de entrada na velhice – a faixa dos 60 aos 65 anos é um período de transição ("transição para a idade adulta tardia"): redefinição de papéis familiares e profissionais, atuação como modelo e estabelecimento da nova e final estrutura de vida[5,10].

A teoria social-interacionista de Neugarten (1965 e 1969) elabora a concepção de que a trajetória de desenvolvimento é produto de construção social e traz a metáfora do *relógio social*: as normas e expectativas em relação à idade afetam o desenvolvimento cognitivo e emocional do sujeito e podem frear ou acelerar alguns comportamentos a depender da situação. Segundo essa teoria, homens e mulheres estão cientes não apenas dos relógios sociais que operam em várias áreas de suas vidas, mas são também conscientes de sua própria cronometragem[12].

Com base em questionários, Neugarten e cols. avaliaram calendários nos quais supostamente os indivíduos esperavam que ocorressem determinados eventos de vida – como casamento, término de faculdade ou aposentadoria – em perguntas como "existe idade apropriada para dançar o Twist?" ou ainda "existe alguma idade em que a mulher deveria deixar de usar biquíni?", e chegaram à conclusão de que, apesar da flexibilização de normas em relação à idade nos últimos tempos, essas normas em relação à idade têm o potencial de restringir o pensamento e a ação dos indivíduos mais velhos[12].

Para outros aspectos sobre o estudo da personalidade, veja o Capítulo 19, *Personalidade – Uma visão psicobiológica*.

Teoria do *lifespan*: paradigma do desenvolvimento ao longo de toda a vida

O paradigma *lifespan* é pluralista, uma vez que considera múltiplos níveis, temporalidades e dimensões do desenvolvimento, além de ser transacional, dinâmico e contextualista[13]. Compreende o desenvolvimento ao longo de toda a vida como processo contínuo, multidimensional e multidirecional de mudanças orquestradas por influências genéticas/biológicas e socioculturais, de natureza normativa (previsível) e não normativa (não previsível), marcado por ganhos e perdas concorrentes e pela interatividade entre o indivíduo e a cultura[4]. Pressupõe que o desenvolvimento e o envelhecimento são correlatos e que, mesmo diante de limitações biológicas, os processos psicológicos estabelecidos se mantêm e, caso haja terreno sociocultural propício, pode haver desenvolvimento na velhice[3].

Paul B. Baltes (1939-2006), psicólogo alemão, contribuiu imensamente para o estudo da psicologia do envelhecimento e do desenvolvimento. Baltes (1997) afirmava que o desenvolvimento humano é essencialmente incompleto e que tal incompletude resultava basicamente de duas condições: a evolução biológica e cultural não apresenta uma parada, mas é um processo em acontecimento, e a estrutura biológica e cultural da ontogênese humana (origem e desenvolvimento desde a fase embrionária até a velhice) é relativamente não desenvolvida para a segunda metade do *lifespan*[14]. Embora incompleto e ainda em aberto, esse desenvolvimento não é ilimitado.

Baltes afirmava que para entender a arquitetura do *lifespan* seria necessária a compreensão de que os benefícios da seleção evolutiva decresciam com a idade e os eventos de seleção natural aconteciam mais fortemente na primeira metade da vida, uma vez que muitos indivíduos morrem antes que possíveis efeitos genéticos negativos se ativem e suas consequências se manifestem[14]. Um exemplo concreto do enfraquecimento dos benefícios da seleção evolutiva é a doença de Alzheimer, que não costuma ser diagnosticada antes dos 70 anos e que apresenta incidência marcadamente aumentada após essa idade – nesse caso, é uma doença predominante da idade avançada porque a pressão evolutiva reprodutiva foi incapaz de selecionar alternativas contra essa doença.

O desenvolvimento diz respeito a uma sequência de mudanças previsíveis, de natureza biológica, e que ocorrem ao longo das idades, por isso denominadas *influências normativas graduadas por idade* (maturação neurológica dos primeiros 5 anos, puberdade e climatério); a uma sequência previsível de mudanças psicossociais determinadas pelos processos de socialização aos quais estão sujeitas as pessoas de cada grupo, em geral eventos macroestruturais experimentados por todos os componentes de uma coorte, chamadas de *influências normativas graduadas pela história* (ingresso na escola, uniões conjugais, aposentadoria por idade); e a uma sequência não previsível de alterações influenciadas pelas agendas biológicas e sociais e que, por isso, são chamadas de *influências não normativas* (perda de emprego, viuvez na idade adulta, acidentes e doenças, morte de um filho)[4].

Segundo a teoria do *lifespan,* o processo biológico normativo do envelhecimento inclui a diminuição da plasticidade do comportamento, ou seja, a possibilidade de mudar para se adaptar ao meio, além da diminuição da resiliência biológica[4]. A resiliência individual depende dos apoios sociais e dos recursos da personalidade, a chamada autorregulação do *self;* sua integridade na velhice promove a continuidade do funcionamento psicossocial e o bem-estar subjetivo dos idosos mesmo na presença de perdas físicas, cognitivas e sociais[14].

O efeito dos eventos adversos não normativos é potencializado pela experiência de falta de controle que muitas vezes acarretam – o potencial estressor dos eventos incontroláveis tende a ser maior para os mais velhos, na medida em que com o envelhecimento ocorre a diminuição dos recursos e aumentam as possibilidades de convivência com eventos negativos. Quanto maior a sensação de controle sobre determinado evento, menor a chance de se desenvolverem problemas de adaptação, como sintomas depressivos, isolamento social, doenças somáticas e dependência[4].

Posteriormente, foram elaboradas abstrações mais refinadas sobre a atuação concorrente dos determinantes genético-biológicos e socioculturais, segundo os quais:

- a arquitetura do desenvolvimento individual (ontogênese) e a interação dinâmica entre os fatores biológicos e culturais mudam ao longo da vida;
- há diferente alocação de recursos ao longo da vida, passando da ênfase no crescimento na infância para a manutenção das perdas na velhice;
- verifica-se a atuação sistêmica de mecanismos de seleção, otimização e compensação na produção do desenvolvimento e do envelhecimento adaptativo.

Assim, sabe-se que a biologia e a cultura atuam em relação recíproca, contextualizando o desenvolvimento e o envelhecimento. Na infância inicial e na velhice avançada, os processos genéticos e biológicos têm mais influência na regulação do desenvolvimento do que os de natureza social e cultural.

Para que o desenvolvimento se estenda até idades mais avançadas são necessários avanços cada vez mais expressivos na evolução cultural e na disponibilidade de recursos culturais. A expansão na duração da vida – que hoje está quase no limite máximo estabelecido pelo genoma humano – só foi possível em virtude dos investimentos em educação e da melhora na qualidade e nos indicadores de vida da população[4]. No entanto, apesar da maior necessidade de cultura com o avançar da idade, os indivíduos mais velhos são menos responsivos aos recursos culturais em razão de sua plasticidade comportamental e resiliência biológica diminuídas[14].

EVENTOS DE VIDA E ENVELHECIMENTO

Evento de vida pode ser definido como um acontecimento significativo (por exemplo, morte de ente querido, acidente, viagens, mudança de cidade, desemprego, aposentadoria, nascimento de filho/neto) que ocorre em um momento particular e tem algum impacto na vida da pessoa – pode implicar maior ou menor envolvimento emocional, dependendo das circunstâncias em que ocorra e do contexto pessoal de cada indivíduo, especialmente dos recursos individuais e dos processos cognitivos centrais para lidar com o evento[3]. Já foram citados neste capítulo os eventos normativos e não normativos segundo a teoria de Baltes do paradigma do *lifespan*.

Na velhice aumentam as chances de ocorrência de eventos incontroláveis e problemas que afetam os descendentes. Eles propõem maiores desafios à resiliência psicológica dos idosos do que os eventos controláveis, ou seja, têm papel proeminente na determinação das trajetórias de envelhecimento e de adaptação dos idosos – desse modo, eventos inesperados (perda de um filho mais novo em vez de um pai com idade avançada) têm maior potencial estressor. Sob o paradigma do estresse, eventos críticos de vida são vistos como fatores de risco para o desencadeamento de doenças psiquiátricas e agravamento da saúde física[5].

Os problemas de saúde e a perda da independência e da autonomia do próprio idoso, do parceiro conjugal e de amigos são fontes de estresse. A experiência de declínio remete à diminuição do horizonte temporal, à certeza de que a morte está próxima e ao medo da dependência. A experiência de eventos relacionados com o declínio e a morte pode provocar ou agravar estados de ansiedade e depressão ou pode afetar relacionamentos familiares e sociais, além de também representar uma oportunidade de aprendizado e crescimento pessoal[5].

De acordo com o paradigma do estresse, tanto os acontecimentos positivos como os negativos são considerados estressantes por exigirem do indivíduo algum tipo de adaptação a uma nova situação. Pesquisas sobre o impacto de eventos positivos têm conseguido demonstrar objetivamente resultados interessantes: pessoas que passam por eventos positivos (como o nascimento de um neto) podem sofrer menos os efeitos na saúde (por exemplo, a morte do cônjuge) em razão de um efeito moderador entre o evento negativo e seu impacto na saúde[3].

Alguns pesquisadores têm descrito um número semelhante de eventos estressores relatados por adultos mais jovens e idosos. Esses estudos evidenciam que os idosos lidam mais frequentemente com problemas de saúde e a perda de amigos e familiares, além de questões relacionadas com a própria finitude; estressores ou aborrecimentos diários, por sua vez, são experimentados de maneira diferente na velhice – os idosos tendem a relatar um número menor de aborrecimentos diários e, quando o fazem, estes tendem a ser avaliados como pouco estressantes (talvez em razão do menor número de papéis sociais, como o trabalho)[3].

Em relação às estratégias de enfrentamento, especialmente referentes aos problemas de saúde, alguns estudos evidenciam que os idosos se utilizam de estratégias ativas de enfrentamento e se mostram satisfeitos com seu desempenho apesar das limitações. Estudos também demonstram os benefícios da religiosidade e da espiritualidade para o bem-estar de idosos, observados frequentemente em tempos de crise, especialmente ao enfrentar eventos com alto risco de perdas e danos[3]; durante o desenvolvimento do adulto, é grande a chance de que os indivíduos aprendam a lidar de maneira mais adequada com os eventos estressantes e se tornem menos vulneráveis.

De acordo com Diehl, o importante papel dos eventos não normativos incontroláveis, ou eventos críticos, é evidenciado por seu forte potencial de influenciar o curso do envelhecimento. Um aspecto novo nessa microteoria é a noção de que a probabilidade de ocorrência de eventos de alta e baixa controlabilidade varia intensamente em função do *status* socioeconômico e da posição social do indivíduo, que são dependentes de variáveis macrossociais[5].

Assim, essas variáveis determinam se as pessoas escolhem ou são selecionadas por eventos críticos e, por afetar o desenvolvimento de recursos psicológicos e sociais, influenciam seu enfrentamento. Além disso, existe uma integração entre a noção de participação proativa do indivíduo nas ações que organizam seu desenvolvimento e a de que o comportamento não é somente controlado por pressões externas ou por problemas de saúde, mas também por um sistema de motivação intrínseca que inclui o senso de autoeficácia, o senso de competência e o senso de autonomia.

Muitos dos eventos que acontecem na velhice levam ao isolamento social e a sentimentos de solidão em idosos. Alguns autores definem solidão como uma experiência emocional adversa e estressante relacionada com a inexistência, o afastamento ou as perdas de relações afetivas – e não tem necessariamente relação com o isolamento social. Para outros, a solidão é resultante de perdas no sistema de suporte social, de declínio na participação em atividades sociais e de redução no senso de realização social, podendo ser mais ou menos estressante, dependendo de o quanto são desejados os contatos sociais e das oportunidades que a pessoa tem para alterar a situação que parece insatisfatória[3].

Muitas pesquisas que avaliam a solidão na velhice e variáveis como raça, etnia e nível educacional são inconsistentes. A solidão parece ser mais frequente entre as mulheres idosas do que entre os homens idosos, sendo mais comum entre os idosos solteiros, viúvos e divorciados e quase insignificante entre os homens casados. Além disso, percebe-se que no relacionamento com os filhos é mais importante o compromisso do que a frequência dos contatos; os idosos que têm amigos íntimos são menos solitários do que os que não os têm[3].

Viver sozinho não resulta necessariamente em solidão emocional, especialmente quando há filhos que vivem perto e mantêm contatos regulares e nos casos de idosos que vivem na mesma área geográfica. Na vida adulta e na velhice, ser casado e ter amigos, conhecidos e companheiros é sinal de sucesso social, enquanto o isolamento é encarado como insucesso e acarreta dificuldades traduzidas em preconceito, baixa autoestima e insatisfação. As redes de suporte social são essenciais para permitir que o idoso mantenha sua identidade social, dê e receba apoio emocional, ajuda material e serviços, além do papel importante de estabelecer novos contatos sociais e manter os preexistentes.

ENVELHECIMENTO BEM-SUCEDIDO

O envelhecimento biológico é definido como a diminuição progressiva da capacidade de adaptação e de sobrevivência. O envelhecimento, ou senescência, é um processo universal determinado geneticamente para os indivíduos da espécie, motivo pelo qual é também chamado de envelhecimento normal. Esse processo tem início logo após a maturidade sexual e é acelerado a partir da quinta década de vida, sendo marcado pela cessação ou diminuição da possibilidade de reproduzir a espécie e por mudanças fisiológicas e morfológicas típicas[5].

Na senescência pode haver mudanças normativas, mas com pequenas perdas funcionais, poucas e controladas doenças crônicas e manutenção da atividade e da participação social. Convencionou-se chamar esse desfecho positivo de velhice bem-sucedida, ótima, ativa, saudável ou produtiva. Essas denominações encerram forte apelo ideológico por fazerem referência a um permanente ideal da humanidade, mesmo quando envelhecer era uma experiência compartilhada por poucos, e envelhecer com saúde e bem-estar, um milagre ou uma conquista pessoal[5].

Robert Havighurst, em 1961, já sugeria que seria necessária uma teoria de envelhecimento bem-sucedido dentro da ciência da gerontologia e usou pela primeira vez a expressão *envelhecimento bem-sucedido*[1]. Nessa época havia duas grandes teorias vigentes que já contrastavam em suas proposições: a teoria da atividade e a teoria do desengajamento. A teoria da atividade propunha que para haver um envelhecimento bem-sucedido seria necessário manter as atividades e atitudes praticadas no final da idade adulta, enquanto segundo a teoria do desengajamento para envelhecer bem a pessoa deveria querer, ao longo do tempo, desengajar-se de uma vida repleta de atividades e manter um estilo de vida mais inativo em relação aos anos anteriores. Havighurst considerava possível afirmar qual dessas teorias prevaleceria ao criar uma "...definição operacional do envelhecimento bem-sucedido e um método de medir o grau de em qual definição cada pessoa se encaixaria", individualizando assim o modelo de envelhecimento mais adequado a cada pessoa[7].

De acordo com a teoria da atividade, para a manutenção de um autoconceito positivo e a ampliação das possibilidades de adaptação, os idosos devem substituir os papéis sociais perdidos em virtude do envelhecimento por outros que irão adquirir na velhice com os recursos que têm à disposição. Por sua vez, a teoria do desengajamento considera que o afastamento dos idosos é útil para eles e para a sociedade: aos primeiros, possibilita preparar-se para a morte e, à segunda, abre espaço para o envolvimento de pessoas mais jovens e mais eficientes – essa teoria não se sustenta empiricamente, uma vez que não há evidências de que os idosos se afastem de suas atividades por uma opção própria[5].

Rowe e Kahn, em *MacArthur network on successful aging*, propuseram uma diferenciação entre o que seria o envelhecimento normal e o envelhecimento bem-sucedido, uma vez que nem sempre esses conceitos se complementam. Esses estudiosos argumentavam que a ênfase na normalidade seria limitada e que a maioria dos estudos em gerontologia focava nas tendências na média dos diferentes grupos etários e negligenciava as heterogeneidades dentro dos grupos – disparidade que parece aumentar dentro de um mesmo grupo em idades mais avançadas. Assim, a idade *per se* não poderia servir como explicação suficiente para a variabilidade, e os hábitos moldados por influências psicossociais seriam também muito importantes. Desse modo, os autores citados conceituaram três importantes componentes de um envelhecimento bem-sucedido: baixa probabilidade de doenças/incapacidade relacionadas, alto nível de funcionamento cognitivo/físico e engajamento ativo na vida. Quando os três itens estão presentes simultaneamente, o envelhecimento bem-sucedido estaria totalmente representado. Nesse modelo, entretanto, poucos idosos serão considerados dentro de um processo de envelhecimento bem-sucedido em idades mais avançadas – apenas 11% de uma coorte acima de 85 anos, segundo um estudo de Willcox e cols. (2006)[7].

Baltes e Baltes (1997) afirmam que o sucesso do desenvolvimento de cada indivíduo depende da otimização por meio das compensações e das atualizações dos recursos e capacidades remanescentes nas pessoas para que sejam maximizados os ganhos e obtidos os resultados esperados para o envelhecimento bem-sucedido – a *teoria da seleção, otimização e compensação* (SOC)[7]. A plasticidade comportamental é a inspiração dessa teoria que foi inicialmente concebida para explicar a velhice bem-sucedida e hoje é considerada útil à explicação da adaptação de pessoas de todas as idades.

Seleção significa especificação e diminuição da amplitude de alternativas permitidas pela plasticidade individual, um requisito e uma necessidade quando recursos como tempo, energia e capacidade são limitados, com o ajustamento do nível de aspiração e o desenvolvimento de novas metas compatíveis com os recursos disponíveis. A otimização está associada a aquisição, aplicação, coordenação e manutenção de recursos internos e externos, visando ao alcance de níveis mais altos de funcionamento, e pode ser alcançada mediante educação, treino sistemático e suporte social. A compensação envolve a adoção de alternativas para manter o funcionamento, como o uso de aparelhos auditivos e de cadeira de rodas, a utilização de pistas visuais para compensar problemas de orientação espacial e a adoção de deixas para auxiliar a memória verbal[4].

Em seu trabalho de 1997, Baltes relata o caso de um pianista de 80 anos que, ao ser questionado como conseguia manter um nível tão alto de excelência, afirmou usar três estratégias: inicialmente, que ele agora tocava menos peças (seleção), que praticava essas peças mais frequentemente (otimização) e que, para compensar a perda de velocidade, passara a tocar peças introdutórias mais lentas antes das rápidas, para fazer parecer que as últimas eram mais rápidas do que de fato eram (compensação)[14].

A conceituação do que seria um envelhecimento bem-sucedido permanece difícil em virtude das muitas definições diferentes e dos múltiplos critérios objetivos ou subjetivos que podem ser empregados – as dimensões objetivas e subjetivas do estudo do sucesso no envelhecimento, apesar de independentes no que se propõem estudar, não são excludentes e devem ser complementares.

Depp e Jeste (2006), em uma ampla revisão de estudos quantitativos, identificaram 29 definições de envelhecimento bem-sucedido em 28 estudos, e o único componente usado em mais da metade dos estudos foi funcionalidade/incapacidade física. De acordo com essa revisão, a proporção de indivíduos classificados na faixa de envelhecimento bem-sucedido variou amplamente, de 0,4% a 96%, com percentual médio de 35% dos casos[15], evidenciando a enorme disparidade ainda existente nos percentuais possivelmente em decorrência da falta de homogeneidade nos conceitos utilizados. Em comparação aos resultados de estudos quantitativos, dados de entrevistas qualitativas com idosos sugerem que eles próprios são mais propensos a se enquadrar na faixa de envelhecimento bem-sucedido em relação aos que se enquadram nos critérios definidos em estudos quantitativos pelos pesquisadores. Esses idosos que consideram subjetivamente ter um envelhecimento bem-sucedido descrevem esse processo em termos de bem-estar subjetivo e emprego de diversas atividades comportamentais na vida para manter esse estado[1].

Do mesmo modo, também se percebe na literatura quantitativa uma falta muito grande de estudos com enfoque nos aspectos cognitivos e especialmente emocionais do envelhecimento em comparação com estudos com foco na funcionalidade/incapacidade física. Construtos psicológicos descritos por idosos como centrais no envelhecimento, como resiliência, foram frequentemente omitidos, em parte porque existem poucos instrumentos de mensuração bem aceitos[1]. Em um estudo canadense que questionou os idosos sobre como definiriam envelhecimento bem-sucedido, foram obtidas três respostas principais: boa saúde, satisfação/felicidade e manter-se ativo[7].

Existem vários motivos para aumentar o foco nas variáveis da saúde emocional, dentre os quais é possível destacar que a saúde cognitiva e emocional influencia práticas que têm impacto direto na saúde física. Além disso, a maioria dos idosos mais velhos vai experimentar inevitavelmente algum tipo de doença crônica e, uma vez que não seja possível evitar essas doenças, uma saúde emocional preservada irá ajudar a lidar com essas enfermidades.

A definição de saúde emocional é um desafio, pois muitos dos efeitos naturalísticos da idade nos construtos emocionais não são associados ao declínio e, pelo contrário, podem ser positivos[1]. A manutenção do bem-estar na presença de adversidade mediante a adoção de novas estratégias comportamentais pode ser o motivo de muitos idosos referirem ter um envelhecimento positivo, mesmo que muitos não alcancem os critérios objetivos com base na capacidade física.

Neugarten, em 1972, afirmava que o principal preditor de que indivíduos iriam envelhecer com sucesso seria a personalidade. Características de enfretamento de situações, habilidade anterior de adaptação e com expectativas na vida, assim como renda, saúde e interações sociais, integram a estrutura da personalidade e participam da construção de um envelhecimento bem-sucedido[7].

Resiliência, assim como envelhecimento bem-sucedido, ainda não tem uma definição consensual, mas, em geral, o termo é empregado para descrever a habilidade do indivíduo de adaptar-se positivamente às adversidades[16]. Estudo de Lamond e cols. (2008), em uma amostra de 1.395 mulheres idosas em que usaram a *Connor Davidson Resilience Scale,* detectou que níveis maiores de resiliência autorreportados foram associados a níveis mais elevados de bem-estar emocional, otimismo, autoavaliação positiva de envelhecimento bem-sucedido, maior engajamento social e menos queixas cognitivas[16].

Uma série de construtos psicológicos positivos, como otimismo, atitudes positivas diante do envelhecimento e senso de propósito na vida, foi identificada como preditora independente de mortalidade em estudos longitudinais com adultos mais velhos[1]. Em estudo que acompanhou homens idosos por 9 anos, maiores escalas de otimismo foram preditoras de taxas menores de mortalidade em idosos por todas as causas, em especial em relação à mortalidade cardiovascular[17].

O otimismo tem sido definido como uma inclinação para esperar de modo favorável acontecimentos de vida positivos relacionados com o bem-estar psicológico, social e físico. Esse traço da personalidade é relativamente estável ao longo da vida, não sofrendo alterações significativas com o envelhecimento. Esse construto foi definido em termos das expectativas que as pessoas têm sobre os eventos que ocorrerão em suas vidas e está inserido na teoria de autorregulação do comportamento, segundo a qual as pessoas lutam para alcançar objetivos quando acreditam que esses objetivos sejam possíveis e que suas ações produzirão os efeitos desejados nessa direção[18]. Uma orientação otimista está relacionada com a saúde física e mental, enquanto que uma orientação pessimista da vida se relaciona com depressão, ansiedade e prática de comportamentos de risco[18].

APOSENTADORIA E ENVELHECIMENTO

Um dos fatores essenciais para o envelhecimento bem-sucedido, tanto emocional como cognitivo, é a manutenção de atividades mentais estimulantes. Assim, a importância do trabalho na manutenção da saúde mental é amplamente reconhecida.

Com o aumento da expectativa de vida, os indivíduos têm a possibilidade de viver de 20 a 30 anos após a aposentadoria, o que pode representar um terço da vida. Desse modo, a aposentadoria pode funcionar como um momento de diferenciação e de adoção de novos papéis sociais, pois tem ocorrido em um momento em que as pessoas ainda estão saudáveis e, portanto, em condições de continuar trabalhando e buscar outras atividades profissionais. Essa ideia vai de encontro a um discurso que ainda é forte em nossos dias, o da aposentadoria como momento de afastamento e desligamento do trabalho com consequente rompimento com uma série de vínculos sociais.

A possibilidade de aposentadoria pode ser difícil para indivíduos que tenham poucas opções recreacionais ou ocupacionais para manter uma atividade mental satisfatória. Além disso, eles podem sentir a influência de um senso de insegurança financeira, um golpe narcísico com a aposentadoria ou se sentir dispensáveis[19]. Alguns estudos evidenciam que indivíduos em profissões de maior *status* social e em posições em que é maior a autonomia profissional tendem a se aposentar mais tarde ou a não se aposentar completamente do que os indivíduos com menos *status* e com menos autonomia[20].

Várias teorias enfocam as implicações negativas no bem-estar individual da perda do papel do trabalho na vida da pessoa, em especial em indivíduos com alto investimento pessoal no trabalho e cuja autoestima pode estar ligada diretamente a sua ocupação profissional. A teoria da identidade afirma que as estruturas sociais ligadas ao trabalho influenciam a maneira como o indivíduo percebe a si próprio.

Embora alguns estudos mostrem que a transição para a aposentadoria pode estar relacionada com a depressão e outros desafios, outras evidências, no entanto, afirmam que a aposentadoria pode ser um período de ajustamento da vida que pode trazer alguns benefícios e pode ser uma oportunidade de crescimento e desenvolvimento pessoal[21]. Austrom (2003) reportou que 79% dos investigados em um estudo afirmavam que sua saúde na aposentadoria era tão boa ou melhor do que antes[21]. Em dois estudos que examinaram a saúde mental, os médicos aposentados que relataram dificuldades emocionais no período de atividade profissional afirmaram que essas dificuldades apresentaram tendência de melhora após a aposentadoria[21]. Em uma revisão sistemática, Silver e cols. (2016) conclui que a maioria dos médicos consegue se ajustar de maneira favorável à aposentadoria[21].

Durante muitos anos, debates acadêmicos e políticos em países desenvolvidos enfatizaram exclusivamente o estresse, a exaustão e outras consequências negativas do trabalho, negligenciando os potenciais efeitos positivos sobre os resultados do envelhecimento. Consistente com essa visão negativa unilateral do trabalho, a proteção das pessoas mediante a redução da carga horária ou a aposentadoria compulsória eram as medidas principais utilizadas até alguns anos atrás. Evidências mais recentes de países desenvolvidos têm demonstrado resultados positivos do trabalho no final da vida. Contudo, existem poucos estudos que tenham investigado a associação entre ambiente de trabalho e saúde em países subdesenvolvidos, onde os ambientes de trabalho ainda são em muitos casos exaustivos e insalubres, como acontece no Brasil, especialmente em regiões mais distantes e pobres. Em vez de reduzir a exposição ao trabalho, as características do tabalho poderiam ser alteradas e adaptadas de acordo com as características do envelhecimento[22].

O QUE NOS TORNA FELIZES NA VIDA?

Um importante estudo – *Harvard Study of Adult Development (The Grant Study)*[23] – conduzido de maneira longitudinal prospectivamente durante 75 anos por 95 autores diferentes, acompanhou um grupo de homens jovens durante toda a vida, desde a época de faculdade até a velhice, e coletou de modo sistemático uma série de informações relevantes, fornecendo uma contribuição inestimável acerca do processo de vida e envelhecimento desse grupo.

Dentre suas conclusões, a primeira contribuição do estudo foi demonstrar que o desenvolvimento do adulto continua por muito tempo após a adolescência – tal caráter não é engessado – e que as pessoas podem mudar. O estudo de Erikson sobre o desenvolvimento do adulto o caracteriza muito mais como um crescimento dinâmico do que um declínio, porém sem evidências empíricas que sustentem essa afirmação, a qual permanece mais no campo da teoria e da especulação do que no do conhecimento. Na conclusão do livro *Triumphs of Experience,* o autor defende que o *Grant Study* vem para mudar essa mentalidade por meio de trabalhos empíricos empregados ao longo dos anos de acompanhamento do estudo[23].

282 Seção V Dimensão Ciclo da Vida

Vaillant defende que o que as pessoas fazem ao longo da vida é o que irá determinar seu futuro. Foram os fatos relacionados com os relacionamentos afetivos de longa duração das pessoas, e não seus próprios sistemas de crenças, que demonstraram o que o estudo precisou saber em relação à capacidade de amarem, e o mesmo serve para a saúde mental – *que bons relacionamentos mantêm as pessoas mais felizes e mais saudáveis ao longo da vida*[23].

E AGORA, COMO FICA A RELAÇÃO ENTRE O MÉDICO E O PACIENTE IDOSO?

Está cada vez mais claro que os desfechos na saúde dos idosos não dependem apenas da saúde física dos pacientes e dos cuidados biomédicos administrados, mas que resultam, também, dos cuidados quanto às necessidades psicossociais e da atenção a suas vulnerabilidades sociais e psicológicas, pois muitas vezes esses pacientes são isolados socialmente, vulneráveis emocionalmente e desfavorecidos economicamente. Mesmo quando os indivíduos idosos têm acesso a um serviço médico adequado, eles também necessitam de uma comunicação efetiva e empática como parte essencial do tratamento. Assim, como muitas vezes o idoso se encontra fragilizado, contatos médicos frequentes podem ser tão terapêuticos quanto o arsenal biomédico utilizado, e o desenvolvimento de uma relação médico-paciente de confiança se torna essencial para o tratamento[24].

Comunicando-se com o paciente idoso

Ao deparar com um paciente idoso, o médico deve ter em mente algumas particularidades: o idoso necessita de mais tempo para a escuta, e muitas vezes haverá dificuldade na comunicação em virtude das deficiências sensoriais (auditivas, visuais, dificuldades na fala) e das perdas cognitivas. A paciência será muitas vezes necessária, pois em alguns encontros haverá lentidão nas respostas e dificuldade no entendimento, mas isso não significa que as informações (ou grande parte delas) não poderão ser obtidas.

O ambiente deve ser iluminado e tranquilo para que sejam evitadas interrupções que prejudiquem um paciente cuja atenção já possa estar reduzida. Além disso, a fala deve ser pausada, caso haja alguma dificuldade no entendimento, e clara[25]. Convém evitar a tendência de infantilizar o idoso, chamando-o por meio de expressões como "vôzinho(a)", mas tratando-o sempre com respeito e cortesia de acordo com a situação e da maneira mais confortável para ele no momento da entrevista.

A comunicação efetiva e adequada faz parte de qualquer tratamento médico. Alguns estudos evidenciam que os idosos não são tão satisfeitos quanto os jovens com relação às informações que recebem durante a visita médica – na verdade, aos pacientes idosos são fornecidas menos informações do que aos jovens[24]. É muito importante que os médicos, sempre que possível, informem e eduquem os pacientes idosos para que eles possam assumir uma responsabilidade ativa no manejo de doenças muitas vezes crônicas. Com frequência, o excesso de informações pode representar uma carga muito pesada para determinado idoso, ao passo que a escassez de informações pode ser fonte de estresse e ansiedade para outros pacientes, cabendo ao médico o entendimento do que se passa em cada situação: "não existe receita de bolo."

Além de menos informações dadas aos pacientes idosos, estudos mostram que os pacientes mais jovens recebem mais instruções sobre o que está sendo feito durante a visita e mais orientações sobre os procedimentos do exame físico do que os pacientes idosos[24].

Hall e cols., em metanálise de 41 estudos, concluem que a satisfação do paciente está relacionada com a quantidade de informação recebida e a participação no tratamento. A informação individualizada aumenta a adesão do paciente em até 75%, a qual é essencial para o bem-estar do idoso. Para a devida adesão ao tratamento, a forma de declarar o diagnóstico ao doente funciona como um reforço para a cooperação com a terapia[26]. Comunicar o diagnóstico médico – mesmo nos casos de doenças sérias ou terminais – está entre as funções para as quais todo médico deve estar preparado e é ele quem deve exercer esse papel, de modo que possam ser esclarecidas as dúvidas e discutidas as condutas, o que não impede que outros profissionais de saúde estejam próximos ao médico nesse importante processo para o paciente, mas em nenhum momento o médico deve se eximir de suas responsabilidades.

A escolha do tratamento também é uma importante informação a ser compartilhada com o paciente. Uma pesquisa que comparou médicos com estilo mais participativo na comunicação com aqueles que têm um estilo mais formal e paternalista relatou que aos pacientes idosos têm sido oferecido um envolvimento menos participativo na escolha de seus tratamentos do que aos menores de 30 anos e que fatores adicionais à idade, como gênero, escolaridade e etnia, podem influenciar o nível de participação no tratamento[24].

Gulinelli e cols. relatam que 82,2% dos pacientes desejam ser informados sobre a terapêutica e que 50,8% querem participar das decisões terapêuticas, sendo esse desejo menor entre os maiores de 60 anos. O fato de os médicos não informarem os diagnósticos aos pacientes idosos pode ter os seguintes motivos: não conseguir uma boa interação com o idoso que possibilite dar essa informação, não conseguir passar a informação de maneira que possa ser entendida ou ainda o hábito de muitos doentes idosos não receberem informações desses profissionais, aceitando suas decisões sem questioná-las. Esse modelo exige a mudança de atitude dos médicos no intuito de estabelecer uma relação empática e participativa que ofereça ao paciente idoso a possibilidade de escolher seu tratamento[26].

Um contexto de *relação centrada no paciente* é de central importância para o desenvolvimento de uma comunicação efetiva e de um melhor cuidado dos pacientes. A comunicação não verbal, incluindo o contato olho no olho, o sorriso e encarar o paciente na visita, pode ser uma maneira de estabelecer um vínculo e centrar a relação no paciente. Nessa relação, quando existe uma parceria entre o paciente e o médico para o compartilhamento das decisões que serão tomadas, o médico está sempre encorajando o paciente idoso a ser ativo diante dos diagnósticos e das decisões terapêuticas. Esse encorajamento pode ser feito por meio de uma *entrevista motivacional*, um estilo de tratar os pacientes com base nos princípios de aconselhamento que envolvem medidas de prevenção de comportamentos relacionados com a saúde e adesão a regimes em casos de doenças crônicas.

Reações ao adoecimento

A idade é um fator fortemente associado ao surgimento de doenças, de modo que 80% dos adultos com mais de 65 anos reportam ao menos uma condição crônica e 52%, duas ou mais doenças crônicas[24]. A doença provoca um sentimento de isolamento nos pacientes idosos, os quais desejam ter seus sentimentos, ideias e dilemas entendidos por outras pessoas. Ao médico também cabe, por meio da relação que se estabelece, detectar o mecanismo que o indivíduo desenvolve no adoecimento.

A doença pode ser uma fonte de gratificação para o paciente idoso, sendo frequentes os casos de idosos que, em razão de seus problemas de saúde, passam a exercer uma função de poder nas relações familiares, mantendo privilégios pessoais. Quando a doença desempenha função na dinâmica familiar, a tentativa de tratamento acaba frustrada. É preciso reconhecer, nessas situações, o papel adaptativo e comunicacional dos sintomas, tolerando a necessidade do paciente idoso e de seus familiares de mais tempo para realizar mudanças e estabelecer novos padrões comportamentais.

Uma forma comum de ganho primário é a que tem função comunicativa, ou seja, o uso do sintoma ou do boicote às medidas terapêuticas como uma maneira de expressar sentimentos, como o de raiva da família, do médico ou da instituição. Em outras ocasiões, os mesmos recursos poderão ser utilizados para solicitar ajuda ou expressar sentimentos como carência afetiva, desamparo e insegurança. O paciente idoso também pode utilizar o mecanismo de negação como uma espécie de defesa em sua relação com a doença e com o médico, o que pode ter consequências graves. Há indivíduos idosos que baseiam o amor próprio em determinados atributos físicos, tendo dificuldade em lidar com limitações que atinjam essa área e encarando a doença como vergonhosa. Essas reações emocionais no doente idoso podem dificultar o estabelecimento da aliança com o médico[26].

Convém evitar, também, estabelecer uma relação de dependência entre o idoso e sua família e o médico, com a consequente submissão daquele indivíduo que se encontra em um momento de vida mais fragilizado. É preciso superar a dimensão autoritária e paternalista dessa relação e caminhar no sentido de possibilitar a expansão da autonomia do idoso mediante a busca de afeto e apoio emocional do médico. Desse modo, na relação médico-paciente idoso, defender a autonomia do paciente diante de seu adoecimento é reconhecer que ambos devem ter espaço e voz no processo, com respeito às diferenças de valores, expectativas, demandas e objetivos do processo terapêutico.

Presença de uma terceira pessoa

Os atendimentos aos pacientes idosos costumam envolver outras pessoas, como cuidadores, familiares ou amigos. Quando essas pessoas acompanham o idoso rotineiramente nas visitas e exames, se estabelece uma relação médico-paciente-cuidador. Esse terceiro indivíduo muitas vezes será essencial, particularmente quando o paciente está mais comprometido do ponto de vista físico e cognitivo e tem dificuldade em compreender o que é questionado, responder às solicitações e engajar-se sozinho no tratamento.

Uma terceira pessoa, entretanto, pode vir a atrapalhar a interação entre o paciente idoso e seu médico, alterando a dinâmica normal que seria estabelecida – em geral, o idoso irá levantar menos tópicos durante o atendimento e expressar e questionar menos seu tratamento, reduzindo a possibilidade de compartilhamento das decisões terapêuticas. Por outro lado, uma terceira pessoa pode auxiliar essa dinâmica, seja oferecendo informações mais acuradas, seja prestando auxílio nos cuidados ao paciente, e reforçar positivamente a relação médico-paciente idoso[24].

Apesar da importância da coleta de parte da história com familiares ou cuidadores em algum momento do atendimento, é sempre importante reservar um espaço no atendimento individual ao idoso para manter a privacidade e a individualidade do paciente, discutindo assuntos referentes a sua intimidade e salvaguardando os princípios éticos de confiança e confidencialidade.

O paciente idoso precisa saber que é vedado ao médico revelar fato de que tenha conhecimento em virtude do exercício de sua profissão, salvo por justa causa, dever legal ou autorização expressa do paciente, mesmo que este tenha falecido. O ideal seria o idoso autorizar por escrito sua concordância para que o profissional discuta sua situação de saúde com seus familiares, indicando as pessoas escolhidas para tomar decisões que digam respeito a sua saúde diante de impedimento, como no caso de demências[26].

CONSIDERAÇÕES FINAIS

O estudo do envelhecimento é uma área de suma importância e abrange diversos aspectos, desde o estudo do que acontece dentro dos parâmetros da normalidade e da fisiologia com cada indivíduo em termos sociais, cognitivos e afetivos, até o estudo das mais diversas doenças físicas e mentais que podem acompanhar o processo de envelhecimento, mas que não devem ser consideradas normais.

Com o crescente percentual de idosos na população, torna-se um verdadeiro desafio entender os parâmetros associados ao envelhecimento fisiológico de modo a oferecer a possibilidade de um envelhecimento saudável e produtivo à maioria da população, em especial em países onde o envelhecimento populacional ocorreu em poucas décadas, como o Brasil.

A compreensão do envelhecimento inserido em um processo de desenvolvimento contínuo e com potencialidades diversas pode mudar a maneira como a sociedade encara o idoso e oferecer o suporte necessário e um tratamento com equidade à população que envelhece. Como dizia Machado de Assis em *Memórias Póstumas de Brás Cubas*: "O menino é o pai do homem." Concluímos, então, que poderia ser acrescentado que "o homem é o pai do velho", e essa ligação estreita entre toda a vida do sujeito é essencial, e a separação de apenas um capítulo para discutir a psicologia do envelhecimento nada mais é do que uma necessidade didática para o nosso ainda limitado aprendizado.

Referências

1. Depp C, Vahia IV, Jeste D. Successful aging: focus on cognitive and emotional health. Annu Rev Clin Psychol 2010; 6:527-50.
2. Jeste DV, Depp CA, Vahia IV. Successful cognitive and emotional aging. World Psychiatry 2010; 9:78-84.
3. Neri AL, Yassuda MS, Cachioni M. Velhice bem-sucedida. Aspectos afetivos e cognitivos. Papirus Editora: Campinas, 2014.
4. Neri AL. O legado de Paul B. Baltes à psicologia do desenvolvimento e do envelhecimento. Temas em Psicologia 2006; 14(1):17-34.
5. Neri AL. Conceitos e teorias sobre o envelhecimento. In: Malory-Diniz LF, Fuentes D, Cosenza RM. Neuropsicologia do envelhecimento: uma abordagem multidimensional. Porto Alegre: Artmed, 2013.
6. Sadocck BJ, Sadock VA, Ruiz P. Compêndio de psiquiatria: ciência do comportamento e psiquiatria clínica. 11. ed. Porto Alegre: Artmed, 2017: 1134.
7. Martin P, Kelly N, Kahana B, Kahana E, Willcox BJ, Willcox DC, Poon LW. Defining successful aging: a tangible or elusive concept? The Gerontologist 2014; 0:1-12.

8. Schopenhauer A. A arte de envelhecer. São Paulo: WMF Martins Fontes, 2012: 61.
9. Dalgalarrondo P. Psicopatologia e semiologia dos transtornos mentais. 2. ed. Porto Alegre: Artmed, 2008: 257.
10. Sadocck BJ, Sadock VA, Ruiz P. Compêndio de psiquiatria: ciência do comportamento e psiquiatria clínica. 11. ed. Porto Alegre: Artmed, 2017: 1138.
11. Rabello ET, Passos JS. Erikson e a teoria psicossocial do desenvolvimento. Disponível em: http://www. josesilveira.com/artigos/erikson.pdf. Acesso em 01 de novembro de 2016.
12. Ferraro KF. The time of our lives: recognizing the contributions of Mannhein, Neugarten, and Riley to the study of aging. The Gerontologist 2014; 54:127-33.
13. Baltes PB, Smith J. Lifespan psychology: from developmental contextualism to developmental biocultural co-construtivism. Research in Human Development 2004; 3:123-44.
14. Baltes PB. On the incomplete architecture of human ontogeny selection, optimization, and compensation as foundation of developmental theory. American Psychologist 1997; 52:366-80.
15. Depp CA, Jeste DV. Definitions and predictors of successful aging: a comprehensive review of larger quantitative studies. Am J Geriatr Psychiatry 2006; 14:6-20.
16. Lamond AJ, Depp CA, Allison M, Langer R, Reichsdat J. Measurement and predictors of resilience among community-dwelling older women. J. Psychiatry Res 2008; 43:248-54.
17. Giltay EJ, Geleijnse JM, Zitman FG, Hoekstra T, Schouten EG. Dispositional optimism and all-cause cardiovascular mortality in a prospective cohort. Arch Gen Psychiatry 2004; 61:1126-35.
18. Bandeira M, Bekou V, Lott KS, Teixeira MA, Rocha SS. Validação transcultural do Teste de Orientação da Vida (TOV-R). Estudos de Psicologia 2002; 7(2):251-8.
19. Adler RG, Constantinou C. Knowing – or not knowing – when to stop: cognitive decline in ageing doctors. MJA 2008; 189:622-4.
20. Silver MP, Williams SA. Reluctance to retire: a quantitative study on work identity, intergenerational conflict, and retirement in academic medicine. The Gerontologist 2016; 0:1-11.
21. Silver MP, Hamilton AD, Biswas A, Williams SA. Life after medicine: a systematic review of studies of physicians' adjustment to retirement. Arch Community Med Public Helth 2016; 2(1):1-7.
22. Staudinger UM, Finkelstein R, Calvo E, Sivaramakrishnan K. Global view on the effects of work on health in later life. Gerontologist 2016; 56:281-92.
23. Valliant GE. Triumphs of experience: the men of the Harvard Grant Study. 2012.
24. Williams SL, Haskard KB, DiMatteo MR. The therapeutic effects of the physician-older patient relationship: efective communication with vulnerable older patients. Clinical Interventions in Aging 2007; 2(3):453-67.
25. Forlenza OV, Radanovic M, Aprahamian. Neuropsiquiatria geriátrica. 2. ed. São Paulo: Editora Atheneu, 2014: 65.
26. Vianna LG, Vianna C, Bezerra AJ. Relação médico-paciente idoso: desafios e perspectivas. Revista Brasileira de Educação Médica 2010; 34(1):150-9.

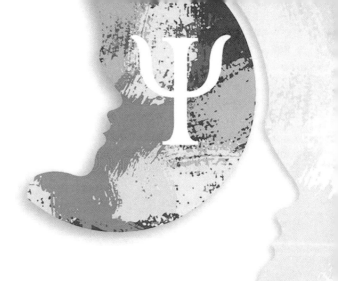

Índice Remissivo

A
Ader, Robert, 22
Adesão ao tratamento, 135
- aspectos envolvidos, 137
- considerações, 146
- figura do médico, 144
- recomendações, 140
Ansiedade, 255
Antropologia, 68
Autismo, 257
Autonomia na relação equipe de saúde-paciente-família, 57
- armadilhas inconscientes, 59
- beneficência, 57, 58
- conciliando os princípios da beneficência e autonomia, 62
- considerações, 64
- vulnerabilidades do raciocínio humano, 60

B
Beneficência, 57
Big-Five, 241
Burnout, 106

C
Câncer, 26
Caráter, 242
Cloninger, Robert, 242
Compaixão, 45
Comunicação digital na medicina, 85
- benefícios para além do gerenciamento clínico, 88
- considerações, 94
- entraves à ampliação do uso, 89
- impacto terapêutico à distância, 86
- sugestões para uso racional, 92
Contratransferência, 9

D
Dejours, Christophe, 11
Depressão, 25, 254
- essencial, 8
Discriminação e estresse, 72
Distúrbio somático, 11
Dor, 76

E
Economia psíquica, 5, 7
EJEM (Escala de Jefferson de Empatia Médica), 49
Empatia, 43
- afetiva, 44
- aspectos hormonais, 48
- cognitiva, 44

- conceitos, 43
- correlatos neuronais, 46
- curso de medicina, 49
- pode ser desenvolvida, 51
Envelhecimento, psicologia, 267
- aposentadoria, 280
- aspectos gerais, 269
- aspectos históricos, 268
- bem-sucedido, 277
- conceitos teóricos, 270
- considerações, 285
- eventos da vida, 275
- o que nos torna felizes na vida, 281
- paradigma dos ciclos da vida, 271
- relação entre o médico e o paciente idoso, 282
- teoria do *lifespan*, 273
Erro médico, 149
- considerações, 156
- definição, 150
- medicina defensiva, 153
- mercado do erro médico - mito ou
  realidade, 151
- paciente acometido, 154
- processos ético-legais contra médicos, 151
- profissional alvo de denúncia, 154
- relação médico-paciente e a boa prática
  clínica, 155
Espiritualidade, 178
- na prática médica, 177
- - aspectos positivos e negativos na prática
  médica, 179
- - como abordar, 184
- - conceitos, 177
- - considerações, 185
- - médico e o sacerdote, 182
- - pesquisas científicas pioneiras, 178
Esquizofrenia, psiconeuroimunologia, 27
Estresse, 216
- aspectos neurobiológicos relacionados e o
  processo de resiliência, 216
- resposta fisiológica, 23
Estudantes de medicina como pacientes, 113
- desafios da medicina e do curso médico, 114
- estresse, 115
- gratificações da medicina, 118
- relacionamentos que protegem e que
  adoecem, 117
- síndrome de *burnout*, 116

F
Família
- afetividade com o paciente, 162
- definição, 160
- diante da morte, 38
- do paciente é também paciente, 163
- relação com o médico, 159
- - aliança terapêutica, 163
- - considerações, 165
- - dificuldade na comunicação, 160
- - instituições, normas e regras, 164
Freud, Sigmund, 4

G
Galeno, 20
Gestação, psicologia, 261

H
Heidegger, 1
Hipócrates, 20
Hipotireoidismo, 12
Histeria de conversão, 4
HIV
- portadores, 76
- psiconeuroimunologia, 27
Humanização, incremento, 201
- considerações, 210
- curso de medicina, 204
- Entrelaçados-Palhaçoterapia (UPE), 208
- extensão universitária, 202, 204
- O caminho: grupo de humanização (UFPE),
  206
- Perto: projeto Encontros e Risos
  Terapêuticos (UFPE), 208

I
Identidade de gênero, 75
Impulsos nervosos, 23
Indígenas e acesso aos serviços de saúde, 77
Infância e adolescência, psiquiatria e
  psicologia, 247
- ansiedade, 255
- aspectos psicossociais no atendimento
  clínico, 252
- autismo, 257
- considerações, 259
- depressão, 254
- doenças crônicas, 250

- marcos do desenvolvimento, 249
- psicoses, 256
- teorias sobre o desenvolvimento, 248
- transtorno afetivo bipolar, 257
Instituições de saúde, transculturalidade, 71

L
Lúpus eritematoso sistêmico, 12
Luto, 38

M
Más notícias, comunicação, 125
- considerações, 133
- crianças, 128
- cuidadores, 128
- familiares, 128
- importância, 129
- médico, 126
- paciente, 127
McDougall, Joyce, 11
Medicina e transculturalidade, 67
- antropologia, 68
- considerações, 81
- discriminação e estresse, 72
- dor, 76
- identidade de gênero e orientação sexual, 75
- instituições de saúde, 71
- populações indígenas, 77
- portadores do HIV, 76
- psiquiatria transcultural, 78
Mentalização, 7
Mindfulness, 230
Morte e o morrer, 31
- estudante de medicina e a morte, 35
- família diante da morte, 38
- medicina diante da morte, 33
- médico diante da morte, 33
- paciente diante da morte, 36

N
Neurastenia, 4
Neuroses
- angústia, 4
- atuais, 4
- transferência, 3

O
Orientação sexual, 75

P
Paciente diante da morte, 36
- aceitação, 38
- barganha, 37
- depressão, 38
- negação, 36
- raiva, 37
Parto, psicologia, 263
Pensamento operatório, 8
Personalidade, 239
- considerações, 244
- escolha da especialidade médica, 243
- evolução do conceito, 240
- visão psicobiológica, 239
Piconeuroimunologia, 19
- câncer, 26
- conceitos fundamentais, 22
- considerações, 29
- depressão, 25
- esquizofrenia, 28
- histórico, 20
- HIV, 27
- pesquisas e aplicações em saúde, 25
- resposta fisiológica ao estresse, 23
Pós-parto, psicologia, 264
Projeção, 171
Psicanálise, 170
Psicogênico, 12
Psicologia, 261
- considerações, 266
- envelhecimento, 267
- gestação, 261
- parto, 263
- pós-parto, 264
- positiva, 232
Psicoses, 256
Psicossomática psicanalítica, 3
- considerações, 17
- distúrbio somático e a psiquiatria, 11
- economia psicossomática e mentalização, 5
- fundamentos, 5
- histórico, 4
- pensamento operatório e a depressão essencial, 8
- tratamento, 9
Psicoterapias na prática médica, 169
- considerações, 176
- promoção da resiliência, 225
- psicanálise, 170

- terapias cognitivo-comportamentais, 174
- terapias existenciais, 172
Psiquiatria, 11
- transcultural, 78
Pulsão
- fusionadas ou desfusionadas, 6
- morte, 6
- vida, 6

R
Racionalização, 171
Recordação afetiva, 61
Regressão, 171
Relação entre profissionais e pacientes no ambiente institucional, 97
- considerações, 110
- impacto negativo das más experiências, 109
- insatisfação com o trabalho e com o *burnout*, 106
- médico com outros profissionais, 105
- médico e familiares, 159
- médico-instituição, 102
- médico-paciente, 101
- paciente-instituição, 99
Religião, 177
Religiosidade, 178
Resiliência, 213
- considerações, 233
- prática médica, 220
- processo resiliente, 215
- programas de intervenção, 221
- promoção com psicoterapias, 225
Respiração diafragmática, 229

S
Sickeness behavior, 26
Simpatia, 45
Sublimação, 171
Suicídio e comportamento suicida, 187
- efeito Werther, 191
- entre médicos e estudantes de medicina, 195
- fatores de risco e proteção, 193
- números, 190
- o que fazer, 195
- o que não fazer diante de uma crise suicida, 194
- transtorno mental, 192

T
Temperamento, 242
Terapias
- cognitivo-comportamentais, 174
- existenciais, 172
Transferência, 9
Transtornos
- adaptação, 15
- afetivo bipolar, 256
- ansiedade, 255
- ansiedade de doença, 14
- conversivo, 12
- factício, 15
- humor, 12
- mentais decorrentes de outra condição médica, 12
- psicótico, 12
- sintomas somáticos, 13

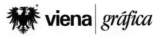

Impressão e Acabamento:
www.graficaviena.com.br
Santa Cruz do Rio Pardo - SP